AF411185

Front.

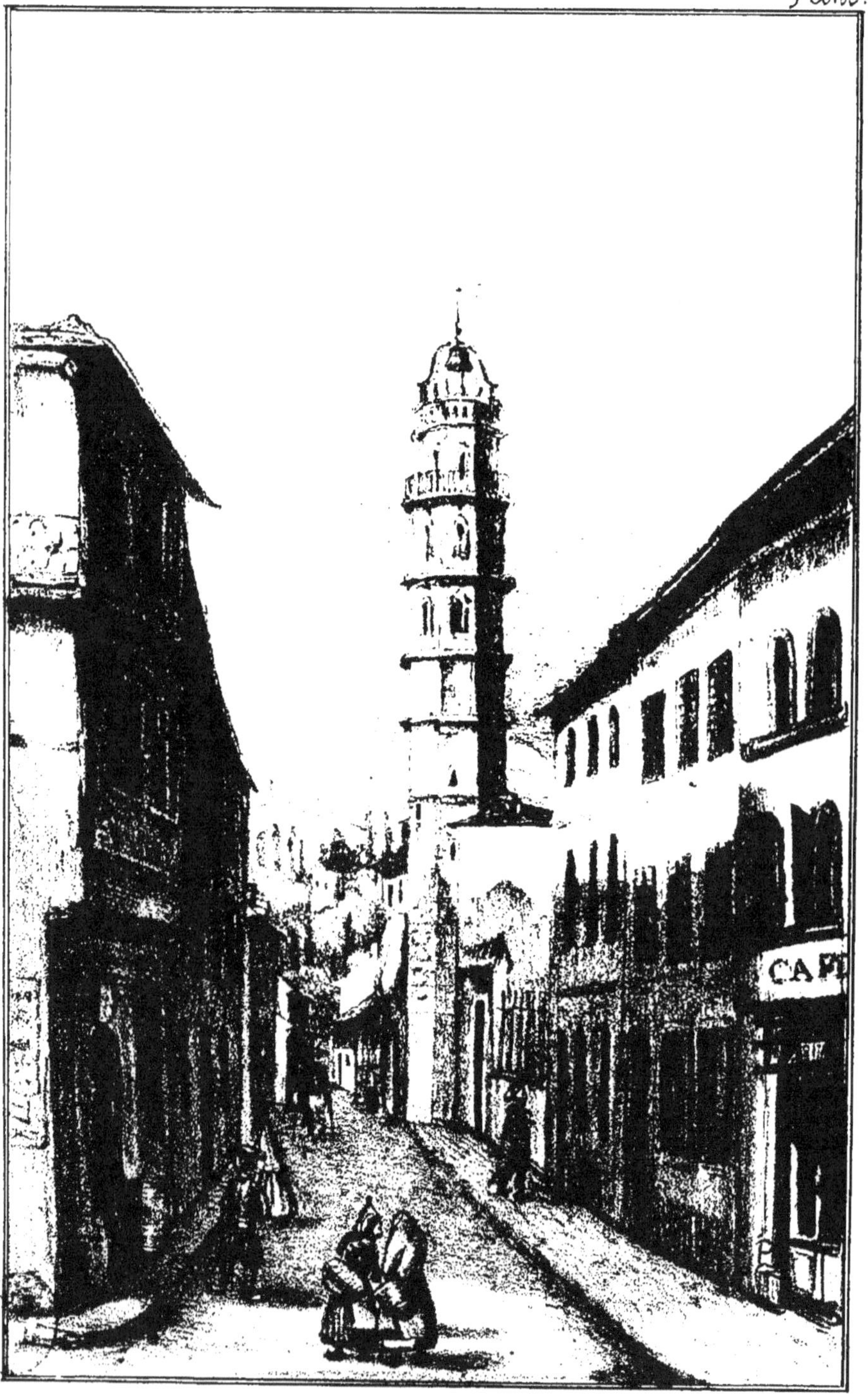

Une rue de Bagnères de Bigorre.

BAGNÈRES-DE-BIGORRE

SOUS LE RAPPORT

MÉDICAL ET TOPOGRAPHIQUE

ET LES AUTRES PRINCIPAUX

ÉTABLISSEMENS THERMAUX DES PYRÉNÉES,

AVEC

UNE CARTE ET DES GRAVURES,

PAR L. C. LEMONNIER,

INSPECTEUR-ADJOINT

DES EAUX MINÉRALES DE BAGNÈRES-DE-BIGORRE,

Docteur en médecine de la Faculté de Paris, ex-professeur adjoint d'histoire naturelle à l'Académie de Paris, ex-professeur particulier de thérapeutique et de matière médicale, auteur de plusieurs ouvrages sur les sciences naturelles et médicales.

La vérité, rien que la vérité,
toute la vérité....

PUBLICATION FAITE SOUS LE PATRONAGE DE L'ADMINISTRATION MUNICIPALE DE BAGNÈRES-DE-BIGORRE.

A BAGNÈRES,

CHEZ J.-M. DOSSUN, IMPRIMEUR-LIBRAIRE, ÉDITEUR.

A PARIS,

CHEZ J.-B. BAILLÈRE, LIBRAIRE DE L'ACADÉMIE DE MÉDECINE,

Rue de l'Ecole de Médecine, n° 13 bis.

1841.

BIBLIOTHEQUE ROYALE I

PRÉFACE.

Deux sortes de critiques me sont sans doute réservées, l'une portant sur le mérite littéraire et scientifique de l'ouvrage, l'autre sur la franchise avec laquelle je me suis expliqué sur les hommes et sur les choses, toutes les fois que j'ai cru consciencieusement devoir le faire.

Ainsi il était naturel que dans un livre tel que celui-ci je jetasse un coup d'œil sur les publications récentes où il est question de nos eaux.

Par un sentiment de délicatesse que tout le monde comprendra, j'avais l'intention de négliger quelques erreurs émises récemment dans une thèse soutenue à la faculté de Montpellier par M. Charles Ganderax, chirurgien militaire; je ne pouvais me montrer exigeant à l'égard d'un jeune médecin retenu depuis sa jeunesse hors de son pays natal.

Mes intentions premières se trouvèrent modifiées par l'annonce de la publication de cet opuscule. Je me suis alors contenté de relever quelques erreurs; mais sans me livrer à un examen approfondi, qui m'eût entraîné malgré moi à la critique de l'ouvrage de M. Ganderax père, naturellement reproduit et résumé dans la thèse de son fils.

Des changements considérables ont été faits au travail primitif; sans doute les points signalés par moi ont été retouchés, et je vais avoir l'air de signaler des erreurs imaginaires et controuvées; je me vois donc obligé d'offrir à tout contradicteur, en preuve de ce que j'avance, le texte primitif tel qu'il a été présenté à la faculté de médecine de Montpellier.

J'espère m'être montré impartial dans tout le cours de cet ouvrage; et si la part légitime d'éloges ou de blâme qui revient à chacun est mal faite, on pourra facilement acquérir la conviction qu'il en faut accuser plutôt mon ignorance que mes dispositions morales.

J'ai vu avec une bien grande satisfaction que la commission, désignée par le conseil municipal de Bagnères-de-Bigorre pour examiner mon travail, avait reconnu et mis en relief dans son rapport le système d'impartialité tenu par moi à l'égard de tous les établissemens thermaux voisins.

Les trois hommes éclairés qui la composaient et les autres membres présens à la délibération ont compris qu'un auteur qui se respecte doit la vérité à tous, et qu'un ouvrage de coterie est, pour un pays comme pour un écrivain, un véritable malheur.

Si mon livre ne dépassait déjà les limites dans lesquelles je voulais rester, j'aurais été moins sobre de renseignemens historiques. Quant à ce qui regarde la ville de Bagnères, j'aurais cependant toujours gardé le silence, et ne pouvant faire ni mieux ni aussi bien que mon ami, M. Pambrun, avocat, qui, dans son ouvrage sur Bagnères et ses environs, a traité ce sujet avec une véritable supériorité, j'aurais renvoyé le lecteur désireux de détails archéologiques, aux descriptions intéressantes de cet auteur.

Je me vois aussi forcé de laisser ce que j'ai dit des eaux de Bagnères-de-Bigorre, sans appui d'observations *concluantes*. J'ai fait mon possible pour réserver une place dans mon livre à l'historique *détaillé* et *raisonné* de quelques affections traitées par moi avec succès au moyen de nos eaux, mais je dois prendre en considération les intérêts de mon éditeur autant que les miens, et je réserve ces matériaux tout prêts pour une autre occasion.

D'ici là, le discrédit dont sont en général frappés les recueils de ce genre aura peut-être cessé; le public n'est aujourd'hui que trop justement enclin à regarder nombre d'observations médicales, relatives aux guérisons obtenues *aux eaux*, comme de simples œuvres d'imagination.

Le plan le meilleur, le plus rationnel, le plus philosophique à suivre dans la description des vallées des Pyrénées serait certainement celui que la nature a suivi elle-même dans le creusement des vallées; la description devrait, toujours *côte à côte*, si je puis m'exprimer ainsi des torrens qui les creusent, naître avec eux sur le versant des montagnes et en *descendre* ensuite vers la plaine. Le seul inconvénient à procéder ainsi, consiste dans l'impossibilité où serait le lecteur de suivre l'auteur dans cette contemplation à vol d'oiseau; car les voyageurs *remontent* nécessairement les vallées avant de les descendre. Or cet obstacle, résultant de la force des choses, est tellement grave, qu'un auteur raisonnable doit préférer marcher avec son lecteur, auquel il a quelque chose à apprendre, qu'avec la nature à laquelle il n'a rien à enseigner. Mais tout n'est pas fini, il s'agit encore de savoir si, dans la description de chaque vallée principale, il faut, comme on l'a toujours fait jusqu'ici, couper le récit pour intercaller, au fur et à mesure qu'elles se présentent, la description des vallées secondaires qui, de droite et de gauche, débouchent dans cette vallée principale. Ce plan m'a paru on ne peut plus mauvais, sous ce rapport qu'il offre tout à la fois et enchevêtrés l'ensemble du tableau et ses détails. Je crois plus méthodique et plus clair de remonter de son embouchure à son origine chaque vallée principale, et de décrire séparément ensuite les vallées secondaires dans l'ordre où elles se sont présentées au voyageur.

Bagnères, Boulevard de la Poste, 8 juillet 1841.

EXTRAIT

DU REGISTRE DES DÉLIBÉRATIONS

DU CONSEIL MUNICIPAL

DE LA VILLE DE BAGNÈRES.

SÉANCE DU 29 JUIN 1841.

Présens : MM. DUMORET, maire, président; PILLERO, UZAC, BORGELLA, FRÉCHOU, BRIQUET, BLAGEAN, LASSERRE, BORDEU, DOSSUN, FORGUE, VAQUÉ, SOUBIES, PAMBRUN et SALAIGNAC, Membres du Conseil municipal.— Absens pour motifs connus : MM. LE GÉNÉRAL D'UZER, DE JAULAS, COSTALLAT, GANDERAX, CARDEILHAC, DUFOURC-D'ANTIST, PAILHÉ et DAUPHOLE.

Le Conseil municipal reprend la discussion sur la demande de M. Lemonnier et entend le rapport de la commission, conçu en ces termes :

« MESSIEURS,

» La commission que vous avez chargée d'examiner
» la demande de M. le docteur Lemonnier, médecin
» sous-inspecteur de vos thermes, a rempli son man-

» dat, et voici le rapport qu'elle a l'honneur de
» vous présenter :

» Cette demande, vous le savez, a pour objet
» d'obtenir de vous l'autorisation de faire paraître
» sous vos auspices un ouvrage, fruit de ses études,
» sur les sources minérales, et qui est au moment
» de voir le jour. Vous n'attendez pas de votre com-
» mission qu'elle essaye de juger la valeur scientifi-
» que de ce livre, ce n'est ni sa spécialité ni la
» vôtre; mais elle peut vous indiquer sous d'autres
» rapports qui ont aussi leur importance, l'utilité
» de cette publication.

» D'abord et en principe, la commission pense que
» dans un intérêt d'humanité autant que dans le
» nôtre même, vous devez des encouragemens à de
» pareils travaux. Les autres localités thermales ont
» journellement recours à la publicité, moyen d'ail-
» leurs légitime, et il est à regretter que Bagnères
» l'ait trop long-temps négligé.

» Ce principe, qui n'est pas nouveau pour vous,
» puisque vous en avez déjà fait deux fois l'applica-
» tion, n'en saurait mieux recevoir une nouvelle
» qu'en vous faisant accueillir la demande de M. le
» Sous-Inspecteur. Son œuvre, en effet, remarqua-
» ble par son impartialité, dit à chacun, même à
» nous (et vous ne devez pas vous en plaindre), les
» vérités flatteuses ou sévères; elle fait aussi justice,
» et en cela elle promet encore d'être fort utile, de
» cette prétention étrange, qu'affectent pourtant la
» généralité des établissemens thermaux à sources
» sulfureuses ou salines, de guérir, chacun, toutes les

» affections, s'il y a d'ailleurs en elles indication
» de boissons ou bains minéraux. Le vide de cette
» prétention devrait être une vérité triviale, mais
» on l'a trop peu dite, et jamais peut-être avec la
» précision et la netteté qu'a mise M. Lemonnier à
» l'exprimer dans son traité : les esprits les plus
» prévenus ne pourront s'empêcher de le compren-
» dre.

» Un autre mérite de cet écrit est d'indiquer un
» grand nombre de réformes dont l'utilité et la con-
» venance se font aisément sentir à la simple lecture ;
» presque toutes sont relatives à la tenue et au ser-
» vice des établissemens thermaux ; il serait trop
» long de les énumérer ici.

» La commission pense donc, Messieurs, que vous
» devez encourager cette publication, et pour cela
» autoriser M. Lemonnier à la faire sous vos aus-
» pices : ce sera le témoignage d'une gratitude mé-
» ritée. Et pour donner plus de caractère à votre
» adhésion, elle vous propose de souscrire, au nom
» de la Ville, à cette publication pour vingt-cinq ex-
» emplaires, dont cinq seront distribués aux biblio-
» thèques publiques, savoir : un à la bibliothèque
» de la ville, un à celle du tribunal, un à celle de
» la sous-préfecture, un à celle du collége, un à
» celle de la justice de paix, et les vingt autres à
» des médecins des villes voisines ; ce sont ses con-
» clusions. »

Après la lecture du rapport, le conseil municipal en adopte à l'unanimité les motifs et les conclusions, et par suite autorise M. le sous-inspecteur Lemonnier à faire paraître sous les auspices de la ville de Bagnères son ouvrage intitulé : *Bagnères-de-Bigorre sous le rapport médical et topographique, et les autres principaux établissemens thermaux des Pyrénées,* qu'il va publier; il vote en même temps une somme de cent francs, à prendre sur les dépenses imprévues, pour couvrir sa souscription à cette publication, à concurrence de vingt-cinq exemplaires, repartis ainsi qu'il est dit au rapport; ce double vote est un témoignage d'estime et de gratitude que le Conseil se plaît à donner à l'auteur.

Et ont signé : MM. Fréchou, Soubies, Lasserre, Uzac, Blagean, Forgue, Dossun, Vaqué, Pambrun, Borgella, Salaignac, Pillero, Briquet, Bordeu et Dumoret, maire.

Pour extrait conforme,

Le Maire,

L. DUMORET.

PREMIÈRE PARTIE.

Généralités sur les Eaux

ET

BAGNÈRES-DE-BIGORRE

SOUS

LE RAPPORT MÉDICAL.

BAGNÈRES-DE-BIGORRE

SOUS LE RAPPORT

MÉDICAL ET TOPOGRAPHIQUE

ET LES AUTRES

PRINCIPAUX ÉTABLISSEMENS THERMAUX

DES PYRÉNÉES.

LIVRE I.

BAGNÈRES-DE-BIGORRE.

CHAPITRE I.

DE LA LOCALITÉ DE BAGNÈRES-DE-BIGORRE, TEMPÉRATURE, LOGEMENS, VIVRES, PROMENADES, AMUSEMENS.

§ 1er.

Bagnères-de-Bigorre, un des chefs-lieux d'arrondissement du département des Hautes-Pyrénées, est une riante et coquette petite ville de 8,000 ames de population fixe. Située à 567 mètres au dessus du niveau de la mer, sur l'Adour qui la traverse et s'y divise en nombreux filets, elle termine et ferme par son côté nord la vaste et riche plaine de Tarbes, et donne accès par son côté méridional dans la célèbre vallée de Campan. *

Situation géographique de Bagnères.

Avantages offerts par cette localité.

Les avantages que cette métropole des eaux thermales françaises offre aux étrangers qui y affluent depuis les premiers jours de juin jusques au mois d'octobre, consistent dans une température assez uniforme et assez douce, le confortable dans le logement et dans les vivres, des promenades pittoresques et faciles, une société aussi nombreuse que brillante. Quant aux vertus des eaux, il en sera traité spécialement plus loin.

---

* Bagnéres-de-Bigorre est à 192 lieues de Paris, 65 de Bordeaux, 34 de Toulouse, 39 d'Agen, 15 de Pau, 16 de Baréges (8 par la montagne), 13 de Cauteretz, 20 de Bagnéres-de-Luchon.

§ 2.

La température moyenne de la belle saison est de 18° centésimaux ; l'absence de chaleurs fortes et de froids un peu rigoureux est une conséquence de la situation de la ville qui n'est ni tout-à-fait dans les montagnes, ni tout-à-fait dans la plaine ; il n'en est de même ni à Barèges, ni à Cauteretz, qui, profondément engagés dans les Pyrénées, en partagent les rudes et rapides variations atmosphériques. Température.

La propreté et la commodité des logemens ne sont pas des circonstances tellement communes dans les Pyrénées que leur réunion ne mérite d'être mentionnée, surtout dans un ouvrage médical : le grand nombre de constructions nouvelles, en établissant de la concurrence, a provoqué dans le prix des locations passagères une diminution qui les procure aux étrangers à des conditions fort modérées. Les personnes qui ont l'intention de séjourner quelques temps à Bagnères, prennent habituellement un logement en ville. Quand on arrive de bonne heure, on a la facilité du choix, car presque tous les propriétaires, même les plus riches, met- Logemens.

tent, pendant la saison, une partie de leur maison en location garnie. *

La médecine ne saurait assez approuver cette coutume; elle a pour résultat de soustraire les malades au tumulte et au bruit inséparables du mouvement énorme de voyageurs qui a lieu dans les hôtels.

Qualité et prix des vivres.

La qualité des vivres a trop d'importance du point de vue hygiénique pour être négligée; c'est tout au moins une des conditions nécessaires au rétablissement de la santé des malades, et à la conservation de celle des amateurs qui voyagent pour leur plaisir. L'abondance et la modicité des prix des denrées de consommation journalière intéressent bien médiocrement les personnes riches; mais l'eau thermale, comme l'eau ordinaire, coule pour tout le monde, et il est bon de faire savoir aux fortunes peu considérables qu'à telles eaux on peut *faire une saison* sans être exposé à la famine ou à la prodigalité.

---

* Le prix journalier des appartemens peut être calculé de 1 fr. 50 c. à 2 fr. par pièce. Au moment même de la plus grande affluence d'étrangers, une personne seule est sûre de vivre et de se loger convenablement pour 5 fr. par jour.

Promenades.

La nature des promenades est encore un point important à considérer : dans telle localité thermale, il n'y a pas de milieu entre le repos à peu près absolu ou des ascensions sans fin qui épuisent. Aucune localité thermale ne satisfait peut-être mieux à toutes les exigences que réclament les forces et les habitudes d'individus malades ou bien portans que Bagnères. On y roule en chaise de poste sur des routes royales ; on y gravit à cheval ou à pied des sentiers suspendus aux flancs des montagnes et des rochers, ou l'on chemine doucement sous les frais ombrages de l'avenue de Salut et des allées de la Fontaine Ferrugineuse. *

---

* Je vais ici donner la nomenclature et l'indication des principales promenades que présentent les alentours de Bagnères. Ce sont d'abord, dans le voisinage immédiat de la ville : les *Allées de la Fontaine Ferrugineuse*, dessinées sur le penchant boisé du Mont-Olivet, qui domine Bagnères à l'ouest ; l'ascension du *Bédat*, qui fait suite au midi au Mont-Olivet, l'*Avenue de Salut ;* le chemin de la fontaine de *Rieunel*, qui conduit à Salut en longeant le pied des montagnes, et dans le petit vallon de *Constance* en tournant à droite ; les *Allées Maintenon*, dessinées au sud de la ville entre l'avenue de Salut et la route de Campan. Un peu plus loin se trouvent : l'*Elysée-*

Manière de vivre, réunions, bals, cavalcades.

Quelques personnes se plaignent que l'étendue de Bagnères, qui n'est pourtant pas bien considérable, s'oppose à la formation d'un cercle un peu compacte, comme il en existe ordinairement aux autres eaux. Cet état de choses, qui tient surtout à l'affluence des baigneurs et aux nombreuses parties de plai-

---

Cottin par-delà le Bédat; l'ancienne *Capucinière de Médous*, remarquable par la limpidité et l'abondance de sa jolie source, à 3 milles, sur la route de Campan; les *Palomières*, sur le sommet des coteaux qui dominent Bagnères à l'est; le petit *Château de Cassan*, sur le prolongement du coteau précédent, en face du village de Pouzac; enfin le *Camp de César*, qui, sur un mamelon élevé, voit à ses pieds ce petit village. Dans un cercle plus étendu sont les promenades à *Gripp*, au pied du Tourmalet et du Pic du Midi; de la *Vallée de la Séoube*, pour voir la célèbre *Marbrière de Campan*, située au pied du Col d'Aspin, d'où la vue plane sur la vallée d'Aure et sur le pic d'Arbizon; aux *Cabanes d'Ordinsède*, assises comme des nids d'aigle sur le sommet des affreuses montagnes qui dominent à l'est sur le village de Ste-Marie, et d'où l'on découvre à la fois trois vallées et les pics du Midi et d'Arbizon; l'*Hyéris*, dont la *penne* (sommet) en forme de casque, domine les immenses forêts qui, au-dessus du village d'Asté, lui forment une sombre ceinture; l'*Abbaye de l'Escaledieu*, assise au centre d'une forêt, à 3 lieues sur la route de Toulouse; la *Fontaine de Labassère*, située au fond de la fraîche vallée de Trébons, au pied du Mont-Aigu; le *Mont-Aigu*

sir qui s'organisent chaque jour, et presque à chaque heure du jour, est, certes, la meilleure preuve que le temps est ici joyeusement employé. Ce fractionnement social se prête mieux aussi à l'isolement et à la tranquillité de ceux qui viennent aux eaux pour s'y reposer des fatigues et des exigences du monde; c'est ici le contraire d'une infinité

---

lui-même, et la *Vallée de Lesponne*, qui débouche entre Baudéan et Campan, et remonte dans l'enfoncement laissé au couchant entre le Pic du Midi et le Mont-Aigu; enfin le *Lac Bleu*, placé au fond de la vallée de Lesponne, sur le revers septentrional des montagnes de Baréges, et le *Pic du Midi*, aisément accessible par Gripp et le vallon d'Arises. La plupart de ces promenades seront, au reste, décrites lorsque je traiterai de la vallée de Campan et de ses dépendances. Quant à indiquer minutieusement les sentiers qui conduisent par mille détours dans chacune de ces localités, bien que je les aie tous parcourus plus d'une fois, je sens l'impossibilité d'en donner une description tant soit peu claire pour ceux qui n'y auraient jamais été. Je les engage tout simplement à s'adresser à des guides; je recommande surtout, comme étant instruits et sûrs, les frères Jean-Marie, Pierre et Joseph Idrac, ainsi que Charlet, employé à l'hôtel de France. Si l'on veut se risquer sans guide, il faut absolument une *carte*, de la *patience* et du *temps;* avec cela, on vient à bout de tout, quand on ne pénètre pas dans les hautes régions.

de localités, où le plaisir manque pour établir les liens sociaux ; à Bagnères, c'est la multiplicité des distractions qui fractionne les réunions.

Peu de bals sont cependant aussi brillans et aussi fréquentés que ceux donnés à l'établissement de Frascati ; il faut le dire néanmoins, les cavalcades font maintenant tort au bal ; cette fois, la mode et la médecine sont d'accord.

CHAPITRE II.

CURIOSITÉS, COMMERCE, RESSOURCES DE BAGNÈRES-DE-BIGORRE.— MARBRES, LAINES, PAPETERIES, CABINETS DE LECTURE, MUSÉES.

§ 3.

Bagnères ne posséderait pas d'eaux thermales, que cette ville serait encore la première du département par son site, sa propreté devenue proverbiale dans les Pyrénées, et surtout par l'importance de la nouvelle industrie qui s'y est développée depuis quelques années; je veux parler de celle des marbres. Grâce aux immenses accroissemens que cette exploitation et ce commerce ont reçus sous la direction de M. Aimé Géruzet, les marbres pyrénéens, oubliés depuis Louis XIV, sillonnent maintenant les mers et étalent leurs belles nuances, non seulement dans les plus magnifiques hôtels de l'Angleterre et de la Russie, mais brillent encore en pièces d'énormes dimensions dans les plus splen-

Marbrerie Géruzet.

*

dides mobiliers de l'Inde. C'est à Bagnères et dans les vastes ateliers de M. Géruzet que sont tournés ces tables rondes, entièrement en marbre, si sveltes et si gracieuses; ces immenses colonnes d'une seule pièce, si recherchées pour les monumens funèbres et pour la décoration des grands édifices; ces coupes et ces vases si élégants, qui ornent les cheminées des plus riches hôtels. Ici le marbre est un véritable protée, qui revêt toutes les formes et offre toutes les couleurs, et le mélange des plus agréables teintes. Il n'est pas un objet de luxe ou d'utilité, grand ou petit, qui ne s'y montre exécuté en marbre : vases, coupes d'énormes dimensions pour servir de décorations à des jardins publics ou privés, cheminées, tables de toute grandeur et de tout genre, cadres, trumeaux, encadremens de glaces, presse-papiers, corbeilles, bagues, bougeoirs, encriers, boutons de chemises, et même fruits de toute espèce pour servir d'ornemens dans un dessert.

Mais ce qu'il y a de plus curieux à examiner, ce sont ces simples et ingénieuses machines qui, mues par un bras de l'Adour, économisent la force et le travail de centaines d'ouvriers.

Industrie de la laine.

L'industrie de la laine mérite aussi quelque attention; c'est à Bagnères que s'exécutent les crêpes improprement appelés *Barèges*, et ces fins tricots aux couleurs si vives, si joliment nuancées, qui prennent la forme de mitaines, de tabliers, de couvertures de lit, de berrets, et même de fleurs artificielles.

Papeterie de M. Lasserre.

La papeterie, depuis long-temps florissante, va prendre un nouvel essor dans les mains de M. Lasserre, ancien maire de Bagnères, et qui promet, comme industriel, ce qu'il a tenu, il y a quelques années, comme administrateur.

Cabinets de lecture.

Musées de MM. Jalou et Philippe.

Enfin, pour donner une idée complète de Bagnères, ajoutons qu'on y trouve une salle de spectacle assez jolie, deux cabinets de lecture, celui de M. Daube, rue St Jean, et celui de M. Jalon; un cercle, et deux musées, celui de M. Jalon, place d'Uzer, et celui de M. Philippe, rue de Frascati, en face de l'hôtel de France : là sont recueillis les principales productions naturelles des Pyrénées et les meilleurs ouvrages relatifs à l'histoire de ces contrées; notre ville offre aussi quatre excellens hôtels, et une foule de voitures et de chevaux de louage *.

* Pour fournir un aperçu des dépenses que l'on peut faire à Bagnéres, je vais donner un tableau des principales :

	Logem[t] et nourriture à l'hôtel (par jour)	5 à 6 fr.
	Une calèche et deux chevaux.........	15 à 18 fr.
	Un cheval (au mois)...............	60 à 80 fr.
	—— (par jour)...............	3 à 4 fr.
	Logement en ville (par pièce)........	1 f. 50 à 2 f.
Prix fixé par l'autorité.	Bain à heure fixe.............	1 f.
	Chauffage du linge...........	10 c.
	Douche....................	50 c.
	Porteurs...............	40 c.
	—— pour Salut...........	1 f.
	—— pour la Font. Nouvelle.	60 c.

Il n'y a pas de tarif fixé par l'autorité pour la fourniture du linge par les baigneurs, ce qui donne souvent lieu à des contestations : le prix habituel est de 25 centimes.

L'étrenne au baigneur est facultative, elle devrait être soumise à la taxe, avec défense de la laisser outrepasser; autrement, de graves abus s'introduiront toujours dans le service.

LIVRE II.

DES EAUX MINÉRALES EN GÉNÉRAL.

Le raisonnement et l'expérience peuvent conduire à l'explication du mode d'action des eaux.— Conséquences thérapeutiques qui découlent naturellement de cette explication. *

§ 4.

La *minéralisation* et la *thermalité* appartiennent à la fois, ou isolément, à toutes les eaux médicamenteuses offertes par la nature : ce sont les seules qualités par lesquelles ces eaux différent des eaux communes ; c'est donc sur elles que doit porter l'attention de ceux qui cherchent à se rendre compte de l'action des eaux minérales sur l'économie.

Les deux élémens d'action des eaux minérales sont la minéralisation et la thermalité.

* Ce livre doit être passé par ceux qui veulent arriver directement au but et aux résultats sans s'occuper des voies par lesquelles on y est parvenu.

CHAPITRE I.

DE LA MINÉRALISATION.

§ 5.

Définition de ce que l'on doit entendre par eaux minérales.

On appelle *minérale* toute eau susceptible d'imprimer une modification plus ou moins forte, plus ou moins passagère à l'économie, par les substances qu'elle renferme et tient en dissolution. On ne trouve pas dans la nature d'eau absolument pure, même l'eau de pluie; cependant un nombre peu considérable de sources sont dites *minérales*, parce que peu contiennent assez de substances médicamenteuses, ou des substances assez actives, pour avoir sur le corps humain une action positive et sensible.

§ 6.

Classification des eaux minérales.

Considérées d'aprés leur minéralisation, les eaux minérales françaises sont ou *salines*, ou *salino-gazeuses*, ou *salino-alcalines*, ou *ferrugineuses*, ou *acido-gazeuses*, ou *alcalino-gazeuses*, ou enfin *sulfureuses*.

§ 7.

Le mode d'action des eaux minérales a quelque chose de spécial. Il est cependant du même genre que celui de la classe des médicamens à laquelle appartiennent les substances qui les minéralisent

Le mode d'action de ces eaux est évidemment *différent sous certains rapports* de celui des médicamens de même nature préparés dans les pharmacies, sans quoi, on ne guérirait pas mieux aux eaux que chez soi, et on n'y enverrait pas les maladies reconnues incurables par les moyens ordinaires. Mais pour différer sous certains rapports, cette action n'en est pas moins du même genre que celle de la classe des médicamens à laquelle appartiennent les substances tenues en dissolution dans ces eaux. Ainsi, une eau minérale ferrugineuse peut bien se distinguer par *quelque chose de spécial* dans son mode d'action, d'avec les préparations martiales pharmaceutiques; mais elle n'en conserve pas moins le mode d'action général des préparations dont le fer fait la base. Ce que je dis là est bien simple; cependant, comme on le verra plus loin, on pratique souvent contrairement à ces données les plus vulgaires de la thérapeutique. Comment et pourquoi ? C'est ce que je dirai aussi.

Le traitement des maladies par les eaux n'est que le traitement des mêmes affections par les préparations pharmaceutiques.

Ainsi, le traitement des maladies par les eaux minérales, n'est que le traitement ordinaire des mêmes affections par les préparations pharmaceutiques. L'indication étant la même, on doit y satisfaire pareillement. Il s'agit seulement, pour que cela s'exécute, d'envoyer les malades là où ils doivent positivement aller, et non ailleurs, et de ne pas tout confondre par paresse, ignorance ou esprit de système. Que penserait-on d'un médecin qui dirait à ses malades : Prenez indifféremment du fer, des sels neutres, des sels alcalins ou des préparations sulfureuses, et vous guérirez également bien? On penserait qu'il est un ignorant ou un charlatan, ou tous les deux ensemble. C'est pourtant ce qui se fait tous les jours, à la face de tout le monde et sans réclamation aucune, dans la prescription et l'administration des eaux.

Mais, dira-t-on, l'expérience est contre vous; car on obtient tous les jours par des eaux tout-à-fait différentes, la guérison d'affections au traitement desquelles seraient spécialement dévolues dans la pratique ordinaire les substances contenues dans une de ces eaux. La réponse est facile : de ce que dans beaucoup de pleurésies et de pneumonies le *vin chaud* et *l'eau-de-vie* réussissent assez fréquemment aux paysans, s'ensuit-il, que cette méthode soit la meilleure? De ce que la médecine Leroy compte des succès, faut-il en faire des libations et se consoler de la mort des malades en disant qu'ils seraient encore en vie s'ils en eussent pris davantage?

Pour assurer que telle eau réussit dans la même affection et dans les mêmes circonstances, aussi bien que telle autre, il faudrait des résultats comparatifs, et c'est ce qui, dans beaucoup de cas, manque entièrement. Dans cette indécision, je le demande, à quoi doit-on avoir plus foi, ou bien à l'expérience manquant de tout appui positif? ou bien à la même expérience, et de plus aux données les plus confirmées de l'art thérapeutique?

Ces réflexions tendent à amener quelque méthode dans l'administration des eaux et à mettre en lumière leur spécialité d'action, à créer pour chaque espèce, pour chaque variété un rôle à part. Il n'est pas croyable, il n'est pas possible que le même effet soit positivement et aussi avantageusement produit par des agens de nature diverse. Dès-lors,

On doit chercher à déterminer et à fixer le rôle thérapeutique de chaque source.

au lieu de tâtonner et de faire de l'à-peu-près, pourquoi ne pas agir directement et sûrement ?

§ 8.

Toutes les eaux minérales ne sont pas excitantes.

Il est, je le sais, une manière commode et fort simple de prescrire et d'administrer les eaux, elle consiste à considérer toutes les eaux minérales thermales ou non thermales, chaudes ou froides comme *excitantes*, et à ne faire de différences entre elles que dans leur plus ou moins de force. Dans cette ingénieuse mais hypothétique doctrine, le rôle du médecin consiste simplement *à doser l'excitation.* Peu importe dès-lors que les eaux soient minéralisées par une substance ou l'autre, elles *excitent* et voilà tout. A toutes les objections que vous ferez, on vous répondra toujours qu'elles *excitent.*

Cette méthode est sœur de celle qui érigeait la saignée en panacée universelle, sous prétexte que toutes les affections étaient inflammatoires : seulement, tandis que dans le premier cas la supposition tombe sur les propriétés du médicament, c'est sur les affections dans le second ; mais quant à la pratique, elle est aussi simple d'un côté que de l'autre : ici vous dosez *l'excitation, là vous la combattez sans cesse*. Le public non médical croirait bonnement que ces deux doctrines sont opposées, puisque l'une excite toujours quand l'autre calme sans cesse ; eh bien, il se tromperait grossièrement, l'une et l'autre sont les fruits du même système : du *physiologisme*, heureusement descendu dans la tombe avec le grand homme qui l'avait fondé.

Confusion des deux élémens d'action des eaux.

Cette méthode est surtout incomplète, en ce qu'elle confond les deux élémens d'action des eaux, la *minéralisation* et la *thermalité*. En effet, toutes les eaux fussent-elles véritablement excitantes, il resterait encore à déterminer à quel agent résidant dans les eaux appartiendrait plus ou moins la propriété excitante. Serait-ce aux principes minéralisateurs, ou bien à la thermalité, qu'il faudrait plus spécialement rapporter cette puissance ? Car, enfin, toutes les eaux ne sont pas également chaudes, également minéralisées. Or, il est nécessaire dans l'administration des eaux de savoir lequel de ces deux élémens serait le plus actif pour pouvoir, suivant les indications, faire prédominer dans le traitement, soit la minéralisation, soit la température.

Ce n'est qu'après avoir examiné séparément ces deux élémens d'action, que l'on peut arriver à établir une action moyenne résultant de ces deux qualités. Voyons actuellement si la minéralisation est toujours une cause d'excitation? J'avoue que presque toutes les substances contenues dans les eaux minérales, appartiennent plutôt aux médicamens susceptibles d'augmenter l'énergie de certaines fonctions que de la diminuer. Ainsi, les sels neutres, par exemple, augmentent évidemment les secrétions intestinales et les contractions de la couche musculaire des intestins. Ils doivent aussi, au moins sympathiquement, rendre plus abondantes les secrétions biliaire et pancréatique. Mais je doute que de cette action limitée résulte directement pour l'économie un surcroît d'énergie et de force; je professe, au contraire, l'opinion (et je crois que presque tout le monde est de mon avis) que cette médication produirait pour l'ensemble de l'économie une action opposée. C'est ainsi, par exemple, que souvent l'administration d'un laxatif peut tenir lieu d'une saignée. Or, quand les adeptes

Les sels neutres ne sont pas des médicamens excitans.

de l'école dite physiologique enseignent que les eaux minérales excitent, ils entendent parler d'une action générale. * Le fer n'est pas un excitant, et la preuve, c'est que

---

* « En général, on convient que les eaux minérales » agissent par *excitation;* mais sous des termes qui » portent avec eux un caractère de spécialité qui dé» nie l'action excitante, tel que *toniques, sudorifi-* » *ques, expectorants, diurétiques, incisifs, pur-* » *gatifs*, etc.» (Léon Marchant, *Recherches sur l'action thérapeutique des eaux minérales*, page 199.)

Je prends mon exemple dans l'ouvrage de M. le docteur Marchant, parce que je le regarde comme celui qui a su le mieux défendre une thèse que je crois fausse. Mais, en même temps, je serais impardonnable si je ne rendais justice au talent avec lequel ce médecin a fait voir l'immense parti que l'on retire de la *révulsion* et de la *dérivation* dans l'emploi des eaux minérales. Je dois à la vérité de déclarer aussi que les conseils pratiques donnés par ce zélé défenseur des eaux minérales, m'ont toujours paru puisés dans une longue expérience et une laborieuse investigation du mode d'action des eaux dont il traite. Qu'importe la manière d'interpréter les faits, si la pratique est sage! Mais tout le monde n'a pas la prudence et la sagacité de M. Marchant, et ses principes peuvent conduire à des conséquences dangereuses; voilà pourquoi je les combats. Qu'on sache donc bien que je n'attaque ici que le *théoricien*, et que je professe la plus sincère estime pour le *praticien*, surtout pour l'*homme privé*, homme honorable s'il en est.

sous son influence cessent et des palpitations de cœur et des hémorragies utérines, ce qui l'a fait regarder par beaucoup de médecins, entr'autres par le savant professeur Trousseau, comme un sédatif de la circulation; cette substance et les eaux qui la renferment appartiennent à la classe des médicamens *toniques*. Or, il y a pour tout médecin praticien une différence de tout au tout entre un tonique, c'est-à-dire, un médicament qui corrobore le matériel des organes et des liquides, et un *excitant* qui, laissant l'organisme dans son état habituel, ne fait qu'exalter les propriétés vitales.

Les médicamens excitans ne font qu'altérer les propriétés vitales.

Les eaux acido-gazeuses ne sont pas excitantes.

Les eaux presque uniquement gazeuses, telles que celles de Seltz, ne sont évidemment pas excitantes; elles se rapprochent bien davantage des médicamens désignés en médecine sous le nom de *tempérants*. Les eaux sulfureuses seules sont vraiment excitantes; encore leur administration éclairée peut-elle diminuer et réduire cette propriété. En effet, on ne saurait trop le redire, *l'action d'un médicament résulte souvent autant de sa préparation que de son essence :* c'est ce qui sera démontré plus loin jusqu'à l'évidence.

§ 9.

Cette réflexion nous conduit naturellement à rechercher les moyens de tirer le plus grand parti possible et le plus convenable de la minéralisation. Bien que je sois loin de nier l'influence que peuvent exercer les principes minéralisateurs par leur absorption cutanée, je crois que l'importance de la minéralisation est surtout mise en jeu par l'administration des eaux en boisson. Ainsi données, leur influence *minérale* est évidente et constante : administrées en bains, leur action *minérale* est souvent douteuse, peut-être même quelquefois tout-à-fait nulle ; toujours, elle est inférieure à celle qu'exercerait la même eau prise à l'intérieur.

Le moyen le plus convenable de tirer tout le parti possible de la minéralisation consiste à administrer les eaux en boisson.

Avant de passer à la thermalité, il reste à faire connaître en quoi le mode d'action des eaux minérales, *en tant que minérales,* diffère de celui des substances pharmaceutiques de même nature. J'ai plus haut donné de cette vérité une preuve péremptoire, § 7. Actuellement, il faut dire en quoi ces différences consistent.

Sous quels rapports les eaux minérales diffèrent des substances pharmaceutiques.

§ 10.

1° Les eaux minérales à doses égales * de substances médicamenteuses agissent plus que les préparations pharmaceutiques.

---

* *Note importante.* La grande objection des médecins qui nient l'action spécifique des eaux minérales, est tirée du peu de richesse de la plupart de ces eaux minérales en principes minéralisateurs; mais ils oublient, ces messieurs, que l'action d'un médicament n'a pas sa raison *unique dans la dose*, mais qu'il l'a aussi dans l'*état moléculaire*. S'il n'en était ainsi, on verrait telle pommade mal préparée, jouir de la même efficacité que la même exécutée par un pharmacien habile et soigneux; on serait également purgé par l'ingestion dans les voies digestives d'un morceau de jalap que par celle de la même quantité de jalap réduite en poudre fine. Il y a donc en dehors du malade et de la maladie deux élémens de puissance, dont il faut tenir compte dans l'administration d'une substance médicamenteuse. On doit le faire sans exagérer l'importance de l'un aux dépens de celle de l'autre, et n'imiter ni les homéopathes qui subordonnent la *dose* à la *préparation*, ni nos incrédules qui sacrifient totalement celle-ci à la première. On est forcé, en bonne logique, de reconnaître que l'*action d'un médicament est multipliable comme sa surface*. Je vais le démontrer par un exemple : Un cristal de sel marin présente sur ses huit faces une étendue quelconque; mais si l'on brise ce cristal, l'étendue des faces de tous les nouveaux cubes sera double, triple, centuple

2° Elles passent mieux prises en boisson que les préparations artificielles contenant les mêmes substances en dissolution.

Ces deux aphorismes sont le résultat d'expériences faites sur moi-même à plusieurs reprises, et d'une pratique de plusieurs années; leur énoncé est d'ailleurs conforme au sentiment de presque tous les médecins qui pratiquent aux eaux, et en outre à celui de tous les malades ignorants ou instruits qui ont été à même de faire la comparaison.

§ 11.

Association des deux élémens d'action des eaux.

Un traitement est rarement borné à l'emploi d'un des seuls élémens d'action des eaux; car jamais on ne peut faire converger

---

de la première offerte par le cube intact. Qui ne voit dès-lors, que si on ingère dans le corps humain une substance médicamenteuse plus ou moins divisée, on en obtiendra un effet proportionnel au degré de cette division. En effet, le médicament qui ne peut *agir sur l'économie que par ses points de contact avec elle*, la touche, dans le cas de division, deux, trois, cent fois, ou davantage, plus que dans le cas où il est administré en masse, en bloc. Ainsi se trouve résolu, dans l'administration et l'emploi des eaux minérales, ce problème de thérapeutique : *Agir suffisamment à doses restreintes.*

trop de forces vers un résultat heureux : et le talent du médecin, une fois l'indication posée, consiste à les harmonier en vue de la guérison. Il est cependant des affections qui sont principalement du ressort de la minéralisation et où cet élément est l'agent presque unique de la guérison. Il est donc utile de les indiquer pour que le traitement soit dirigé dans ce sens.

Affections qui sont principalement du ressort de la minéralisation

Telles sont la *chlorose*, les *engorgemens des viscères abdominaux*, le *catarrhe vésical*, les *scrofules*, le *catarrhe pulmonaire*, l'*anorexie*, les *flatuosités*, l'*asthme humide*.

CHAPITRE II.

THERMALITÉ.

§ 12.

La *thermalité* n'est pas seulement pour moi une température fixe, invariable, elle indique encore un état particulier propre au calorique des eaux qui la possèdent. Le mode d'action de cet agent doit cependant, comme celui de la minéralisation et pour les mêmes raisons *, être rapporté au rôle bien connu en thérapeutique du calorique ordinaire; mais en même temps, ce serait fausser la science que de ne pas tenir compte de ce que le calorique des eaux, autrement la *thermalité*, possède de spécial sous le rapport curatif.

Signification du mot thermalité.

Les expériences, faites pour établir l'identité du calorique des eaux avec celui de nos foyers, ont uniquement prouvé que des différences importantes n'existent pas au point

Le calorique des eaux minérales peut bien avoir quelque chose de spécial.

* Voyez § 7.

de vue physique entre ces deux états divers du calorique; elles n'impliquent nullement qu'il en soit de même du point de vue physiologique et du point de vue thérapeutique. Chaque science a sa valeur légitime dans le cercle de ses attributions; hors de là, elle est vaine et mensongère. On trouverait ridicule de juger des odeurs autrement que par l'odorat : l'est-il moins de juger des impressions produites sur la peau par le calorique des eaux, autrement que par le tact? Qu'importe que l'eau, artificiellement chauffée, et l'eau thermale se comportent semblablement dans certaines circonstances; cela empêche-t-il que, mises en contact avec la surface du corps, elles impressionnent différemment? cela empêche-t-il que des sources purement thermales guérissent des affections incurables ou plus difficilement curables par l'eau ordinaire chauffée?

Les sens sont seuls compétens en matière de tact.

Malgré tous les efforts tentés pour amener le public à récuser le témoignage des sens, pour lui persuader qu'il s'imagine sentir ce qu'en réalité il ne sent pas, tout le monde s'accorde néanmoins à reconnaître aux bains d'eau thermale quelques propriétés particulières qui, jointes à celles que l'on sait être du domaine du calorique ordinaire, établissent le rôle thérapeutique de la thermalité.

§ 13.

Importance du degré de température des bains.

Malgré ma croyance dans la spécificité calorifique de la thermalité, j'attache encore plus d'importance à la *mesure positive, exacte, absolue de la température des bains.* Or, bien que l'on puisse à la rigueur obtenir, en employant l'eau chauffée artificiellement, des bains à température aussi déterminée, qu'en se servant d'eau thermale, on ne le fait pas, et voudrait-on le faire, que l'on rencontrerait des difficultés très grandes, à moins d'avoir des appareils *ad hoc;* je le sais, pour avoir usé fréquemment de ce moyen, alors que je pratiquais à Paris.

Il ne suffit pas en effet d'obtenir le degré positif de température que l'on désire au moment de l'immersion du malade dans le bain, il faut encore conserver cette fixité de température pendant toute la durée du bain.

Si beaucoup d'affections réfractaires à l'action des bains ordinaires guérissent par des bains thermaux, il n'en faut pas, je le dis avec certitude, après des expériences réitérées, en chercher souvent d'autre explication, d'autre cause que l'observation en dernier lieu d'un degré fixe, invariable de température. Chaque être a ses conditions déterminées d'existence, hors desquelles il languit et meurt; certaines maladies, comme certaines plantes, certains animaux, sont, pour ainsi dire, dans le même cas : une température fixe, rigoureusement appliquée et mesurée, s'oppose à la continuation de leur durée; elle les tue, si je puis m'exprimer ainsi. Mais pour que cet effet se produise, il est nécessaire que nulle oscillation ne trouble l'action de la puissance destructive.

Certaines affections réclament pour guérir un degré positif et fixe de température.

Si l'on recherche quelles sont à Bigorre, comme autre part, les sources les plus renommées, les plus fréquentées, celles dont l'action médicatrice est la plus positive, on voit que ce sont celles où il y a impossibilité absolue de faire varier la température du bain. Ici, la forme, si je puis m'exprimer ainsi, l'emporte sur le fond. Il ne faut donc pas que le malade puisse modifier à son gré la température de son bain. Il n'en est pas meilleur juge que de sa quantité d'alimens. Dans le premier cas comme dans celui-ci, il

Les sources les plus renommées à Bigorre sont comme partout ailleurs celles dont la température est positivement toujours la même.

doit, s'il veut guérir, soumission entière, absolue aux prescriptions de son médecin.

De tout ce qui précède, on doit tirer la conséquence qu'il faut, autant que possible, exploiter les sources thermales à leur point d'émergence. Car on s'expose en faisant voyager les eaux, non seulement à la déperdition des gaz, mais aussi à des variations de température. Presque toutes les sources thermales que l'on a conduites un peu loin ont perdu de leur réputation et de leurs vertus, à partir du moment où l'exploitation a eu lieu à distance du griffon. On comprendra aussi comment instinctivement le public est peu enclin à user en bains des eaux minérales chauffées artificiellement. Pour tirer cependant un parti presque aussi bon de beaucoup de sources froides que des sources thermales, il ne faudrait qu'un appareil convenable de chauffage qui donnât toujours à l'eau le même degré de chaleur. En procédant ainsi, on aurait fait beaucoup; mais il manquerait toujours à cette eau certaines qualités que la nature seule est en possession de fournir. Ce n'est donc que dans les cas d'éloignement considérable de source thermale de même nature que l'on devra chauffer des eaux minérales froides.

§ 14.

La thermalité n'est pas toujours un principe d'excitation.

Il a été démontré, en parlant de la minéralisation, que la plupart des principes minéralisateurs des eaux n'étaient pas, à proprement parler, des excitans; * il reste maintenant à faire voir que la thermalité n'est pas non plus nécessairement et toujours un principe d'excitation. Une fois ce résultat obtenu, il ressortira manifestement de la discussion, que la réunion des circonstances où ni la minéralisation, ni la thermalité ne seront excitantes, produira rigoureusement des eaux minéro-thermales, au moins *neutres sous le rapport de l'excitation*, et souvent *tempérantes et sédatives*.

Tout le monde sait par expérience que le bain chaud est excitant, que le bain tiède est calmant, et le bain frais tempérant. Les bains thermalisés à température égale jouissent à peu près des mêmes propriétés; ils ne semblent en différer que sous les rapports suivants :

---

* Voyez § 8.

En quoi les bains d'eau thermale diffèrent des bains chauffés artificiellement.

1° Le bain d'eau thermale tiède peut être prolongé plus que le bain ordinaire, également tiède, sans affaiblir autant le malade.*

2° L'eau thermale est, à égale température, plus agréable au tact, plus douce que l'eau ordinaire.

3° Des plaies, résultant de coupures et de brûlures, guérissent plus vite baignées dans l'eau thermale que dans l'eau ordinaire.

4° Un assez grand nombre d'affections réfractaires à l'action des bains d'eau commune guérissent également bien sous l'influence de toutes les eaux thermales, quels que soient les principes qui les minéralisent.**

---

* On pourrait me demander si je fais honneur uniquement à la thermalité de cette légère action tonique, et s'il ne serait pas plus rationnel de la rapporter à l'action de la minéralisation ? A cela je réponds que la thermalité jouerait, même dans ce cas, le premier rôle, puisque ce serait sous son influence seule et par suite de la division extrême à laquelle seraient amenés les particules des substances minérales, que la minéralisation produirait ce phénomène. Mais il est des eaux si peu minéralisées, et le bain est si peu propre à favoriser l'absorption de certains principes, que la minéralisation, dans ces cas, peut bien être entièrement négligée.

** Voici la preuve que la minéralisation a peu d'in-

Si on cherche maintenant les moyens de faire prédominer cet élément des eaux, on voit que la *thermalité* manifeste surtout son action quand les eaux sont administrées en *bains* et en *douches;* son rôle est presque nul, si les eaux sont données en boisson.

---

fluence lorsqu'on administre les eaux minérales en bain : cette proposition vient à l'appui des précédentes. Quand, au reste, je ferais honneur à la thermalité de vertus qui devraient être rapportées aussi à l'influence de la minéralisation, le mal ne serait pas bien grand : ce qu'il importe surtout, c'est que les propositions soient vraies, et l'expérience est là pour les justifier.

LIVRE III.

DES EAUX DE BAGNÈRES CONSIDÉRÉES D'UN POINT DE VUE GÉNÉRAL.

Avantages.— Critiques injustes, critiques méritées.— Administration et mode d'action. — Eaux données comme excitantes; eaux données comme altérantes.— Rôle des eaux salines de Bagnères.— Association des médications excitantes et altérantes.— Classification des eaux de Bagnères.— Eaux salines; terrains d'où elles sourdent; prétendue invariabilité de température; propriétés physiques, chimiques.— Groupement des sources d'après leurs propriétés médicales; tableau synoptique. — Sources sulfureuse et ferrugineuses.— Tableau synoptique des affections combattues avec le plus de succès par l'emploi des eaux salines, ferrugineuses et sulfureuse de Bagnères-de-Bigorre, avec désignation des sources appropriées à leur traitement.— Tableau synoptique des analyses chimiques des principales sources salines de Bagnères-de-Bigorre.

CHAPITRE I.

DES EAUX DE BAGNÈRES CONSIDÉRÉES D'UN POINT DE VUE GÉNÉRAL.— AVANTAGES.— CRITIQUES INJUSTES, CRITIQUES MÉRITÉES.

§ 15.

Aucune localité n'est plus favorisée de la nature sous le rapport des eaux thermales que Bagnères de Bigorre.

Aucune localité n'est plus favorisée de la nature sous le rapport des eaux minérales, froides ou chaudes, que Bagnères-de-Bigorre. Cette proposition peut paraître ambitieuse au premier abord; elle n'est cependant que la simple expression des faits, car :

1° Aucune ne possède de sources plus abondantes que celles de Bagnères;

2° Aucune n'offre pour l'exploitation des eaux minérales plus d'avantages et de facilités;

3° Nulle part la température des eaux des sources thermales n'offre une échelle plus variée, mieux graduée et dans des limites plus favorables;

4° Bagnères-de-Bigorre possède dans son enceinte, ou à une petite distance de ses murs, trois espèces bien distinctes d'eaux minérales : 1° des *sources salines;* 2° des *sources ferrugineuses;* 3° *une source sulfureuse naturelle;* *

5° Les sources salines, fort nombreuses, offrent beaucoup de variétés, soit pour la *quantité absolue*, soit pour la *quantité relative* des principes minéralisateurs;

6° Bagnéres-de-Bigorre est, dans tout l'espace compris entre les Eaux-Chaudes et Bagnères-de-Luchon, la seule localité dotée d'eaux thermales salines et purgatives;

7° Le séjour de Bagnères, sous le triple rapport de l'hygiène, de l'agrément et de l'économie, est préférable à celui de toutes les autres localités thermales de France, et peut-être de l'Europe.

---

* Cette épithète est ici nécessaire, parce qu'il existe des sources sulfureuses *accidentelles* dans la ville, et qu'il importe beaucoup de ne pas conclure de ces dernières à celle-ci, qui est située au pied du Mont-Aigu, et sulfureuse comme celles de Barèges et de Cauteretz,

§ 16.

Critique injuste faite des eaux de Bagnères.

On a déprécié Bagnères, parce qu'il ne possède pas d'eaux *sulfureuses thermales.* Pourquoi ne déprécierait-on pas également *Barèges, Saint-Sauveur, Cauteretz,* les *Eaux-Bonnes*, les *Eaux-Chaudes* et *Luchon*, parce qu'ils n'ont pas d'*eaux salines?*

On a déprécié Bagnères, parce qu'on a prétendu que les eaux sulfureuses thermales et chaudes sont préférables aux eaux salines. C'est une manière absurde de raisonner : car de même que les eaux salines ne dispensent pas de l'emploi des eaux sulfureuses, de même l'usage des eaux sulfureuses ne tient pas lieu de celui des eaux salines : les meilleures eaux sont celles qui conviennent le mieux à la maladie.

On a déprécié Bagnères, parce que, disait-on, ses eaux sont de l'eau pure ou à peu près : * c'est encore une absurdité, car l'eau

---

* Les eaux de Bagnères-de-Bigorre sont au nombre des eaux salines qui renferment les proportions les plus considérables de *chlorures actifs*, tels que ceux de magnésium, etc. J'appelle l'attention sur l'action des chlorures contenus dans les eaux minérales, parce que ces substances ont toujours été négligées

pure n'a pas de goût et ne purge pas; tandis que les eaux des sources salines de Bigorre ont une saveur très prononcée et purgent.

On a déprécié Bagnères, parce que ses eaux ne guérissent pas aussi bien que *Barèges*, les *anciennes blessures*; que *Luchon*, les *affections graves* et *invétérées de la peau*; que *les Eaux-Bonnes*, le *catarrhe pulmonaire* : à ce compte, on devrait aussi déprécier les *eaux de Barèges*, de *Luchon* et des *Eaux-Bonnes*, parce qu'elles sont impuissantes à guérir aussi bien que celles de *Bagnères*, les *engorgemens abdominaux*, les *pâles couleurs*, les *irritations chroniques* et *nerveuses du cœur* et des *voies digestives*.

§ 17.

Sous quels rapports Bagnères donne prise à une juste critique

On a déprécié Bagnères, parce que Bagnères, assez riche de son propre fond, a voulu et prétendu tout accaparer, tout absorber, tout guérir.

---

jusqu'ici dans l'appréciation des influences exercées sur l'organisme par les principes minéralisateurs tenus en dissolution dans les eaux minérales.

J'espère être en mesure à la fin de la saison prochaine de donner un travail complet et exact sur les *chlorures* de nos sources.

On nous a accusé, sous ce rapport, et pas assez selon moi, et dans l'intérêt du pays, et dans celui de la médecine et des malades. Car une telle conduite a fait plus de tort à la réputation des eaux de Bagnères, que les déclamations de ses plus fougueux ennemis.

On a déprécié Bagnères, parce que les établissemens de bains de cette ville se font à tort et à travers une guerre acharnée, à outrance, sortent de leur spécialité véritable, positive, négligent les dons précieux qu'ils tiennent de la nature pour courir après des avantages imaginaires. Le public critique et se plaint; il devrait encore le faire plus.

On a déprécié Bagnères, parce que mille ressources offertes par la nature avec une complaisance sans égale, restent enfouies et inconnues, sans qu'une voix se soit élevée depuis long-temps pour en montrer le prix et en indiquer l'emploi. *

---

* En effet, l'ouvrage rempli de si bonnes choses de M. Sarabeyrouze, date de 1818, et celui de M. Ganderax, de 1827. Des ouvrages plus récents ont parlé avantageusement de Bagnères, entre autres celui de M. le docteur Marchant, mais il n'est pas spécial. Quant à la petite brochure faite exclusivement sur nos eaux par ce médecin, elle peut à peine, dans son cadre restreint, effleurer les faits principaux.

CHAPITRE II.

RÔLE THÉRAPEUTIQUE DES EAUX DE BAGNÈRES DE BIGORRE,

Par opposition à celui des eaux sulfureuses; nature des crises qu'elles provoquent. — Association des médications excitantes et altérantes. — Mode d'administration des eaux, relatif à la production des crises. — Modes d'altération produits par les eaux salines de Bagnères. — Administration de ces eaux, dirigée dans un but d'altération.

§ 18.

Administration et mode d'action.

On peut, dans l'administration des eaux minérales, se proposer pour but soit la production de *crises*, soit une modification insensible et lente dans la composition, la constitution et l'état dynamique des liquides et des solides organiques. Ainsi s'expliquent et les succès obtenus à la suite soit de sueurs considérables, d'éruptions cutanées, d'urines et de selles copieuses, soit sans autre phénomène évident qu'une amélioration progressive et régulière dans la manière dont s'opèrent les fonctions. Les cures de ce dernier genre ne sont pas rares et se montrent fréquemment les plus durables ; comme elles s'éloignent davantage des explications *en vogue*, elles sont aussi les plus révoquées en doute, et rapportées uniquement à l'influence hygiénique.

Ces deux modes d'action sont cependant réels et positifs, et le second est, à vrai dire, le seul qui établisse bien évidemment la supériorité de l'emploi des eaux minérales sur celui des médicamens ordinaires : car des révulsions et des dérivations critiques pourraient, la plupart du temps, être aussi bien provoquées par d'autres agens que par les eaux minérales.

Traitement par les crises.

Je n'ai pas dessein de dresser ici la liste des affections où un mode d'administration des eaux doit être préféré à l'autre. Trop de circonstances accessoires, tenant à la constitution, à l'âge, au tempérament, à la complication, au caractère individuel des maladies, doivent être examinées et pesées dans la prescription d'un traitement, pour qu'il soit possible d'entrer ici dans quelques détails. Je ferai cependant remarquer qu'il est des cas où le choix est facile et où le doute ne saurait exister.

Ainsi, par exemple, un rhumatisme, une névralgie fixée sur les nerfs d'un membre, une raideur, une contracture des membres, à la suite de fractures, de luxations ou d'immobilité long-temps prolongée par suite d'une cause quelconque, réclament toujours *(et presque uniquement à moins de complications)* un traitement critique, révulsif ou dérivatif. Il en serait de même pour la plupart des hydropisies passives et des affections de la peau.

Traitement altérant.

Mais le traitement *altérant* conviendra, au contraire, dans les cas de chlorose, d'anémie, d'engorgemens des viscères abdominaux (du foie, de la rate), avec disposition à l'irritation, d'hypocondrie, d'hystérie, de palpitations nerveuses, d'anorexie, de flatuosités, de disposition aux érysipèles et aux furoncles, etc.

§ 19.

Rôle des eaux salines de Bagnères par opposition à celui des eaux sulfureuses thermales.

Le rôle des eaux salines de Bagnères-de-Bigorre se trouve tout dessiné en partant des faits précédents, le calorique étant généralement uni dans les eaux sulfureuses à des principes minéralisateurs excitans, stimulans même, à ces eaux appartient naturellement *la médication par crises, par révulsions et dérivations subites et fortes;* aux eaux de Bagnères-de-Bigorre, privées des principes minéralisateurs stimulans, revient de droit la *médication altérante, arrivant à ses fins par un travail graduel et lent.*

Aux eaux sulfureuses, *exceptionnellement* et proportionnellement à leur moindre richesse calorifique et minérale, et à une administration à doses plus fractionnées, appartiendront des qualités *tempérantes* et *toniques;* aux eaux de Bagnères, en raison de la haute température de quelques-unes des sources, et d'une administration énergique et brusque, pourra réciproquement appartenir *une certaine puissance stimulante.*

Nature des crises

Il reste actuellement à déterminer quelles sortes de crises sont provoquées par les eaux de Bagnères, et quels sont les moyens d'administration qui aident à leur production. Le seul élément de stimulation qui réside dans les eaux salines de Bagnères, * étant le

---

* Voyez § 52. La note relative à l'établissement de Théas.

calorique, il devient évident par le raisonnement, comme cela est démontré par l'expérience, que la *diaphorèse* est l'unique, ou au moins le principal mode de révulsion critique que possèdent ces eaux.

Eau de Lasserre

Il est cependant quelques organisations chez lesquelles l'eau de Lasserre, donnée à fortes doses, provoque des crises par les selles et les urines; mais, dans ce cas, il faut encore rapporter une partie de l'action au calorique, qui ajoute singulièrement à l'énergie des sels neutres contenus dans ces eaux. Ce qui le prouve parfaitement, c'est dans ces cas, l'utilité comme adjuvante de l'eau de la Reine, moins minéralisée, mais plus chaude. Quant à moi, si j'ai à provoquer des crises de ce genre chez un malade, j'ai recours tout simplement et je crois avec avantage aux substances qui me sont offertes par la pharmacie, et je crois pouvoir recommander aux autres la même méthode. Parce que quelqu'un est aux eaux, il ne s'ensuit pas que cette personne doive, toujours et *pour tout*, ne faire usage que des eaux dans son traitement.

Les eaux salines de Bagnères, considérées sous le point de vue de leur thermalité, offrent de très grandes ressources en raison de leur admirable graduation de température. Cette particularité dont, en plusieurs endroits de ce livre, j'ai démontré toute l'importance, rachète presque l'infériorité dont elles sont entachées, par rapport aux eaux sulfureuses thermales, sous le point de vue des principes minéralisateurs.

Association des médications excitantes et altérantes.

Il est à remarquer aussi que la stimulation générale que le calorique produit est heureusement associée à l'emploi des moyens altérans, pour causer quelques secousses salutaires dans l'organisme, et augmenter l'énergie des principes toniques et purgatifs. On sait en effet combien il est avantageux dans le traitement des affections chroniques de substituer les excitans aux tempérans, suivant que les symptômes actuels indiquent un état de langueur et d'atonie, ou bien un état dominant d'irritation et de spasme.

Mode d'administration des eaux relatif à la production de l'excitation.

Il est presque inutile de dire que les moyens d'administration des eaux qui doivent seconder leurs propriétés excitantes sont les douches et les bains liquides ou de vapeurs *à haute température*, la boisson d'eau, également *imprégnées de beaucoup de calorique, aussi minéralisées que possible*, prises en quantités considérables et à doses répétées et brusquées.

Modes d'altération produits par les eaux salines de Bagnères.

Il faut aussi, avant de passer à la description de chaque établissement et de chaque source en particulier, rechercher quels modes d'*altération* sont susceptibles de produire les eaux salines de Bagnères. Ici comme précédemment l'expérience est parfaitement d'accord avec les prévisions de la science. On peut dire d'une manière générale que ces eaux sont légèrement *purgatives*, *toniques*, et souvent *tempérantes* et même *émollientes*.

Les deux premières qualités résultent des quantités plus ou moins considérables de *sels neutres* et de *fer* que contiennent les eaux de toutes ces sources; l'une ou l'autre domine suivant que ce sont les *sels neutres* ou le *fer* qui dominent aussi.

Les qualités tempérantes et émollientes sont surtout relatives au degré de température qui, dans ces cas, doit être fraiche ou au plus tiède. Ces qualités se lient aussi à une minéralisation faible, surtout en *fer;* la seconde réclame, en outre, l'absence à peu près complète de *sulfate de chaux.*

Les eaux de Bagnères-de-Bigorre, pour être données dans un but *altérant*, seront

Modes d'administration des eaux de Bagnères données dans un but altérant.

administrées à doses graduellement plus fortes, mais sans jamais dépasser des bornes assez restreintes (6 à 7 verrées pour les plus faibles); mais elles seront *long-temps continuées.*

Les eaux de Bagnères n'ont été précédemment étudiées que sous le rapport de leur effet *consécutif.* Leur effet *immédiat* offre cependant un *caractère spécial* qui peut avoir fréquemment son emploi en thérapeutique. Je veux parler des qualités *astringentes* des eaux de la plupart de ces sources qui résultent de leur richesse en *sulfate de chaux,* en *chlorures* * *de sodium, de calcium, de magnesium* et en *carbonate de fer.*

Bordeu avait noté cette action : la rudesse qu'elles impriment à la peau et le froncement qu'elles lui font subir; il avait eu seulement le tort de l'étendre aux eaux de toutes les sources de Bagnères.

Les qualités *astringentes* des eaux de Bagnères ont souvent été utilisées à l'extérieur pour modérer des *évacuations* et des *excrétions trop copieuses;* des *sueurs,* des *suppu-*

---

* Voyez la note du § 16 et le § 42.

rations, des *hémorrhagies*, des *écoulemens muqueux*, etc. Plusieurs médecins, partant de ce fait, que la plupart des eaux salines *resserrent les tissus et les rendent moins impressionnables*, tandis que les eaux sulfureuses *les relâchent*, *les font en quelque sorte épanouir*, *et les rendent dès-lors très accessibles aux influences extérieures*, considèrent la guérison d'un rhumatisme, obtenue par l'emploi des eaux salines, comme moins menacée de rechute que celle obtenue par l'emploi des eaux sulfureuses.

CHAPITRE III.

CLASSIFICATION DES EAUX DE BAGNÈRES.

Eaux salines.— Eaux ferrugineuses.— Eau sulfureuse. — Terrain d'où sortent les sources salines.— Prétendue invariabilité de température.— Propriétés physiques, chimiques.— Corps organisés.— Groupement des sources salines, d'aprés leurs propriétés médicales.— Tableau synoptique. — Autre tableau synoptique des affections combattues avec le plus de succès par l'emploi des eaux salines, ferrugineuses et sulfureuse de Bagnères-de-Bigorre, avec désignation des sources appropriées à leur traitement. — Tableau des analyses chimiques des principales sources de Bagnères.

§ 20.

Classification des eaux de Bagnères.

On a l'habitude de ranger les eaux de Bagnères-de-Bigorre parmi les eaux minérales salines : on a raison, si l'on entend parler de la majorité des sources; on a tort, si l'on pense qu'aucune eau importante n'échappe à cette classification. Il existe en effet à Bagnères, ou près de Bagnères, deux sources dont les vertus thérapeutiques égalent au moins celles des sources salines : ce sont celle d'*Angoulême*, dite aussi *Fontaine Ferrugineuse*, qui sourd à dix minutes des murs de la ville, et celle éminemment sulfureuse de *Labassère*, malheureusement plus éloignée. Cette réunion de sources de nature si diverse, est une des causes de la grande prospérité des eaux de Bagnères-de-Bigorre. Ajoutons de suite cependant que ce concours si remarquable de circonstances favorables, est en partie détruit par la basse température des eaux de Labassère, qui ne sauraient, sans être préalablement chauffées, servir en bains et en douches.

Quand on dit que la ville de Bagnères est assise sur un torrent d'eaux minéro-thermales, on entend parler des sources salines dont le nombre est de quarante-deux. Tous ces points d'émergence des eaux, resserrés dans un espace fort peu considérable (3 ou 4 hectares), ne sont évidemment, comme dans un grand nombre d'autres localités, que des filets d'une, deux ou trois sources distinctes. Reste à faire le partage, mais j'avoue avoir besoin de quelques années encore pour compléter le travail que j'ai entrepris à ce sujet depuis Eaux salines.

environ un an. On verra cependant plus loin qu'il est quelques sources sur lesquelles mon opinion est faite. Des sources salines de Bagnères, les unes ont leur émergence à des hauteurs plus ou moins considérables sur le versant oriental du coteau (Mont-Olivet) qui domine la ville à l'occident; les autres sourdent dans le sol d'alluvion déposé et nivelé autrefois par l'Adour et ses affluens.

Terrains d'où elles sourdent.

Les premières sortent immédiatement d'une roche de calcaire schisteux, surmontée par des schistes argileux, eux-mêmes dominés par des masses de terrain amphibolique secondaire.

Leur prétendue invariabilité de température.

On a prétendu, mais à tort, que ces sources jouissaient de températures invariables. MM. Arago et Boullay sont venus, à quelques années de distance, redonner une nouvelle force à ces assertions. Mais la manière de procéder, de raisonner de ces messieurs n'est pas à l'abri de reproches. En effet, la concordance observée, dit-on, entre les résultats obtenus en 1821 par M. Ganderax, ceux recueillis, il y a quatre ans, par M. Arago, et à l'avant-dernière saison par M. Boullay, prouve seulement que ces températures sont *habituellement* celles de ces sources. Pour aller au-delà, il aurait fallu, ce qui n'a été fait par aucun de ces observateurs, prendre fréquemment ces températures pendant un laps de temps considérable. J'ai, en effet, la certitude, et cela par expérience, qu'il en est de la température des sources comme de la marche d'une bonne horloge : la régularité est l'état habituel, la variation l'état exceptionnel. Or, c'est surtout l'observation des faits exceptionnels qui enrichit la science. Quant aux sources de la Reine et du Dauphin, je puis seulement assurer que les variations de température qu'elles subissent sont rares et légères, mais elles sont réelles et positives. *

Les observations de M. Fontan sont en cela conformes aux miennes. (Voyez le tableau placé à la fin de ses *Recherches sur les eaux*

* Je n'ai, il est vrai, examiné l'eau de la Reine et du Dauphin à leurs griffons qu'une seule fois, comme MM. Arago et Boullay; mais j'ai noté la déperdition de calorique que l'eau subit dans le trajet qu'elle parcourt de leurs griffons au grand établissement, et j'ai rendu comparables les observations nombreuses de température que j'avais recueillies sur les eaux de la Reine et du Dauphin à leur entrée dans cet établissement.

minérales des Pyrénées.) Anglada accuse aussi des variations dans toutes les sources qu'il a examinées. (Voyez le 6e § de son *Second Mémoire pour servir à l'histoire générale des eaux minérales sulfureuses et des eaux thermales.)*

Quant aux sources de la plaine, leurs variations de température sont et doivent être plus fréquentes et plus considérables, en raison de leur plus grande facilité à être modifiées et atteintes par des eaux d'infiltrations pluviales et du refroidissement qu'elles peuvent subir dans les trajets, souvent considérables, qu'elles ont à parcourir; car on doit se rappeler qu'un grand nombre de ces sources sont uniquement considérées par nous comme des filets provenant d'un même foyer.

Propriétés physiques.

Les eaux salines de Bagnères-de-Bigorre sont parfaitement transparentes et limpides; leur odeur est à peu près nulle; leur goût fade, leur saveur plus ou moins astringente et ferrugineuse, * leur pesanteur spécifique

---

* Presque toutes jouissent de la propriété d'altérer et de détruire avec une grande rapidité les parois des pompes qui les tiennent captées, et les linges qui, pour aider à la distribution de l'eau dans les baignoi-

est un peu supérieure à celle de l'eau distillée. Presque toutes forment, en arrivant à l'air, un dépôt de carbonate de chaux et de sesquioxide de fer. Celles seulement qui sourdent de bas en haut dégagent un mélange de gaz azote, de gaz oxigène et d'acide carbonique.

Substances organiques.

Quelques substances organisées se développent et végètent au point de contact de ces eaux avec l'air, ou à une petite profondeur; ce sont des *conferves* et des *oscillaires* : quand le contact de l'air et de la lumière manquent, ce ne sont que des débris ou plutôt que des ébauches imparfaites d'organisation, que l'analogie conduit à rapporter aux corps organisés cités plus haut. (*Voyez pour plus de détails sur ces substances, les* § 25 *(note)*, § 34, § 49 *(note)*, § 58.)

Ces productions n'ont pas actuellement une grande importance dans l'histoire des eaux;

---

res, y sont fréquemment trempés. Cette puissance destructive est due à la vapeur d'eau; mais bien plus encore à la présence des chlorures qui existent dans certaines eaux de Bagnères en proportions plus fortes que dans beaucoup d'autres eaux minérales salines. L'influence exercée par les chlorures contenus dans les eaux minérales, a toujours été beaucoup trop négligée.

elles peuvent cependant en acquérir davantage d'un moment à l'autre, si l'observation vient à démontrer qu'elles diffèrent suivant la nature chimique des principes minéralisateurs.

Déjà M. Fontan est arrivé à prouver que la *sulfuraire* et la *barégine* sont caractéristiques de la présence du principe sulfureux.

Les mêmes principes minéralisateurs se rencontrent en général et en quantités à peu près égales dans toutes les eaux salines de Bagnères; il existe cependant entre elles, sous ces deux rapports de nature et de proportions de substances minérales, des différences qui, à peine dignes d'intérêt du point de vue chimique, deviennent très importantes et très sensibles en thérapeutique. (Ce qui, disons-le en passant, démontre le danger de juger uniquement les eaux sur les rapports d'hommes exclusifs et spéciaux).

Composition chimique.

Les analyses suivantes * sont dues à M. Rozière, pharmacien; elles annoncent de l'habileté et du soin dans leur auteur; elles

* Voyez le tableau n° 3, placé à la fin du présent chapitre.

consacrent cependant quelques erreurs que j'aurai occasion de relever; entre autres (car il faut prouver quand on accuse), l'absence de fer dans la source de Salies, où il existe et peut être facilement démontré. Mais je déclare en même temps que la thérapeutique aurait peu à gagner au redressement de quelques inexactitudes semblables. C'est un travail, cependant, que j'espère avoir le temps de conduire à bonne fin, surtout celui relatif à la détermination de la nature et des proportions des chlorures contenus dans ces eaux.

§ 21.

Ce serait actuellement le lieu de parler d'une manière générale des sources de Bagnères qui appartiennent à la classe des eaux sulfureuses et à celle des eaux ferrugineuses. Mais ces sources sont uniques chacune dans leur genre,* et ne peuvent dès-lors fournir

* La source des demoiselles Carrère est identique sous tous les rapports à celle de la Fontaine Ferrugineuse. Son éloignement la fait abandonner entièrement depuis quelques années; elle est située dans un petit vallon étendu entre le Bédat et le Mont-Olivet.

*

matière qu'à des descriptions particulières. (*Voyez les chap.* 2 *et* 3 *du Liv.* 4.)

Groupement des sources salines d'après leurs vertus thérapeutiques.

Avant de passer à la description de chacune de nos sources en particulier, et de traiter spécialement de leurs vertus thérapeutiques et de leur emploi, j'ai cru devoir présenter d'une manière générale, dans les deux premiers tableaux suivans : 1° le groupement naturel des principales *sources salines* de Bagnères-de-Bigorre, rangées d'après leurs propriétés médicales ; * 2° le tableau des affections chroniques qui réclament plus particulièrement l'emploi des eaux de Bagnères-de-Bigorre, avec désignation des sources qui sont appropriées au traitement de chacune d'elles. Je renvoie pour les détails au livre suivant.

---

* L'idée d'une classification de ce genre m'a été donnée par mon excellent et judicieux confrère, M. Gaye; elle m'a souri d'autant plus que j'avais été à même, par de longues études antérieures, de comprendre et de sentir toute l'importance des classifications naturelles appliquées aux sciences d'observation.

TABLEAU

DES SOURCES SALINES PRINCIPALES DE BAGNÈRES

GROUPÉES ET RANGÉES

D'après leur analogie de propriétés médicales.

(Les eaux sont supposées prises à leur température ordinaire. — Il est clair que leurs vertus viendront à changer, si l'on modifie un des élémens d'action des eaux, le calorique.)

Eaux excitantes	Un peu ferrugineuses	Cazaux.
		Théas.
		Dauphin.
		La Reine.
		Petit-Bain.
		Saint-Roch.
	A peine ferrugineuses	Salies.
		Mora.
		Roc-de-Lannes.
		La Guthière.
		Lasserre.
		Pinac (n° 1.)
		Petit-Prieur (source chaude)
Eaux tenant le milieu entre celles des deux classes extrêmes.		Fontaine-Nouvelle.
		Pinac (sources du jardin et celle dite ferrugineuse.)
		Grand Pré.
		Versailles.
		Pinac (n° 3.)
Eaux sédatives et toniques	Astringente	Source des Yeux.
	Tempérantes	Salut.
		Petit-Baréges (n° 1.)
		Carrère-Lannes.
		Santé.
		Petit-Prieur (source fraîche)
	Emolliente	Foulon.

ANALYSE DES EAUX SALINES DE BAGNÈRES-DE-BIGORRE. — EAU (1 litre).

SUBSTANCES CONTENUES DANS LES EAUX.	Source de la Reine.	Source du Dauphin.	Source de Saint-Roch.	Roc de Lannes.	Source du Foulon.	Source des Yeux.	Fontaine Nouvelle.
* Acide carbonique...........	q. ind.	q. ind.	q. ina.	q. ina.	q. ina.	q. ind.	q. ind.
	gr.						
Chlorure de magnésium.......	0,130	0,104	0,224	0,222	0,142	0,196	0,158
— de sodium..........	0,062	0,040	0,109	0,070	0,326	0,060	0,060
Sulfate de chaux............	1,680	1,900	1,995	1,942	0,158	1,876	1,818
— de soude............	} 0,396	0,400	0,000	0,000	0,000	} 0,490	0,000
— de magnésie.........		0,000	1,257	0,278	0,127		0,270
Sous-carbonate de chaux......	0,266	0,142	0,000	0,136	0,124	0,312	0,182
—— de magnésie...	0,044	0,019	0,054	0,017	0,072	0,012	0,058
—— de fer.........	0,080	0,114	0,078	0,014	0,000	0,044	0,000
Substance grasse résineuse....	0,006	0,009	0,006	0,006	0,012	0,010	0,007
— extractive végétale...	0,006	0,008	0,005	0,008	0,005	0,012	0,004
Silice........	0,036	0,044	0,040	0,031	0,040	0,043	0,044
Perte.....................	0,054	0,020	0,024	0,036	0,034	0,052	0,039
TOTAUX.............	2,760	2,800	2,792	2,760	1,040	3,107	2,640

* Les gaz qui se dégagent des sources salines de Bagnères-de-Bigorre sont un mélange d'acide carbonique, d'oxigène et d'azote. (Voyez le § 22 du Liv. IV.)

*Suite de l'*Analyse des Eaux Salines de Bagnères-de-Bigorre. — Eau (1 litre).

SUBSTANCES contenues DANS LES EAUX.	Source de l'Intérieur.	Source de l'Extérieur.	Bains de La Peyrie.	Bains du Grand-Pré.	Bains de Versailles.	Bains de Santé.	Bains du Petit-Prieur.	Bains de Carrère-Lannes.
Acide carbonique...............	q. ind.	q. ina.	q. ind.	q. ina.	q. ina.	q. ina.	q. ina.	q. ina.
	gr.							
Chlorure de magnésium.........	0,145	0,072	0,132	0,204	0,228	0,214	0,292	0,222
— de sodium.............	0,430	0,308	0,103	0,084	0,074	0,075	0,085	0,067
Sulfate de chaux................	0,960	0,800	0,788	1,560	1,596	1,504	1,712	1,576
— de soude...............	0,000	0,308	0,000	0,000	0,000	0,000	0,000	0,000
— de magnésie............	0,000	0,000	0,236	0,380	0,328	0,396	0,316	0,324
Sous-carbonate de chaux........	0,138	0,240	0,248	0,396	0,508	0,260	0,344	0,260
— de magnésie......	0,010	0,018	0,068	0,052	0,064	0,059	0,050	0,058
— de fer...........	0,040	0,022	0,000	0,028	0,028	0,000	0,000	0,000
Substance grasse résineuse......	0,008	0,009	0,004	0,005	0,004	0,008	0,004	0,004
— extractive végétale.....	0,010	0,018	0,007	0,006	0,005	0,008	0,006	0,008
Silice..........................	0,034	0,028	0,018	0,040	0,005	0,030	0,054	0,056
Perte..........................	0,025	0,011	0,016	0,025	0,032	0,029	0,034	0.033
Totaux................	1,800	1,834	1,620	2,780	2,872	2,583	2,897	2,608

*Suite de l'*ANALYSE DES EAUX SALINES DE BAGNÈRES-DE-BIGORRE. — Eau (1 litre).

SUBSTANCES contenues DANS LES EAUX.	Bains de Cazaux.	Bains de Mora.	Bains de Théas.	Bains de Lasserre.	Bains de La Guthière.	Bains de Pinac.	Source du Petit-Bain.	Fontaine de Salies.
Acide carbonique	q. ina.	q. ind.	q. ind.	q. ina.	q. ina.	q. ind.	q. ind.	q. ind.
	gr.							
Chlorure de magnésium	0,250	0,218	0,196	0,172	0,340	0,249	0,276	0,236
— de sodium	0,112	0,082	0,114	0,046	0,062	0,190	0,077	0,086
Sulfate de chaux	1,716	1,563	1,852	1,832	1,876	1,396	1,708	1,821
— de soude	0,000	0,000	0,376	»	»	»	»	»
— de magnésie	0,478	0,284	0,000	0,408	0,036	0,287	0,344	0,362
Sous-carbonate de chaux	0,160	0,580	0,156	0,230	0,160	0,436	0,276	0,292
— — de magnésie	0,050	0,036	0,022	0,062	0,036	0,076	0,052	0,050
— — de fer	0,098	0,028	0,088	0,018	trace	0,060	0,068	»
Substance grasse résineuse	0,006	0,006	0,010	0,004	0,005	0,008	0,006	0,004
— extractive végétale	0,012	0,007	0,009	0,007	0,007	0,010	0,007	0,032
Silice	0,032	0,052	0,048	0,040	0,048	0,043	0,028	0,032
Perte	0,044	0,041	0,045	0,021	0,032	0,045	0,038	0,018
TOTAUX	2,958	2,897	2,916	2,840	2,602	2,800	2,880	2,933

LIVRE IV.

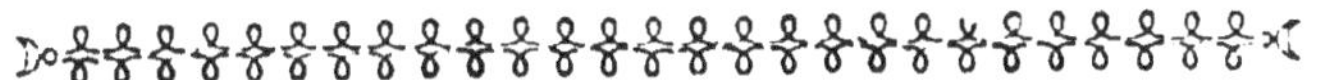

DESCRIPTION DES ÉTABLISSEMENS D'EAUX MINÉRALES DE BAGNÈRES-DE-BIGORRE.

Etat actuel. — Améliorations. — Faits curieux relatifs aux propriétés physiques, chimiques et thérapeutiques des eaux. — Recherches d'histoire naturelle. — Explications de phénomènes encore peu connus. — Détermination du rôle et de la spécialité que doit ambitionner chaque établissement en particulier. — Bains chauds. — Piscines. — Hémorrhagies passives. — Flux muqueux. — Affections des yeux. — Affections de la peau. — Rhumatismes. — Paralysies. — Engorgemens abdominaux. — Constipations. — Névroses. — Névralgies. — Chlorose. — Aménorrhée. — Affections catarrhales. — Gravelle.

CHAPITRE I.

SOURCES SALINES.

Grand Etablissement. — Sources du Dauphin, de la Reine, du Roc-de-Lannes, de Saint-Roch, du Foulon, des Yeux. — Belle-Vue. — Carrére-Lannes. — Cazaux. — Fontaine-Nouvelle. — Frascati ou La Guthière. — Grand-Pré. — Lasserre. — Mora. — Petit-Bain. — Petit-Barèges. — Petit-Prieur. — Pinac. — Salut. — Santé. — Théas. — Versailles.

GRAND ÉTABLISSEMENT.

§ 22.

Cet édifice, le seul vraiment beau que possèdent actuellement les Pyrénées, est, dans toutes ses parties, remarquable par son exquise propreté. Il renferme 28 cabinets de bains, presque tous précédés d'un vestiaire, et garnis de lambris et de baignoires en marbre. Le premier étage, consacré en entier à

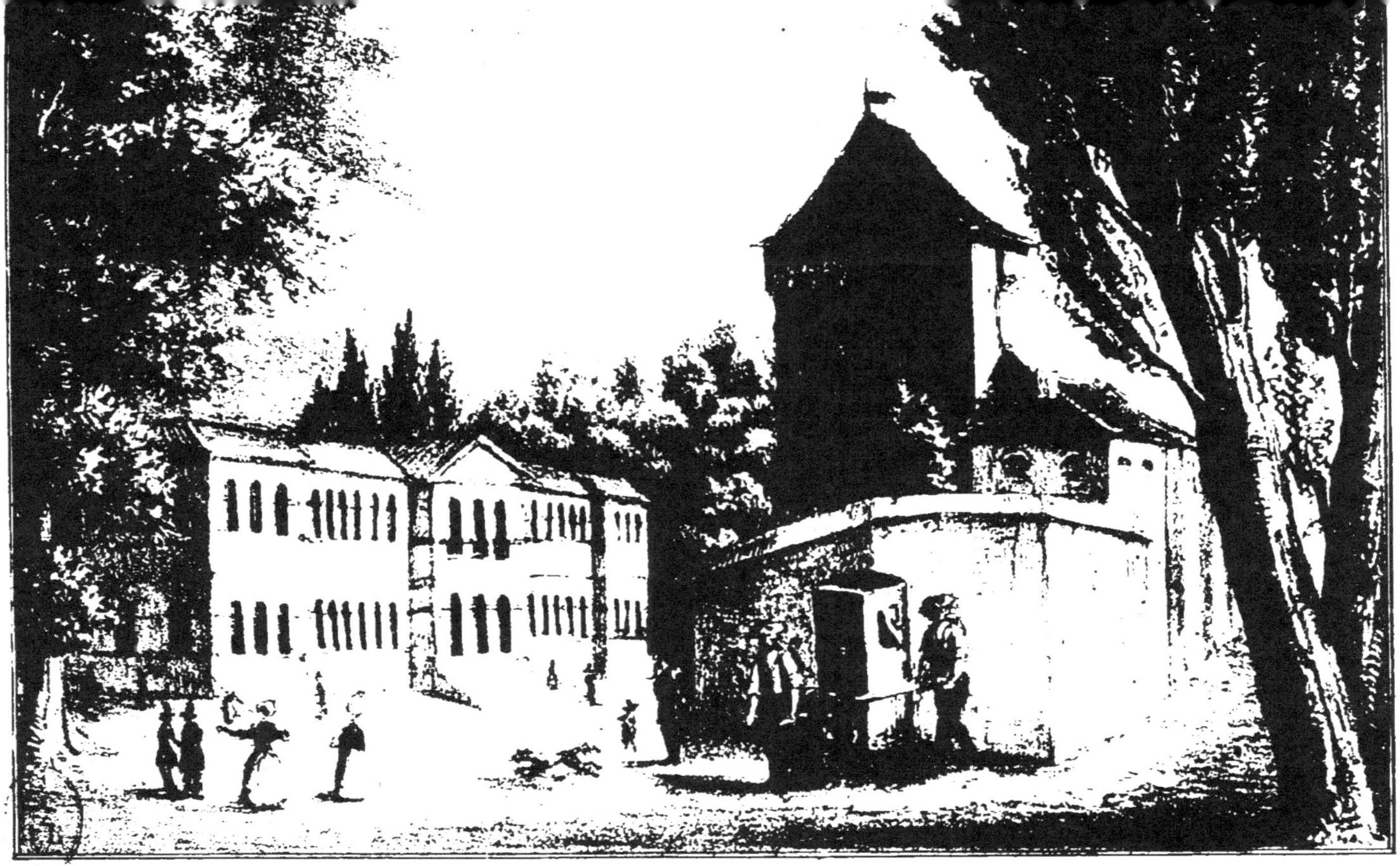

Etablissement Thermal de Bagnères de Bigorre.

l'exploitation de la source de la Reine, et généralement réservé aux malades de la bonne société, excite surtout la curiosité des étrangers. Les six cabinets de bains, placés dans le sous-bassement du pavillon de droite, sont seuls dépourvus de vestiaires et de revêtements en marbre. Quatre cabinets de douches, une étuve fumigatoire, deux buvettes alimentées par l'eau de la source de la Reine, complètent cet établissement.

Étuve fumigatoire.

L'étuve fumigatoire, mal construite et mal placée, est tout-à-fait abandonnée ; de sorte que, dans une ville comme Bagnères, au milieu d'une population de baigneurs considérable, avec des sources d'une température plus que suffisante, avec la facilité la plus grande pour mettre à la portée des malades qui prendraient des bains de vapeurs, des filets d'une eau très froide qui coule au pied de l'établissement, on n'a la possibilité de prendre ni douches, ni bains de vapeurs. N'est-il pas déplorable de voir négliger ainsi des ressources dont autre part on tirerait, et on tire tous les jours, un excellent parti !

La boîte fumigatoire, placée dans un des cabinets de douche, est d'un usage incommode pour le malade, et, en outre, la quantité de vapeurs est très peu considérable, faute de briser l'eau à son entrée dans cet appareil.

L'eau des buvettes a perdu presque tous les gaz que l'eau de la Reine tient en dissolution.

Quant aux deux buvettes, * elles sont évidemment beaucoup trop éloignées du griffon de la source, et comme je m'en suis assuré par l'expérience, l'eau qu'elles fournissent est presque entièrement dépourvue des gaz que cette eau contient à son point d'émergence. Si l'on veut rendre à cette source une partie de son ancienne réputation, il faut absolument en reporter la buvette là où elle était autrefois. Mais il vaudrait mieux encore capter les eaux de cette source au moyen d'une pompe, comme on l'a fait pour les eaux du Foulon, et ouvrir un robinet dans la partie moyenne ou inférieure de cette pompe, suivant la hauteur qu'on lui donnerait, de manière à obtenir pour la boisson une eau qui, en raison de la pression exercée par les couches supérieures, possèderait tous les gaz. Il se passe actuellement pour les eaux de la Reine ce qui a lieu pour l'eau de Seltz, dont on tiendrait la bouteille ouverte; aussitôt que la pression exercée par la colonne

* Une seule est en activité.

du liquide est supprimée pour cette eau, de même que lorsque la pression exercée par le gaz lui-même, dans le second cas, est anéantie par l'enlèvement du bouchon, les gaz, jusque là en dissolution dans le liquide, s'évaporent et se perdent. De là résulte, en outre, pour les eaux de la source qui nous occupe, la précipitation d'une certaine quantité de fer tenu jusque là en dissolution par un excès d'acide carbonique.

En suivant le procédé que j'indique ici, et qui est simple et facile, nous aurions une buvette véritablement salino-gazeuze; car la quantité de gaz contenus dans les eaux de la Reine, est vraiment considérable; tout fait présumer aussi que la thérapeutique en tirerait un parti avantageux; car suivant M. Boullay, ces gaz seraient dans les proportions suivantes :

Acide carbonique............	38	centièmes.
Azote......................	54	—
Oxigène....................	8	—

Or, cette composition, riche en azote et en acide carbonique, est bien différente de celle de l'air qui est contenu dans les eaux, et aurait sans doute une action positive sur l'économie.

§ 23.

Six sources * ont leur point d'émergence ou sont amenées par des canaux dans le grand établissement ; les voici avec leur degré de température :

Du Dauphin, au griffon............	48°	85 ces
De la Reine........................	46	50
Du Roc-de-Lannes, au robinet......	45	»
De St-Roch, au canal de conduite...	41	»
Du Foulon, au griffon.............	34	70
Des Yeux, au robinet..............	29	65

Lemonnier. (Novembre 1840.)

La source du Dauphin fournit aux douches et à cinq baignoires du rez-de-chaussée ; celle de la Reine a seize baignoires, tant du premier étage que du rez-de-chaussée. Enfin, celles du Roc-de-Lannes, des Yeux et du Foulon occupent chacune deux baignoires du sous-bassement du pavillon de droite ; celle de St-Roch est reçue dans la dernière baignoire du couloir de gauche du rez-de-chaussée.

* Et non pas sept, comme l'indique dans sa thèse (Montpellier.— 1840.) M. Ganderax fils.

Erreurs relatives à l'eau de la source de Foulon.

Les eaux de toutes ces sources sont salines, et ressemblent, par conséquent, beaucoup à toutes les autres sources de l'intérieur même de la ville. C'est à tort que l'on prête actuellement encore une odeur hépatique à l'eau du Foulon, et qu'on la gratifie de flocons gélatineux que l'on semble regarder comme analogues à la subtance grasse des eaux sulfureuses. Rien de semblable n'existe, et je dirai même heureusement ; car, s'il en était autrement, ces qualités sulfureuses ne pourraient tenir qu'à des réactions accidentelles, survenues dans le trajet que l'eau parcourt dans les parties supérieures du sol. C'est donc avec une grande surprise que nous avons vu des médecins, et cela en 1838, répéter et imprimer que cette source est, parmi celles de Bagnères, la seule qui présente la barégine d'une manière bien caractérisée. Si ceux qui viennent sur les lieux, et qui se flattent d'avoir été renseignés par la personne chargée de les inspecter, débitent de pareilles erreurs, que penser des livres qui se font en enregistrant toutes ces belles choses ! *

* **Bertrand.** — *Voyage aux Eaux des Pyrénées.* (Clermont-Ferrand. — 1838.)

Les eaux de ces six sources quoique minéralisées par les mêmes principes ne doivent pas être confondues surtout thérapeutiquement.

De ce que les eaux de ces six sources sont minéralisées par les mêmes principes, et en quantité à peu près égale, il n'en résulte pas cependant que l'on doive les confondre, que l'on puisse indistinctement les administrer aux malades. N'offriraient-elles de différences que sous le rapport de leur variété de température, que cette considération seule aurait une importance majeure du point de vue thérapeutique.

Foulon.

Affections de la peau. Névroses. Névralgies. Rhumatismes.

Mais elles diffèrent encore sous le point de vue de la minéralisation; ainsi, celle du *Foulon* est la moins minéralisée des six, et aussi de toutes celles de Bagnères; elle se distingue surtout par son manque presque absolu de sulfate de chaux et de carbonate de fer, absence d'où résulte pour elle une douceur de contact, qui tranche avec les qualités styptiques et âpres des eaux de la Reine, du Dauphin et des Yeux. Sa faible minéralisation, jointe à sa température si agréable et à ses vertus plutôt émollientes et diaphorétiques que constrictives (passez-moi le mot), en rend l'emploi favorable dans un grand nombre d'affections de la peau, de névroses, de névralgies et de rhumatismes musculaires, où la maladie et le malade sont naturellement enclins à la surexcitation.

§ 24.

Source des Yeux.

Hémorrhagies passives, écoulemens chroniques, affections des yeux.

La source des *Yeux*, filet descendant échappé de la colonne d'eau de la source de la Reine, quoique à une température peu élevée, mais en raison même de sa fraicheur et de ses fortes proportions de sulfate de chaux et de carbonate de fer, jouit, pour ainsi dire, de propriétés tout opposées aux précédentes. Elle est éminemment styptique et constrictive; aussi réussit-elle très bien dans les cas où il faut à la fois refroidir et resserrer, dans certaines hémorrhagies passives, certains écoulemens chroniques par laxité des tissus.* On commettrait une grande

* Cette source jouit de quelque crédit dans le traitement des affections des yeux. On ne dit pas lesquelles, mais il est probable que c'est dans les circonstances qui réclament un agent astringent et tonique. Cette réputation va se perdant tous les jours, et cependant, il serait possible de la raviver et de la réédifier sur de nouvelles bases. Il suffirait pour cela d'employer cette eau comme on le fait à Capbern, c'est-à-dire, en douches sur les paupières et sur les

erreur en confondant cette eau avec celle de la pompe de Salut, qui est cependant à peu près à la même température. Il est encore bien moins pardonnable de l'assimiler à celle du Foulon, ce qui a cependant lieu tous les jours. Qu'on se plaigne ensuite de ne pas guérir aux eaux. Pour moi, je ne suis étonné que d'une chose, c'est qu'on n'y devienne

---

conjonctives. Nul doute, qu'en raison de la basse température de cette source et de ses vertus astringentes, on n'obtint des succès positifs dans des cas d'ophtalmies scrofuleuses et catarrhales chroniques. Il suffirait, pour se procurer ce mode d'administration, de baisser l'emplacement où serait donnée la douche, ou de faire monter l'eau de cette source au-dessus de son niveau par le moyen d'une pompe. Le traitement des ophtalmies que je viens de citer serait appuyé par l'emploi à l'intérieur des eaux purgatives de Lasserre, ou toniques de la Fontaine Ferrugineuse. L'idée que j'émets ici m'a été suggérée en visitant l'établissement naissant de Capbern, dans la compagnie de M. le docteur Tailhade, inspecteur, qui a eu la bonté de me faire voir quelques ophtalmies asténiques en voie de guérison, sous l'influence d'un traitement analogue à celui que j'indique. On voit dans les lettres si spirituelles que ce médecin a publiées sur sa localité, qu'il ne croit pas cependant à une vertu ophtalmique spécifique, résidant dans les eaux de Capbern. (Tailhade. *Lettres médico-topographiques sur Capbern*, page 119). Raison de plus pour agir ici.

pas plus souvent malade, quand je vois la manière dont on en use, dont on les confond, dont on en change, dont on les reprend, qu'elles soient plus chaudes ou plus froides, plus chargées ou moins chargées, dures ou douces, astringentes ou émollientes, etc. Il faut que le public sache bien qu'un traitement par les eaux est aussi difficile, si ce n'est davantage, à conduire convenablement, qu'un traitement par les préparations pharmaceutiques. Arrière donc, si l'on veut obtenir du soulagement, les consultations et les prescriptions de commères et de voisinage.

§ 25.

Quant aux sources de la *Reine*, du *Dauphin* *, du *Roc-de-Lannes* et de *St-Roch*, on doit les confondre sous le rapport de la minéralisation, et n'avoir égard qu'à leur chaleur La Reine, le Dauphin, Roc-de-Lannes St-Roch.

* J'ai trouvé cette année, flottant à la surface du réservoir de réfrigération de la source du Dauphin, le *conjugata angulata* décrit par Vaucher. Cette jolie conferve y forme, par le rapprochement à angles plus ou moins aigus de ses filamens, une sorte de réseau. C'est la même que celle découverte, il y a quelques

plus ou moins forte. Ces quatre sources ne sont évidemment que des filets différens d'une même eau ; seulement, les deux der-

---

années, dans le troisième réservoir de Belle-Vue, par M. Fontan.

Dans le canal qui conduit les eaux du Dauphin au bassin précédent, sur les parois du bassin de réfrigération des eaux de la Reine et de St-Roch, se voient aussi des feuillets verts à la surface supérieure, et jaunâtres à leur face inférieure ; c'est cette substance que M. Ganderax a décrite comme un dépôt de l'eau, tandis que ce n'est qu'un assemblage d'oscillaires feutrées, retenant intérieurement du carbonate de chaux et du carbonate de fer. M. Fontan avait, avant moi, à l'établissement de Belle-Vue, reconnu la formation et l'origine de ces corps feuilletés, que j'ai retrouvés dans l'eau des sources dont il est ici question.

Les espèces d'*oscillaires* signalées par M. Fontan, sont : 1º l'*oscillatoria major* (Vauch. 192.), découverte par de Saussure, dans le bassin des *eaux d'alun*, aux thermes d'Aix, en Savoie ; retrouvée plus tard dans la fontaine de St-Pierre, aux eaux de Dax, par M. Bory-St-Vincent, qui lui imposa le nom d'*oscillaria gratelupai*, du nom du savant docteur Grateloup ; 2º l'*oscillatoria nigra*, si bien décrite par Vaucher (p. 193), mais non conforme à la figure qu'en donne M. Fontan ; 3º enfin une troisième, dont ce médecin omet de dire le nom.

J'ai parfaitement retrouvé les deux premières espèces dans les réservoirs de Belle-Vue, et la première seulement dans les bassins de réfrigération du Dauphin, de St-Roch et du Roc-de-Lannes.

nières proviennent bien probablement des filets nés vers le haut de la colonne du liquide qui monte à la Reine.

J'ai également trouvé dans le bassin de réfrigération de l'eau du Dauphin, et nageant à sa surface, accolé sur des débris de *conjugata angulata*, le *diatome danois*, signalé par M. Fontan sous la simple dénomination de *fragillaire*.

Quant aux touffes de *bangia* et de *scytonema*, indiquées par ce même médecin comme devant végéter dans le plus grand des bassins de Belle-Vue, il m'a été impossible jusqu'ici d'en retrouver aucune trace.

D'autres corps organisés ont été encore découverts par moi dans les eaux dont je parle; mais je me réserve de compléter ce travail dans un mémoire spécial, comme aussi de faire connaître la nature et les proportions des gaz que ces êtres singuliers laissent continuellement échapper pendant le jour.

Je ferai seulement remarquer, contrairement à l'opinion de M. Fontan et de beaucoup de médecins, que la présence d'une même espèce d'oscillaire est loin d'indiquer, pour les eaux qu'elle habite, une similitude de température, puisque nous voyons, par exemple, l'*oscillatoria nigra* végéter dans le petit réservoir de Belle-Vue, dans de l'eau à une température à peu près constante de 42 à 44° centésimaux, et à la surface des eaux ordinaires peu courantes, et l'*oscillatoria major*, dans les eaux de Dax à 50° et dans celles du réservoir de St-Roch à 27° seulement.

§ 26.

Source de Saint-Roch. — Bains chauds, leur utilité.

La source de *St-Roch* se trouve à une température excellente pour qu'on puisse, avec son eau, administrer des *bains très chauds*, et à une température de la fixité de laquelle le médecin pourrait être certain, puisqu'elle ne résulterait d'aucun mélange. On peut, en effet, avoir cette eau à 40° centigrades au robinet de la baignoire.

Cette température qui paraît exorbitante à beaucoup de personnes dans les Pyrénées, est fort usitée dans les établissemens thermaux du centre et de l'est de la France, au Mont-d'Or, à Plombières, etc. J'extrais ici, pour le prouver, un passage du *Manuel des eaux du Mont-d'Or*, publié par l'un des savans auteurs du *Dictionnaire de thérapeutique et de matière médicale*, M. Mérat. « On » donne ensuite les eaux des sources du » pavillon, dont la chaleur est de quatre ou » cinq degrés plus élevée (45° centésimaux); » mais on y demeure beaucoup moins de » temps. Il y a des personnes qui ne peuvent » les endurer plus de 10 minutes, surtout si » on se baigne dans le cabinet du milieu qui » est immédiatement sur la source, et qui

» reçoit l'eau avec tout le calorique dont elle
» est imprégnée en sortant de terre (47°).
» D'autres restent très bien un quart d'heure
» et plus, sans inconvénient. En général,
» ce n'est pas par *excès de chaleur* que pè-
» chent les eaux du Mont-d'Or; *il serait à*
» *désirer même qu'elles en eussent un peu*
» *plus,* elles n'auraient que plus d'efficacité;
» elles n'ont guère que la température du
» bain naturel et domestique, que l'on prend
» très bien à trente et trente-deux degrés
» Réaumur (37 50° et 40° centésimaux) chez
» soi, sans inconvénient. »

On voit, par cette citation, que je sais me contenter de peu, en réclamant seulement un bain chaud à la température près de 40° centésimaux.

L'eau du *Roc-de-Lannes* a, au robinet des baignoires, 45° centésimaux : on devrait l'utiliser en *bains très chauds,* comme on le fait sans inconvénient au Mont-d'Or.

On se rappelle, au reste, dans Bagnères, le temps où l'on se baignait au griffon même de la Reine, c'est-à-dire, dans une eau chaude de 46 50° centésimaux. Or, d'après tous les renseignemens que j'ai pu recueillir à ce sujet, jamais la réputation de cette source n'a été telle qu'à cette époque : on peut même dire qu'elle a toujours été en déclinant depuis.

Ce que je propose demandera, je le sais, une surveillance active de la part des baigneurs. Ceux qui seront soumis à cet énergique traitement auront besoin d'une visite de leur médecin pendant le bain; ce sera un petit dérangement pour celui-ci, mais ce qui se fait ailleurs, est également possible à Bagnères. Quant à la décence, elle peut, avec des vêtemens convenables, être parfaitement respectée. Un médecin voit une femme au lit, il peut bien la voir au bain.

Si on me demande pourquoi je préfère, pour donner ces *bains chauds*, l'eau de *St-Roch* et l'eau de *Roc-de-Lannes* à celle de la *Reine* et du *Dauphin*, ma réponse sera bien simple : c'est qu'on ne peut prendre trop de précaution pour éviter de mal faire. Or, je sais par expérience que rien n'est plus difficile que d'avoir, par mélange ou refroidissement d'eau, une température certaine.

Modifications à apporter dans la construction des réservoirs de réfrigération.

Qu'on veuille se donner la peine de faire refroidir à un degré *positif* l'eau de la Reine, dans un réservoir fermé qui ne laissera pas échapper les gaz, et les bains de la Reine vaudront tout autant que ceux de *St-Roch* et de *Roc-de-Lannes.* *

§ 27.

Parmi les améliorations que l'on conseille à Bagnères, se trouve l'*institution de piscines.* On s'appuie pour les demander sur la nécessité reconnue par moi, de prolonger certains bains, et sur l'ennui qui résulterait pour les baigneurs de leur isolement pendant un temps assez considérable. Plusieurs personnes désireraient même appeler dans la même piscine des baigneurs de sexe différent. Tout en reconnaissant à ces réunions aquatiques quelqu'avantage sous le rapport de la gaité qu'elles procureraient aux malades, et tout en avouant que les choses se passent ainsi dans d'autres pays, sans inconvéniens pour Piscines.

* Pour refroidir l'eau de la Reine dans un réservoir fermé, il faudrait seulement en faire parcourir la masse par des serpentins contenant de l'eau froide. Mais où avoir l'eau froide? Eh bien! dans le filet de l'Adour qui baigne le pied de l'établissement; il ne faudroit qu'en élever l'eau au moyen d'une machine hydraulique, dont la pente du cours d'eau assurerait le mouvement.

*

les mœurs, je ferai cependant remarquer que les usages varient avec les circonstances, et que telle chose convenable en Suisse peut être très mal séante en France. La durée d'un usage, d'une habitude émousse le préjugé, éloigne les interprétations malignes et les pensées déshonnêtes que l'*importation* et l'*institution* de pareils usages produiraient nécessairement dans un lieu où hommes et femmes n'ont jamais eu la coutume de se mêler dans l'eau comme des poissons. Ainsi donc, pour moi, la question morale est résolue; voyons maintenant à juger la question médicale. Il ne convient pas d'imposer une égale température à des malades d'habitudes, de climats, de susceptibilité, de tempéramens différens. Le *bain collectif n'est plus de mise aujourd'hui*, dit Anglada, et à Bagnères surtout, où le nombre des baignoires et la quantité d'eau sont considérables. Le bain individuel réunit seul les conditions de durée et de température qui font le *bain fort* ou le *bain doux*.

La seule chose convenable et avantageuse serait de faire quelques cabinets à plusieurs baignoires, où des personnes de connaissance pourraient se baigner à la fois, et se distraire en causant. * En agissant ainsi, le degré de température pourrait être observé pour chaque baigneur, sans que la propreté, la morale ou la gaîté eussent rien à souffrir.

§ 28.

Bain (Petit). *Voyez* Petit-Bain.
Barèges. *Voyez* Petit-Barèges.

BELLE-VUE.

§ 29.

Cet établissement, appelé autrefois Hospice des Capucins de Médous, du nom de ses fondateurs, date de 1685. Il est situé à mi-côte du Mont-Olivet, au-dessus du grand établissement. Il renferme dix baignoires, dont trois sont munies d'un robinet pour douches; elles sont alimentées par un filet d'eau thermale détourné de celle de la Reine, dont le griffon est à une fort petite distance. On est étonné, quand on visite

* *Voyez* § 46. (Salut.)

ces thermes, et de la vue magnifique dont on y jouit, et de l'incroyable incurie du propriétaire, qui les laisse dans un état de délabrement complet : aussi, ces eaux ne sont-elles fréquentées que par la classe pauvre. Autrement administrée, cette propriété rivaliserait avec les plus prospères de Bagnères. En effet, la proximité du griffon de la source de la Reine permettrait d'y offrir les eaux thermales, encore chargées des gaz assez abondans qu'elles tiennent naturellement en dissolution, et qui nécessairement disparaissent et s'évaporent dans le long trajet qu'elles ont à parcourir avant d'arriver aux buvettes et aux baignoires du grand établissement. Mais pour posséder cet avantage qui pourrait être précieux, il faudrait remplacer les réservoirs actuels, qui sont complètement à découvert, et qui semblent merveilleusement disposés pour être des citernes destinées à recueillir les eaux pluviales, par des réservoirs où l'eau thermale serait soustraite au contact de l'air, et soumise à une pression capable de s'opposer au dégagement des gaz. Une buvette, alimentée par des eaux ainsi conservées, rendrait peut-être aux eaux de la Reine leur ancienne réputation, et une efficacité qui pourrait bien aussi avoir diminué.

En effet, il est certain que les qualités curatives des eaux thermales, surtout prises en boisson, résident principalement dans l'action exercée par les gaz qu'elles dissolvent. Sous ce rapport, il serait assez naturel de penser que les gaz assez abondans que renferment les eaux de la Reine, pourraient jouir de quelque efficacité, en raison des proportions considérables de gaz-azote et d'acide carbonique que l'on y rencontre.

La haute température de l'eau, qui est de 46 10° centésimaux, permettrait de l'utiliser en bains de vapeurs.

CARRÈRE-LANNES. *

§ 30.

Cet établissement est situé sur le chemin qui conduit à l'avenue de Salut; la propreté

* C'est le nom de cet établissement, que Bordeu écrivait *Lane*, qui a donné à ce grand mais peu impartial médecin, l'occasion de faire le mauvais calem-

de ses quatre cabinets de bain est parfaite. Il possède deux sources chaudes, et une froide très peu digne d'intérêt.

Temp.— 1er août 1839. (Temp. ext. 28°).

1re source............	34 50°	au griffon.
2me source..............	31 50°	—

Les eaux de ces deux sources se mélangent en arrivant aux baignoires, d'où résulte une température moyenne d'environ 33 degrés dans le bain.

Ces sources sont en voie de refroidissement, si je m'en rapporte à l'indication de températures prises il y a un assez grand nombre d'années. Depuis que je suis à Bagnères, j'y ai constaté des variations peu considérables, mais qui semblent cependant annoncer aussi une légère déperdition de calorique; ce qui est loin d'étonner, quand on songe que le niveau des pompes est bien inférieur à celui du lit du bras de l'Adour qui coule à quelques pas : c'est même cette proxi-

---

bourg suivant : « Le jardin de cette maison renferme » quelques filets d'eau, qui font espérer quelque dé» couverte qui relevera la réputation du nom de » *Lane*. »

mité qui fait croire à beaucoup de personnes que ces bains sont moins bons que beaucoup d'autres, qui n'en diffèrent que par moins de propreté. Aussi, regarde-t-on les bains de Carrère comme de véritables bains domestiques. Il n'y a pas grand mal à cela, car le public et le propriétaire s'en trouvent bien.

CAZAUX.

§ 31.

Ces thermes se trouvent à gauche du grand établissement. Reconstruits depuis un petit nombre d'années, ils méritent d'être, par leur propreté et leur bonne disposition, comptés au nombre des établissemens bien tenus. Ils renferment six baignoires et deux douches, alimentées par deux sources, dont la plus abondante a une chaleur de 51 50°, et l'autre de 45 60° centésimaux.* Il est à regretter que la haute température de ces eaux, qui surpasse celle de toutes les autres sources

* 26 septembre 1839. (Temp. extér. 15 75°.)

exploitées de Bagnères-de-Bigorre, n'ait pas engagé la propriétaire à construire les appareils convenables pour administrer des bains et des douches de vapeurs. Il faut dire aussi, qu'au lieu de deux cabinets exclusivement consacrés aux douches, il eut été préférable de faire arriver une de ces douches dans une baignoire. Enfin, ici comme partout ailleurs, dans Bagnères et dans les établissemens voisins, les tuyaux destinés à amener le liquide du réservoir, sont remplacés par un robinet fixé dans le mur, et ceux que l'on ajuste ensuite pour diriger l'eau sur la partie à doucher sont en fer-blanc; de sorte que ce n'est plus la douche qui est dirigée sur le patient, mais bien le patient qui présente, s'il le peut, au choc du liquide les parties qui doivent y être soumises.

Mauvaise disposition des douches.

La hauteur des douches, presque toujours suffisante, pourrait, avec avantage, être augmentée, elle n'est que d'environ deux mètres. On doit dire, en faveur de cet établissement, que c'est le seul où l'on puisse, sans être obligé de se déshabiller entièrement, soumettre les membres, ou partie des membres, à l'action de la douche. Il serait souvent désirable, dans les cas de ce genre, de pouvoir soustraire la personne malade à l'action de la vapeur d'eau. Car tel a besoin d'une douche sur le pied ou la main, qui doit se garder d'un bain de vapeurs.

Ce grave inconvénient m'a forcé, l'an dernier, d'interdire, à mon grand regret, l'usage de la douche sur les mains et les pieds à une jeune dame à laquelle je l'avais prescrite. Mon dessein était d'appeler le sang vers les extrémités, pour débarrasser à la fois la tête et l'estomac; mais bien loin d'obtenir ce résultat, je vis que le sang, par suite du bain de vapeurs que j'aurais défendu expressément, mais que la mauvaise disposition des lieux nécessitait, se portait avec encore plus de violence vers les organes dont je voulais l'écarter. Il suffirait pour obvier à l'inconvénient que je signale, de conduire jusqu'au plafond la cloison en planches qui sépare le corps du malade du canal de douche.

L'eau qui sert à tempérer les bains est reçue, comme au grand établissement, dans un réservoir seulement recouvert d'un toit. Les gaz peuvent donc se dissiper tout à leur aise. Réservoir.

FONTAINE-NOUVELLE.

§ 32.

Ce petit établissement est situé immédiatement au-dessus de celui de Cazaux et au nord de celui de Belle-Vue. Il est alimenté par deux sources, ou plutôt par une source et un filet pris à la source du Dauphin, dont le griffon est tout voisin.

Temp.— 17 sept. 1838.— Temp. ext. 15 50°.

Source de la Fontaine-Nouvelle, au robinet	36 40°
Filet du Dauphin.....................	44°

Douceur de l'eau.

L'eau de cette source passe, et avec raison, pour jouir d'une grande douceur, dont elle est, en majeure partie, redevable à sa température qui est à peu près celle du corps humain.

Tumeurs blanches. — fistules, ulcères atoniques.

On a obtenu, par son emploi, la guérison de *plaies par armes à feu*, de *tumeurs blanches*, de *fistules* et d'*ulcères atoniques*, ce qui ne m'empêche pas de conseiller à tous ceux qui seraient atteints d'affections de cette nature, de se rendre à Barèges, à moins cependant que les eaux de cette localité ne pussent être supportées, parce qu'elles produiraient trop d'excitation ; mais je dois dire que l'eau de la Fontaine-Nouvelle m'a paru rendre d'éminens services, administrée en douches et en bains, dans quelques cas de *névralgies.* Je la crois aussi fort utile (en raison de sa température) dans le traitement de beaucoup de *rhumatismes* et de *maladies de la peau*, compliqués d'irritation inflammatoire ou simplement nerveuse.

FRASCATI OU LA GUTHIÈRE.

§ 33.

Les thermes de la Guthière, contenus dans le magnifique hôtel de Frascati, sont alimentés par deux sources. La moins chaude, située sous les dalles de la vaste galerie de gauche qui donne accès dans les cabinets, fournit aux baignoires nos 1, 2, 3, 4 et 5. Sa température est de 40 50°, prise au robinet du n° 1, * le plus proche de la source. Une portion va se refroidir dans un réservoir cou- 1re source.

* 27 septembre 1839. (Temp. extér. 14°).

vert, et sert à tempérer la portion qui arrive directement de la source. Tous les cabinets dont il vient d'être question sont fort obscurs et fort bas, ce qui résulte de la profondeur même à laquelle atteint le niveau de la source.

2e source. L'autre source, plus chaude, alimente les baignoires et les douches placées dans les cabinets du fond, et portant les nos 6, 7, 8, 9 et 10. Sa température est de 40° centigrades, prise au robinet du n° 6, * le plus chaud de tous. Cette température peut être mitigée au moyen de la même eau refroidie dans un réservoir couvert, situé au fond du petit jardin.

Les cabinets dont je viens de parler, quoique un peu bas, ce qui résulte de la profondeur des sources, sont néanmoins fort agréables et fort propres.

Douches. Les douches peuvent être utilisées dans beaucoup de circonstances; elles manquent

---

* 27 septembre 1839. (Temp. extér., 14°). Cette eau, quoique appartenant à une source plus chaude, est inférieure en température à celle qui alimente les nos 1, 2, 3, 4 et 5. Cela provient de la distance plus grande qu'elle a à parcourir avant d'être employée.

cependant de hauteur de chute, même quand au moyen d'une pompe on élève le niveau de leur prise d'eau. C'est le seul établissement, avec celui de la commune, où l'on trouve une douche ascendante.

§ 34.

Réservoirs. Corps organisés.

Dans le réservoir de réfrigération de la source qui fournit aux n°s 1, 2, etc., jusqu'à 6, se voit, à la surface de l'eau, une sorte de pellicule d'abord blanchâtre et douce au toucher, plus tard rude, grumeleuse et jaunâtre. M. Ganderax en parle dans son ouvrage, comme étant uniquement formée de *carbonate*, de *sulfate de chaux* et d'un peu d'*argile*, substances que j'y ai également retrouvées. Mais il ne fait nullement mention de la *substance organique* qui reçoit, pour ainsi dire, dans ses mailles ces corps inorganiques, et les rend spécifiquement plus légers.

J'y ai retrouvé manifestement des débris d'*oscillaires* et la *matière amorphe* qu'elles laissent en se désorganisant. Reste à savoir si ce sont de véritables débris, ou bien seulement un état rudimentaire provenant d'un arrêt de développement de ces singuliers êtres.

Je serais assez tenté de me ranger à cette dernière opinion, et d'expliquer les faits, en rapportant la différence qui existe entre les oscillaires du bassin de Frascati et celles des bassins des autres eaux de Bagnères, à la privation dans celui-ci de lumière, cet agent si influent sur le développement et la coloration des plantes et des animaux.

§ 35.

Paralysies.

Les eaux de Frascati sont renommées, entre toutes, dans le pays, pour procurer la guérison des *paralysies;* reste à savoir lesquelles, si ce sont celles qui reconnaissent pour cause une attaque d'apoplexie, un ramollissement ou d'autres affections essentielles du cerveau et de la moëlle épinière, ou bien seulement une privation de mouvement et de sensibilité, ensemble ou séparément, par suite d'une lésion ayant son siége sur le trajet d'un nerf ou dans un muscle. La guérison, dans le premier cas, me paraît fort douteuse; et cependant il est des circonstances où l'on peut se rendre compte d'une action bienfaisante des eaux à la suite d'un épanchement cérébral : ce sont celles où la matière de l'épanchement, venant à être résorbée, ne comprime plus les parties voisines, et où le mouvement et la sensibilité, mais surtout le mouvement, ne demandent plus, en quelque sorte, pour renaître, qu'une commotion, une excitation plus ou moins forte, causées dans les organes chargés d'y présider et de les exécuter. Mais alors, il faut bien le reconnaître, on rentre dans le cas des affections non essentielles de l'encéphale ; puisque la guérison réclame, pour première condition, la cessation de l'affection primitive. On peut dire aussi que l'absorption du foyer apoplectique peut être activée par l'emploi des eaux : c'est possible, mais c'est douteux ; et dans tous les cas, ce ne serait plus la médication produite par les eaux et les douches de Frascati qu'il faudrait employer, mais seulement l'action purgative des eaux de Lasserre. Mieux vaudrait encore peut-être, dans cette circonstance, s'en tenir à la médecine ordinaire.

Maintenant, il est clair que des paralysies, uniquement causées, soit par des rhumatismes, soit par une immobilité prolongée, soit par des névralgies, soit par l'emploi journa-

BIBLIOTHÈQUE ROYALE

lier des préparations saturnines, soit enfin par faiblesse et atonie, trouveront leur solution dans l'emploi des eaux de Frascati convenablement administrées. Ceci n'a rien que de naturel et de parfaitement d'accord avec les enseignemens de la médecine ordinaire.

GRAND-PRÉ.

§ 36.

Cet établissement est le second qui se présente à gauche sur la route de Salut; il contient quatre baignoires et une buvette, alimentées par une source dont la température, prise à la pompe, est de 34 80° centésimaux. *

La distance considérable que l'eau est forcée de parcourir pour se rendre de la source aux baignoires n°s 2 et 3, occasionne une déperdition de calorique d'environ un degré; ce qui est désavantageux, puisque les affections que l'on traite dans cet établis-

* 28 septembre 1840. (Temp. extér. 15 50).

sement ont en général besoin de toute la température que possède la source à son émergence.

Le Grand-Pré n'en est pas moins un des bains les plus importans et les plus suivis de Bagnères. Il doit, sans nul doute, principalement sa réputation au *degré favorable* de sa température, qui est un peu supérieure à celle du Foulon, et à la *nécessité qui a existé jusqu'ici de prendre le bain forcément à une température fixe.* *

Il est urgent, selon moi, que le second robinet, destiné à fournir de l'eau froide, soit soustrait à la main et au caprice du malade, et qu'il lui *faille appeler le baigneur pour en user*. Par ce moyen, il ne changera la température de son bain qu'à bon escient, et pour cause. On ne peut pas guérir les individus malgré eux; mais on doit faire pour cela tout son possible. Il pourrait arriver aussi, mais ce serait un hasard, que le

---

* Le propriétaire du Grand-Pré a fait arriver, depuis *un an*, une source minérale à 21° centigrades : cette source provient d'un ancien établissement, situé en face, qui portait le nom de Petit-Bain.

bain pris à sa température naturelle, fût un peu trop chaud; mais quelques minutes d'immersion dans une eau un peu plus chaude qu'il ne serait convenable, n'auraient aucun résultat fâcheux; mieux vaut, dans un établissement comme celui-ci, pécher par un peu trop de chaleur que par le froid. En soustrayant l'eau froide à la main des malades, on éloignera, il est vrai, quelques preneurs de bains domestiques; mais la réputation du Grand-Pré est trop bien établie et trop bien méritée, pour ne pas devoir tenir à une spécialité d'action et de température qui fait toute sa vogue.

L'action produite par l'eau du Grand-Pré, est à peu près identique à celle opérée par les eaux du Foulon; elle est seulement un peu plus forte. L'eau de Lasserre lui est préférable, prise en boisson, si l'on cherche à obtenir une légère action purgative; celle de Salut vaut mieux, s'il s'agit seulement d'enlever ou de diminuer une irritation par soustraction de calorique et en délayant le sang.

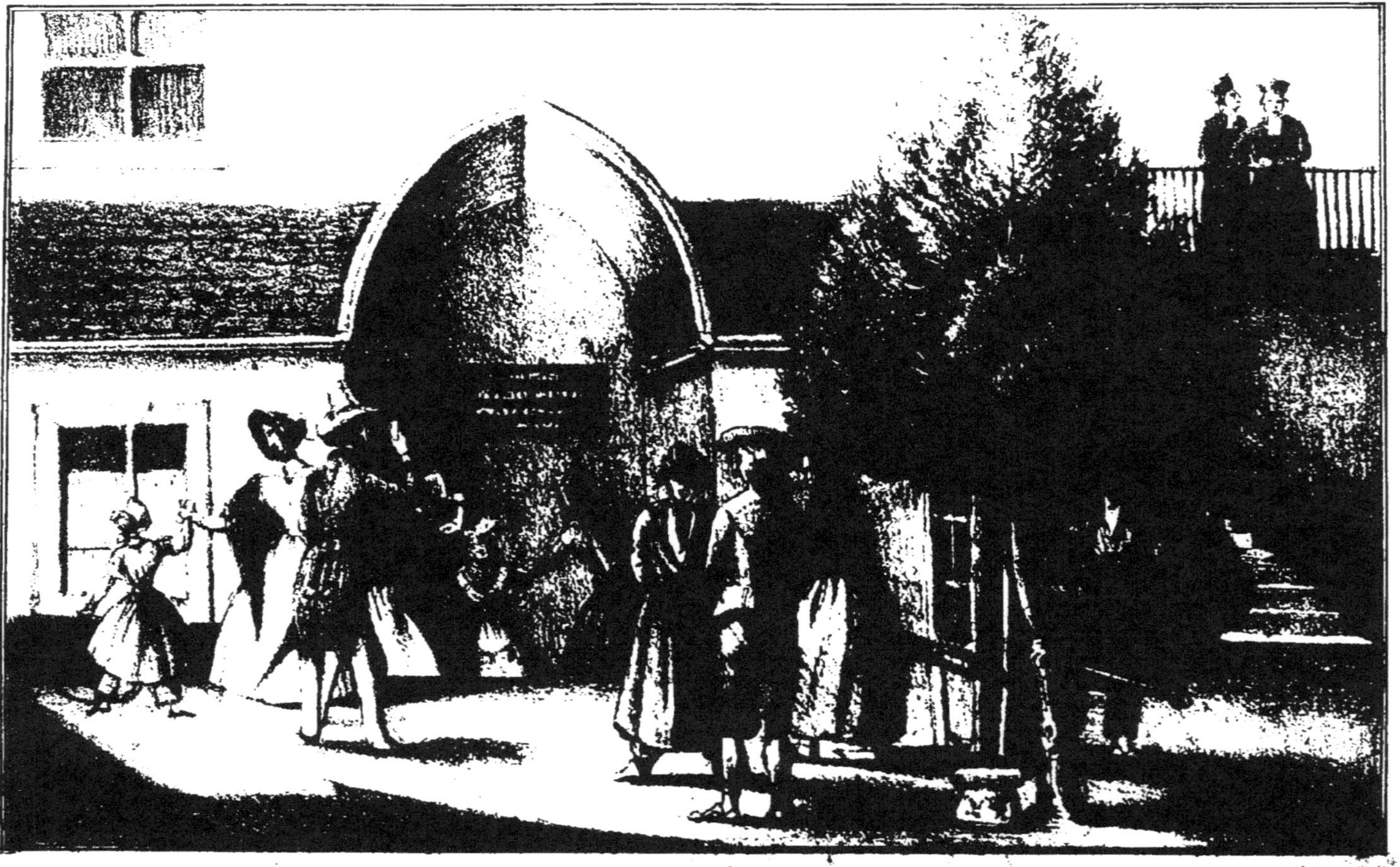

Fontaine Purgative de Lasserre.

LASSERRE.

§ 37.

Cet établissement situé rue de la Comédie, entre ceux de Pinac et de Mora, doit être compté parmi les mieux tenus de Bagnères. Il renferme quatre baignoires et deux buvettes, dont une seule est digne d'attention. On y trouve trois sources; la température de la plus chaude, examinée * au griffon situé à droite de la grille d'entrée, est de 48° centésimaux; elle fournit aux deux baignoires dites du *Portail*. Les deux autres sources ont leurs griffons dans le sol d'une grange placée au fond de la cour, ou, pour mieux dire, la même source y présente deux ouvertures; car j'ai trouvé exactement à l'une et l'autre pompe, absolument la même température; savoir : 38 75° centigrades;** cette source fournit à la buvette et aux deux baignoires dites de l'*Entrée*. Source du Portail

* Novembre 1840. (Temp. extér. 8 75°).
** *Idem.* *Idem.*

La petite buvette est alimentée par l'eau des anciens bains de la *Peyrie*, que l'on a amenée dans cet établissement par des canaux.

Il est à regretter que l'égalité de niveau ne permette pas d'employer en douches l'eau de la source du *Portail*, trop chaude pour servir directement en bains.

Source de l'Entrée.

Mais celle de l'*Entrée* possède une température native fort susceptible d'emploi dans le traitement d'affections telles que *catarrhes pulmonaires, catarrhe vésical par rétrocession, suppression des règles ou de toute autre évacuation, par suite de refroidissement, enfin pour rappeler au dehors une affection quelconque répercutée par accident ou par une médication intempestive.*

Cette température, qui fait le passage du bain tempéré au bain chaud, peut aussi être avantageusement employée dans nombre d'affections de la peau, où la *mesure exacte* de la température est la cause la plus puissante de guérison.

Grande buvette.

La réputation de la grande buvette (car la petite est abandonnée), s'étend au loin; et peu de baigneurs s'en vont de Bagnères sans lui payer tribut. Son eau passe pour être plus chargée de sulfate de magnésie que toutes les autres ; le fait est qu'elle semble douée d'une vertu purgative plus sensible, et que cette croyance s'est transmise jusqu'au moment présent. Or, bien des renommées aquatiques et éphémères se sont évanouies dans ce laps de temps pour faire place à d'autres aussi fugitives.

Vertu purgative de l'eau de Lasserre.

Aussi, pour mon compte, ne douté-je pas des vertus purgatives de l'eau de Lasserre, qui m'a toujours semblé un médicament fidèle dans la limite d'action que la nature lui a dévolue. A ne consulter cependant que les analyses faites par M. Rozière, il y aurait telle source (celle de Cazaux) qui, renfermant plus de magnésie que celle qui nous occupe, devrait pour cela jouir d'une énergie purgative au moins égale.

Il ne serait pas impossible que la température qui permet d'avaler cette eau sans la refroidir, jouât ici le rôle d'adjuvant du *sulfate de magnésie*. En effet, une eau plus chaude serait difficilement introduite immédiatement dans l'estomac, et une plus froide agirait certainement avec moins d'activité. La fortune de celle-ci me semble résulter de l'association d'une température suffisante à des proportions de *sulfate de magnésie* plus considérables que dans presque toutes les autres sources salines de Bagnères.

MORA.

§ 38.

Cet établissement situé rue de la Comédie, immédiatement à côté de celui de Lasserre, est dans un état presque complet d'abandon. Par un concours de circonstances défavorables, on n'y tire aucun avantage ni de la haute température de l'eau, ni de son volume suffisant pour alimenter plus que les deux seules baignoires dont sont munis ces bains. L'administration de douches, qui seule conviendrait bien, est à peu près impossible, par suite de l'égalité de niveau existant entre le sol de l'établissement et le point d'émergence de la source principale. En outre, la source la moins chaude, et qui, faute de réservoir réfrigérant, peut seule mitiger la haute température de la principale, est trop peu abondante pour satisfaire à l'emploi de celle-ci; de sorte qu'avec suffisamment d'eau pour alimenter quatre baignoires, c'est tout juste si l'on peut en fournir à deux ; de sorte aussi qu'avec une surabondance d'eau thermale à une température convenable pour donner des douches, il faut se contenter de la voir se perdre dans un canal de vidange.

On comprend facilement qu'ayant à lutter contre de telles entraves, le propriétaire, dégoûté, laisse dans un état fort voisin de la malpropreté un établissement condamné à toujours végéter.

La source principale a une température de 49 75° centésimaux ; elle a son griffon sur la petite place que longe la rue de la Conciergerie. La moins abondante vient du fond de la cour de l'établissement ; elle a 32° centésimaux.

Le surplus de l'eau de la source principale de Mora ne pourrait-il être conduit dans l'intérieur de la prison, et y servir à élever la température d'eau ordinaire qui, sans aucun frais, serait ainsi amenée à un degré de chaleur suffisant pour être employée en bains de propreté par les prisonniers? La grande proximité de la prison rendrait l'exécution de ce projet bien facile et bien peu coûteuse.

PETIT-BAIN.

§ 39.

Cet établissement, qui porte actuellement le nom de *Bains et douches de Lias*, est situé en face l'hôtel de Frascati; il renferme trois baignoires et deux douches d'eau saline, ainsi qu'une buvette d'une eau légèrement ferrugineuse.

Les sources salines sont au nombre de deux : elles ont l'une et l'autre leur point d'émergence dans la rue de l'Archiviste.

Leur température, prise à leur arrivée dans l'établissement, est pour celle qui fournit aux douches de 46 50°, et pour celle qui alimente les baignoires de 42 30°.*

Rhumatismes. Cet établissement est surtout en renom pour la guérison des rhumatismes, et il jouit d'une réputation méritée en raison de la spécialité qu'il s'est faite et dont il ne sort guère. On peut, en effet, y avoir des douches et des bains à température convenable pour

---

* 17 octobre 1840. (Temp. extér. 11 50°.)

le traitement de ces affections. Qu'on n'oublie pas cependant que des eaux aussi excitantes que celles du Petit-Bain ne conviennent ni à tous les tempéramens, ni à tous les rhumatismes.

Fontaine ferrugineuse de Lias.

Quant à la Fontaine ferrugineuse de Lias, elle ne pourra jamais entrer en concurrence avec celle d'Angoulême; elle est beaucoup trop faible en minéralisation; elle peut néanmoins avoir son utilité dans quelques cas où il faudrait préparer doucement un estomac délicat et susceptible à une boisson plus chargée de fer.

Elle peut aussi servir à rafraichir l'eau des bains, mais sans être suffisante pour donner à ces bains un caractère décidément plus ferrugineux que celui que l'eau saline possède par elle-même; cependant M. Boullay a fait par trop bon marché de cette source, quand il dit, dans le *Journal de Pharmacie*, qu'elle contient seulement des traces imperceptibles de fer. La présence du fer est très facile à démontrer dans la plupart de nos eaux salines, telles que l'eau de la Reine, du Dauphin, etc., etc.; mais elle l'est davantage encore dans la source dont il est question. Dès l'avant-dernière saison, j'en avais acquis la preuve en traitant cette eau par la poudre de noix de galle, qui n'est pourtant pas un réactif d'une bien grande sensibilité.

Qu'il me soit permis en cette occasion de regretter que M. Boullay, animé des meilleurs sentimens, n'ait pas *désigné ouvertement et nommé les sources douteuses de notre localité.* Il aurait dû réfléchir qu'on accuse tout le monde quand on ne veut, en pareilles circonstances, nommer personne. C'est un devoir de *parler net* du moment qu'on s'adresse au public, et qu'on se donne la difficile mission de juger et d'apprécier. C'est bien le cas de mettre en pratique la maxime : *A chacun suivant ses mérites et ses œuvres.*

PETIT-BARÈGES.

§ 40.

Ce petit établissement de bains, situé à l'angle qui sépare la place du grand établissement de l'avenue de Salut, ne renferme que deux baignoires alimentées par deux sources qui n'ont rien de sulfureux. La température de la source qui fournit à la baignoire du cabinet de droite est de 33° centésimaux ; celle de la source qui fournit à la baignoire du cabinet de gauche, et aussi, à volonté, à la précédente, est de 28° centésimaux.

L'eau de la première source est assez douce, bien qu'elle contienne de fortes proportions de sulfate de chaux : elle est redevable de cette qualité et à sa température et aussi à sa privation presque absolue de fer.

J'ai tout lieu de penser que la température de cette source est en voie de diminution. En effet, elle fut notée par M. Ganderax, il y a une vingtaine d'années, comme étant à 34 60° centésimaux. Je l'ai trouvée en 1839 à 33 50°, et seulement à 33 pendant le mois de septembre 1840. M. Fontan, venu à Bagnères deux mois et demi après, et à une époque où presque toutes les sources sont à leur *maximum* de température, n'a trouvé que 32 60°; par une sorte de compensation, la source froide semble se réchauffer, car elle était à 27 50° en 1839, à 28 au mois de septembre 1840, et enfin à 28 10° au mois de novembre. Si véritablement un équilibre de température tend à s'établir entre ces deux sources, comme les faits précédens semblent l'indiquer, ce bain se trouvera bientôt en quelque sorte dépossédé, car la température des deux sources ne serait que de 30° environ, c'est-à-dire, inférieure aux bains les plus frais de Salut.

Cet échange de température est aussi un sujet digne d'intérêt et de recherches, d'autant que cet exemple n'est pas le seul, quoique le plus saillant. *

Quant à la grande diminution de calorique qu'a subi cette source, de 1821 jusqu'au moment où j'en ai pris la température, elle a été causée (au moins en grande partie) par les imprudens travaux tentés dans l'établissement de Santé.

---

* Cependant l'augmentation de température de la source froide n'est peut-être pas réelle et pourrait bien dépendre uniquement de l'élévation de température qui se manifeste à partir du mois de septembre, et dure jusque vers le commencement de l'hiver. Ainsi, ma visite au Petit-Baréges a été faite vers le 15 septembre 1839; une dizaine de jours plus tard en 1840, et enfin celle de M. Fontan, bien plus tard encore. Ceci rend au reste plus sensible la diminution bien positive et bien réelle de calorique de la source chaude qui va toujours en donnant une température plus basse, bien qu'on l'examine à des époques où elle devrait être naturellement plus élevée.

§ 41.

Danger qui menace toutes les sources de la plaine.

La source du Petit-Barèges n'est pas la seule qui ait évidemment baissé de température, et qui soit menacée d'une diminution progressive et constante de calorique ; presque toutes les autres sources de la plaine sont dans le même cas ou à peu près. L'Adour, comme presque tous les cours d'eau, tend à élever le niveau de son lit, par suite des débris de roches qu'il détache et entraîne en descendant des montagnes où il prend naissance. Ce phénomène doit surtout avoir pour théâtre un endroit où, comme à Bagnères, son cours est ralenti par les circuits qu'on fait parcourir aux nombreux filets qu'il envoie dans la ville. On comprend très bien que les sources thermales sont d'autant plus menacées par ces eaux étrangères, que le niveau de celles-ci étant plus élevé, elles exercent une pression plus forte sur les faibles barrières qui les séparent de la nappe des eaux thermales. La seule manière de défendre les sources de la plaine est donc de s'opposer à l'exhaussement du lit des nombreux filets d'eau de l'Adour qui serpentent dans les divers quartiers de Bagnères.

PETIT-PRIEUR.

§ 42.

Cet établissement dépend de l'hôpital ; il renferme deux sources et deux baignoires, et n'est guère suivi que par la classe pauvre.

Temp.— 10 sept. 1840. (Temp. extér. 15 50°.)

1re source	38° »	au robinet.
2me source............	32° 10	—

Rhumatismes, révulsion, dérivation, ulcères scrofuleux, ulcères atoniques.

La température de cette première source serait assez favorable dans le traitement de beaucoup de rhumatismes et dans les circonstances où il s'agirait soit de débarrasser un organe intérieur par une révulsion ou une dérivation à produire sur le système cutané, soit de rappeler à la peau une affection ou une excrétion brusquement supprimée.

Cette eau pourrait bien jouir aussi de quelque efficacité dans le traitement des ulcères scrofuleux, en raison des quantités (plus considérables que dans toutes les autres eaux de Bagnères) de chlorure de magnésium qu'elle tient en dissolution.

C'est, à n'en pas douter, à leurs chlorures que plusieurs sources de Bagnères-de-Bigorre, telles que Salies, Cazaux, la plus chaude de Pinac, La Guthière, doivent de déterger les ulcères atoniques, et surtout les ulcères scrofuleux.

PINAC.

§ 43.

Cet établissement, situé rue de la Comédie, à côté de celui de Lasserre, renferme six baignoires et une buvette, alimentées par six sources.

18 sept. 1840. (Temp. extér. 18 50°.)

1re source donnant au no 1, au robinet.	42° centés.
Source dite du no 3, au robinet........	33 60°
Source dite *ferrugineuse*, fournissant aux nos 2, 4, 5, 6, au robinet du no 6.	35 60°
Source du jardin, donnant conjointement, quoique séparément, au no 6, au griffon (non prise par moi)......	35 70°

Nous manquons de renseignemens positifs sur la source dite de la *Terrasse*. Les eaux se mêlent, suivant les uns, avec celles de la précédente; elles se rendent, suivant les autres, dans le bassin de réfrigération où arrive une partie des eaux de la source dite *Ferrugineuse.*

Toutes les baignoires ont un robinet d'eau tempérée provenant du réservoir précédent.

Buvette de Pinac.

La buvette est fournie par la source sulfureuse, dont la température variable a été trouvée par moi de 18 50° à 20 et 22 30° centésimaux.

Cette source, bien à tort confondue par quelques auteurs avec la source de Labassère qui est éminemment et directement sulfureuse, ne prend quelques qualités sulfureuses que par la décomposition de sulfates, opérée par des substances organiques. Cela résulte et de toutes les expériences chimiques auxquelles les eaux de cette source ont été soumises, et de la description même du terrain tourbeux qu'elle traverse avant d'arriver au jour. Elle exale une très faible odeur sulfureuse; mais la production de cette odeur n'est pas accidentelle, bien qu'en ait dit dans sa *Thèse,* p. 17 (Montpellier, 1840.), M. Ganderax fils, qui a eu le double tort d'étendre cette particularité aux autres sources de Pinac.

§ 44.

Discussions au sujet de la buvette de Pinac.

Cette source a été et est encore le sujet de discussions; les uns disent qu'elle est sulfureuse, les autres prétendent qu'elle ne l'est pas. Ces assertions contradictoires tiennent à ce qu'elle est sulfureuse pour l'odorat,* et qu'elle ne l'est point pour certains réactifs, ou plutôt pour certaines manières de les employer : car, si on soumet une pièce d'argent au contact constamment renouvelé de cette eau immédiatement à la sortie du robinet, cette pièce noircit, et noircit complètement dans l'espace de quelques heures; mais si on place la même pièce à quelque distance du robinet; si surtout on se contente de la jeter dans le petit réservoir par où l'eau s'écoule, il ne se produit rien.

Cela prouve une chose, c'est que les très faibles qualités sulfureuses de cette eau sont

* L'oxigène du sulfate de chaux se porte sur les matières végétales, pour former avec leur carbone de l'acide carbonique qui réagit ensuite et décompose le sulfhydrate de chaux, en lui enlevant la chaux. Le gaz acide sulfhydrique, une fois libre, se dégage avec beaucoup de facilité en raison de sa grande légèreté spécifique.

dues à la présence d'hydrogène sulfuré (acide sulfhydrique) qui se dégage, en raison de sa grande légèreté spécifique, aussitôt que l'eau est en contact avec l'air. Mais en même temps serait bien hardi le médecin qui refuserait à cette eau, *bue immédiatement à sa sortie du robinet*, une action *aussi faible que l'on voudra*, mais pourtant nécessaire sur l'économie vivante. En effet, l'eau susceptible d'imprimer une modification légère à une pièce d'argent, peut-elle être déclarée incapable de modifier également les tissus organiques? Je défie qu'on puisse assurer le contraire ! *

Si cette eau n'est pas nuisible, et aucune raison ni aucune expérience ne peuvent le faire soupçonner; si elle est sulfureuse aussi *peu qu'on le voudra*, mais que cependant elle le soit; si on croit seulement, mais sans être en droit de l'affirmer, qu'elle ne peut opérer quelque bien; si, d'autre part, elle a été

* Il n'y a pas, je le sais, et je le dis parce que beaucoup l'ignorent, que les eaux sulfureuses qui modifient la couleur de l'argent. Certaines eaux salines agissent sur l'argent par le fer qu'elles contiennent; mais alors la teinte prise par les pièces d'argent est rougeâtre et violâtre, mais non pas noire ni grise.

convenablement autorisée, je ne vois pas de motif légitime pour crier si fort et pour troubler ainsi une possession garantie par la loi.

Mais on en veut seulement à l'étiquette, me dira-t-on; *la source n'est pas mauvaise, nous le savons bien; mais pourquoi donner publiquement pour sulfureuse une source qui ne l'est pas?* Mais, encore une fois, ni l'eau pure ni l'eau saline ne noircissent l'argent, et ne sentent les œufs couvis; elle est donc sulfureuse, peu sulfureuse, excessivement peu sulfureuse; mais, puisqu'elle l'est, qui peut empêcher au propriétaire de dire au public *ma source est sulfureuse?* Soyez tranquille, le public ne prendra jamais de l'eau de Pinac pour de l'eau de Barèges, de Cauteretz ou même de Luchon. Bien avant que l'on fit tant de bruit, et alors même qu'on lui disait que l'eau de Pinac était toute semblable à celle de Labassère, il avait *lui*, ce public, fort bien jugé la question et fait la juste part de chacun.

§ 45.

L'établissement de Pinac possède une source fort suivie, et qui mérite de l'être peut-être encore davantage, c'est celle du n° 3. Sa température est intermédiaire à celles de Salut et du Foulon, et, comme dans ces derniers établissemens, elle est presque nécessairement fixe; car, bien qu'il y ait un robinet d'eau tempérée, cette eau est ordinairement encore assez chaude pour que le public puisse difficilement modifier beaucoup la température naturelle du bain. Il faut dire en outre que la température de 33 60° est une des plus agréables, des plus convenables pour la majorité des baigneurs, qui n'ont alors aucune propension à la changer. Néanmoins, je désirerais voir le robinet d'eau froide soustrait à la main du malade. Je désirerais qu'il eût, pour l'ouvrir, besoin de l'intervention du baigneur. Alors, ce ne serait que par un besoin urgent, et bien avec connaissance de cause, qu'il ferait arriver de l'eau tempérée.

Le n° 3 de Pinac a aussi de spécial de joindre, à une assez faible température qui tend à donner des qualités tempérantes au bain, sans toutefois aller jusqu'à la fraîcheur, une minéralisation plus forte, plus tonique que celles du Foulon ou de Salut.

J'ai employé ce bain avec beaucoup d'avantage dans les cas de rhumatismes compliqués de névralgies, dans beaucoup d'affections de la peau, lorsqu'il y avait à craindre que l'action d'une eau plus active ne retentit sur des viscères naturellement surexcités. J'ai pu obtenir, en continuant long-temps cette médication, et sans jamais activer sensiblement la circulation ni provoquer de fièvre, l'éruption cutanée connue à *Louesche* sous le nom de *poussée;* ce qui me donnait la preuve de l'influence puissante que cette eau exerce sur le système cutané.

Cette source avec celles du Foulon et de alut sont les seules qui ne soient pas astringentes; elles doivent leur douceur à leurs moindres proportions de sulfate de chaux et de carbonate de fer.

SALUT.

§ 46.

Cet établissement situé à l'extrémité de la délicieuse avenue à laquelle il a donné son nom, est le plus renommé de tous ceux de Bagnères. Les dix baignoires qu'il renferme dans autant de cabinets précédés d'une antichambre, sont tout à fait insuffisantes pendant la plus grande partie de la saison des eaux, et cependant l'administration des bains y est continuée durant la majeure partie de la nuit.

Source de l'ancien Salut.

Les sources sont au nombre de trois : la plus ancienne, l'*ancien Salut,* comme la nomment les paysans d'alentour, est aussi la plus abondante ; elle fournit à la buvette et aux cabinets de bains nos 3, 4, 5 et 6. Sa température la plus habituelle, car elle est sujette à des variations, est, pendant la saison, de 32 50° centésimaux.

Source de la Montagne.

La *source de la Montagne,* comme l'appellent les baigneurs*, fournit aux cabinets nos 1 et 2. Sa température habituelle, car elle varie aussi, est dans les mois de juillet, août et septembre, de 32° 60.

Pompe.

La *source de la Pompe*, qui fournit aux baignoires des nos 7, 8, 9 et 10, a seulement une température habituelle de 31° 40.

Salut possède un avantage précieux, c'est

---

* J'ai eu plusieurs fois l'occasion de faire remarquer que le mot *baigneur* est pris fréquemment et forcément dans deux acceptions différentes. Ici, il sert à désigner ceux qui préparent les bains.

de n'offrir aux personnes qui s'y baignent aucune possibilité de diminuer ou d'augmenter la température du bain. C'est à cette fixité forcée de température que l'on est redevable en grande partie de l'action presque toujours favorable opérée par ces eaux sur l'économie des malades qui y ont été sagement et convenablement envoyés ; car on ne peut se dissimuler que la température en est un peu trop fraîche, pour qu'on puisse y adresser indistinctement tout le monde, surtout des personnes du sexe féminin. J'ai vu et traité nombre de malades qui, après s'y être baignés de *leur autorité privée*, avaient vu non seulement leur état antérieur empirer, mais encore se compliquer d'une ou de plusieurs affections nouvelles. La différence d'*un* degré de température qui existe dans les sources qui alimentent les bains n°s 1, 2, 3, 4, 5 et 6, et celle qui fournit aux n°s 7, 8, 9 et 10, doit aussi être prise souvent en sérieuse considération ; car tel malade ne peut guérir dans une eau à 31° centésimaux, qui se trouve soulagé dans un bain à 32 50. Des expériences multipliées m'ont appris que la rigoureuse observation de température, quand on arrive comme ici sur les limites du froid, est d'une importance majeure. La même prudence et la même attention minutieuse sont également commandées sur les limites de la forte chaleur.

Voyez les coureurs de bains, ils partent ordinairement des eaux plus malades qu'ils n'y sont venus, moins par suite de la mutation des principes ou des quantités de principes minéralisateurs (car ils sont si volages que c'est à peine s'ils peuvent absorber quelques particules minérales), que par suite des fréquens changemens de température qu'ils font subir à leurs pauvres corps. J'en appelle à l'expérience de tous; suivez-les, et vous m'en direz des nouvelles.

On sait toute l'importance que j'attache à l'invariabilité de température des bains et à la certitude que peut avoir le médecin que le bain est pris à une température absolue (§ 13); partant de là, je fais les vœux les plus sincères pour voir de nouveaux travaux remédier à des variations de température, qui n'affectent les sources de Salut que par suite d'influences extérieures, faciles à neutraliser, au moins en grande partie. Il serait sans doute possible d'obtenir aussi un peu plus de chaleur : n'augmenterait-elle que d'un degré, que ce serait suffisant.

Sans rien changer à la disposition actuelle du bâtiment, on pourrait doubler le nombre des baignoires dans un ou deux cabinets. Ces baignoires supplémentaires, en supposant qu'elles ne fussent pas occupées continuellement, ce dont je doute (car je crois au contraire qu'elles seraient souvent demandées par des parens ou des amis qui se distrairaient en causant), ne nuiraient en rien à la facilité du service, et l'essai en serait bien peu coûteux. Quant au volume d'eau de la source de la buvette, il est suffisant pour alimenter grandement deux fois plus de bains.

§ 47.

Une distance considérable sépare Bagnères de l'établissement de Salut ; c'est une promenade trop longue et trop fatigante pour les neuf-dixièmes des malades. Ajoutez à cela que le corps est presque nécessairement en moiteur quand on arrive, et qu'il y a vraiment danger à se plonger ainsi dans de l'eau fraîche. Le bien que pourrait faire le bain est souvent détruit et compensé avec usure. On peut louer des porteurs, mais ce mode de transport, le plus convenable pour des

6

personnes âgées ou sérieusement malades, n'est guère du goût des jeunes femmes, encore moins des hommes. Le prix des chaises est aussi, par nécessité, trop considérable pour beaucoup de fortunes. Un omnibus, partant d'heure en heure et à temps pour arriver juste au moment où les pratiques devraient se mettre au bain, serait d'une utilité majeure.

Cette entreprise ne nuirait nullement aux porteurs ni aux loueurs d'ânesses et de chevaux; car les étrangers qui les emploient pour se rendre à Salut, le feraient encore : seulement presque personne n'irait à pied.

Un omnibus présenterait encore cet avantage, que beaucoup de personnes se contenteraient de le prendre pour aller au bain, et reviendraient ensuite à pied, tandis qu'actuellement il faut, qu'on en use ou non, payer aux porteurs et aux loueurs de chevaux l'aller et le retour, ce qui dégoûte nombre d'étrangers.

Qu'on ne soit pas étonné de l'importance que j'attache à ces améliorations qui peuvent jusqu'à un certain point sembler étrangères à mon sujet; il y a autant de mérite à prévenir les maladies qu'à les guérir.

§ 48.

Les eaux de *Salut* agissent surtout par leur thermalité ; elles ne sont pas cependant complètement inertes sous le point de vue de la minéralisation ; elles possèdent une légère, bien légère action diurétique, due probablement aux petites proportions de sel marin qu'elles renferment. Administrées dans le but d'augmenter la secrétion urinaire, elles agissent bien davantage par le volume considérable que l'on en peut boire sans inconvénient, que par une spécificité d'action bien manifeste. Il en est pour elles, au reste, comme pour la plupart des médicamens décorés du nom de diurétiques.

L'effet que l'on recherche n'en est pas moins bien obtenu, car on peut certainement calmer des irritations du canal alimentaire, des reins et de la vessie, en faisant ainsi prendre de *véritables bains intérieurs* à une température convenable, peu minéralisés et à contact assez agréable.

L'eau de Salut est dans ces circonstances bien préférable à l'eau ordinaire, dont l'estomac et les intestins se fatiguent si vite, donnée même à des doses bien moins considérables.

C'est donc, en quelque sorte, toujours en bains, soit *extérieurs*, soit *intérieurs*, que se prend l'eau de Salut. Ainsi administrée, elle est *souveraine dans presque tous les cas où l'on a à combattre des irritations chroniques, nerveuses ou légèrement inflammatoires du canal alimentaire, du foie, de la rate, des reins, de la vessie, de l'utérus ou de ses annexes.* Presque toutes les affections *spasmodiques, soit générales, soit locales,* y trouvent également beaucoup de soulagement. La réputation de Salut est faite sous ce rapport, et aucune dans les Pyrénées n'est mieux, ni plus justement établie.

C'est par l'administration de l'eau de Salut en boisson et en bains qu'il faut commencer le traitement de presque toutes les personnes affectées d'*hépatite chronique*. L'eau de Lasserre ne doit être donnée qu'avec infiniment de prudence ; car on sait combien réussissent rarement les sels neutres dans cette affection, s'il existe tant soit peu de disposition à l'irritation. L'eau de Lasserre augmente alors la constipation, bien loin de la détruire et allume une fièvre violente. *

L'eau de Salut, prise à la dose de 7 à 8 verres par jour, quatre le matin, trois dans l'après-midi, tient presque toujours le ventre libre, plutôt en modérant et calmant, qu'en excitant les fonctions du système abdominal.

Je ne puis, il est facile de le comprendre, entrer dans les détails que réclamerait le traitement de chaque affection, il faudrait, pour remplir ce cadre, composer un volume pour chaque source; je n'insiste que sur les faits capitaux. Je finis en recommandant aux personnes qui, ayant été attaquées de *gravelle*, ou qui, en étant menacées, viendraient pour d'autres affections prendre les eaux de Bagnères, de n'avoir recours en boisson qu'aux eaux de Salut; celles de toutes les autres buvettes salines offrant, en raison des notables proportions de sels calcaires et de magnésie qu'elles renferment, une véritable et positive contre-indication. Quant à l'utilité

* C'est ce qui est arrivé l'an dernier, pendant la saison, à un jeune homme des environs de Carcassonne.

dont pourrait être l'emploi des eaux de Salut employées directement pour combattre la gravelle, je n'ai pas devant moi suffisamment de faits pour me prononcer! Mais bien certainement leur nature chimique n'agit point spécifiquement contre les graviers. Ce ne serait qu'à raison de l'abondance avec laquelle on peut les boire, et de leurs qualités tempérantes qu'elles seraient alors avantageuses.

L'action sédative des bains de Salut, pour lui faire produire tout le bien désirable, devrait être souvent prolongée bien au-delà d'une heure. La trop grande affluence de baigneurs et le nombre trop restreint de baignoires, nous prive d'une méthode d'administration de bain dont on retire de si grands avantages dans d'autres localités thermales, et même dans la thérapeutique ordinaire de tous les jours.

§ 49.

Un phénomène assez remarquable se manifeste presque chaque année, pendant la saison des eaux, à la source de la buvette de *Salut;* il consiste en ce que les eaux de cette source, ordinairement *purement* salines, prennent, à la suite des fortes chaleurs de l'été, une odeur sulfureuse très manifeste et se répandant même au-dehors du bâtiment. Les pièces d'argent que l'on place sous le courant de la buvette y prennent rapidement une teinte violacée, et au bout d'une heure environ une couleur gris-noir bien prononcée. *

---

* Il y a deux ans, je fus averti de ce qui se passait à Salut par M. Jalon, qui le matin y avait conduit les illustres artistes Hertz et Lafond. J'y allai le jour même; c'était le 23 ou 24 août 1839. L'odeur sulfureuse était très sensible aux sources de la montagne et de la buvette, mais surtout à cette dernière. La température de ces deux sources était de 32° 65 cent. à la première, et de 32° 75 à la seconde. Quelques jours plus tard, la quantité de principes sulfureux augmenta encore, quoique la température restât la même, et qu'elle eût plutôt un peu diminué qu'augmenté. Je trouvai alors dans les sources une substance mucilagineuse, non pas analogue, comme on l'a dit, à la substance grasse déposée par les eaux sulfureuses naturelles, mais bien à la conferve décrite pour la première fois par M. Fontan. La *sulfuraire* peu abondante qui se présenta alors dans les sources de Salut et qui flottait entre deux eaux dans les conduits, offrait des filamens excessivement fins et soyeux comme une boucle de cheveux; elle enveloppait beaucoup de parcelles de sesqui-oxide de fer qui la coloraient en

Ces faits sont anciennement connus et ont été rapportés par tous ceux qui ont écrit sur les eaux de Bagnères-de-Bigorre; mais personne avant moi, comme personne après moi, n'a observé avec attention les circonstances concomitantes; sans quoi, on se fut épargné les frais d'hypothèses tout à fait inadmissibles.

---

apparence en rouge. On voit par ce qui précède que la végétation de la *sulfuraire est nécessairement amenée par la présence du principe sulfureux;* car quelles que soient les recherches auxquelles je me sois livré, je n'ai jamais pu obtenir cette substance végétale avant le développement et l'apparition du principe sulfureux dans les eaux de Salut.

L'an dernier, les mêmes faits se sont reproduits, mais avec beaucoup moins d'énergie et d'évidence; ils n'ont eu qu'une durée très courte, et je n'ai pu trouver de la sulfuraire dans les canaux.

La petite élévation de température que l'on a pu remarquer comparativement à la température la plus ordinaire de la saison, lors de l'apparition du principe sulfureux, il y a deux ans, tenait seulement à la diminution des infiltrations. Au mois d'octobre, elle eut été encore plus forte, comme cela est arrivé cette année. En effet, le 15 octobre, la température de la première source était de 32° 75, et celle de la seconde de 32° 80. La température de presque toutes les sources tempérées de Bagnères semble avoir, à mesure que le mois d'octobre approche, un mouvement ascensionnel plus ou moins marqué.

Un filet d'eau sulfureuse se mêle-t-il à une colonne d'eau plus considérable ?

Voici la manière dont tous les auteurs ont interprété ce phénomène : ils ont supposé, et Bordeu en tête, qu'un filet d'eau sulfureuse naturelle se mêlait à une colonne d'eau plus considérable ; ils diffèrent seulement entre eux sur la question de savoir si ce filet sulfureux est chaud ou froid. Presque tous semblent cependant pencher pour la première opinion. Dans ce cas, comme dans l'autre, on explique l'intermittence du phénomène par l'abondance ou la privation d'infiltrations. *Quand le principe sulfureux est imperceptible, c'est qu'il est délayé à l'infini par les eaux de pluies; quand au contraire il devient évident comme en été, cela tient à sa concentration par suite du manque de liquide.* Tout va bien jusqu'ici ; mais si le filet sulfureux est chaud, comment se fait-il que la température n'augmente pas proportionnellement au degré de manifestation du principe sulfureux ? Est-ce parce que ce filet serait trop peu considérable ; mais s'il est si peu considérable, comment pourrait-il maintenir une masse d'eau d'infiltration, c'est-à-dire, naturellement froide, à une température à peu près constante de 32 degrés centésimaux ? Il faut donc néces-

1re Hypothèse.

Est-il possible que ce soit un filet d'eau sulfureuse thermale qui se mêle à une colonne d'eau froide saline ou non saline ?

sairement abandonner cette explication, et dès-lors, on n'a plus à s'occuper de recherches tendant à isoler ce prétendu filet sulfureux chaud, et qui ont été proposées par M. le docteur Léon Marchant, de Bordeaux.*

---

* C'est ici le lieu de décliner la responsabilité de faits énoncés dans une note présentée à l'académie de Bordeaux, le 23 avril 1840, par M. Léon Marchant, qui m'a fait l'honneur de me citer. M. Marchant dit avoir trouvé de la *barégine* dans les canaux des sources de Salut; pour moi, cette substance a toujours été de la *sulfuraire*, depuis le moment où j'ai pu l'examiner avec un microscope convenable. *Mais dès notre promenade à Salut avec M. Marchant, j'ai émis la pensée que ce ne pouvait être autre chose;* car avec le microscope de Raspail, alors seul à ma disposition, j'avais parfaitement *aperçu des filamens;* or la barégine est amorphe.

Je n'ai jamais pensé ni prétendu que les réactifs cités par M. Léon Marchant (nitrate d'argent et acétate de plomb), se comportassent avec les eaux de Salut, comme ils le font avec les sulfureuses; j'ai seulement aperçu une teinte brunâtre des plus légères.

Quant au sirop de violette, sa couleur est devenue légèrement verte, mais comme cela arrive dans toutes les eaux qui contiennent en dissolution du carbonate de chaux; les expériences faites par M. Marchant m'ont paru si peu concluantes, que je me suis procuré un tube gradué et que j'ai cherché, en employant le procédé si simple indiqué par M. Fontan, à me rendre compte des quantités proportionnelles de gaz azote,

Ce filet est donc froid ou a la même température que les eaux des sources ordinaires voisines, et il se mêle aux eaux des sources salines thermales. Dans cette supposition, il faut encore renoncer à l'intervention des infiltrations dont on a singulièrement abusé dans cette circonstance; car si on admet des infiltrations assez abondantes pour délayer à l'infini les principes sulfureux, de manière à en faire perdre toute trace, il est impos-

2e Hypothèse.

Un filet d'eau sulfureuse froide se mêle-t-il aux eaux des sources thermales salines ?

---

d'oxigène et d'acide carbonique, qui se dégagent de la pompe de Salut.

Ici, je diffère encore de la manière de voir de M. Marchant, ou plutôt ce sont mes expériences qui s'en éloignent. J'ai trouvé que sur cent parties des gaz recueillis à la pompe de Salut,

L'acide carbonique entrait pour	28	centièmes.
L'azote pour.................	60	—
L'oxigène....................	12	—

Ce n'est donc pas de l'azote pur, ou presque pur, comme le croit M. Marchant, et comme, suivant ce dernier, M. Ganderax l'aurait consigné dans une note adressée à l'académie de Bordeaux.

Il est bon que le public sache aussi que la source d'où s'échappent les gaz n'est pas celle qui prend au plus haut degré un caractère sulfureux, et que c'est à peine si l'eau de cette source, recueillie dans une pompe, exhalait, il y a deux ans, l'odeur d'acide sul-

sible, comme je l'ai déjà démontré, que la température des sources salines n'augmente pas considérablement avec la privation d'une grande partie de cette colonne d'eau étrangère et ne baisse pas avec sa présence. Or les températures ont été prises deux ans de suite par moi, avant et pendant la manifestation de ce phénomène, et je puis assurer qu'elles ne sont pas différentes des températures habituelles.

---

fhydrique; encore, faut-il ajouter qu'un filet de la buvette, qui *(elle) est surtout sulfureuse*, se rend dans cette pompe. Ainsi, on aurait tort de conclure bien rigoureusement d'une source à l'autre.

Les faits que je redresse ici ont peu de valeur sous le point de vue thérapeutique, mais voici trop d'années que je m'occupe d'études microscopiques, pour pouvoir laisser penser que j'en suis encore à confondre la sulfuraire avec la barégine. D'après ce que je dis de la manière dont se sont comportés les réactifs mis en rapport avec les eaux de Salut, on peut voir aussi que M. Marchant m'a fait seulement dire un peu plus que je ne voulais; mais il est vrai, il est certain (qu'on débite là-dessus ce que l'on voudra), que le nitrate d'argent et l'acétate de plomb ne se comportèrent pas alors avec les eaux de Salut, *absolument* comme ils le faisaient quinze jours auparavant.

§ 50.

Reste maintenant à choisir entre les deux explications suivantes, plus d'accord avec l'égalité de température : l'une consiste à supposer une décomposition de schistes pyriteux, elle appartient à M. Azaïs; elle n'est pas à l'abri de la critique; car cette décomposition donnerait naissance à du sulfate de fer dont il n'existe pas un atôme dans les eaux de Salut.

3e Hypothèse. — Le phénomène dépend-il de la décomposition de schistes pyriteux.

L'autre hypothèse explique les faits naturellement et facilement; elle suppose que les sources salines thermales rencontrent, dans leur trajet souterrain, des substances végétales ou animales, et que des réactions chimiques venant à se développer sous l'influence de la chaleur des eaux et de l'atmosphère, le sulfate de chaux ou le sulfate de soude, ou tous les deux ensemble, abandonnent une partie de leur oxigène aux matières organisées et sont ramenés à l'état de sulfure.

4e Hypothèse. — Le phénomène est sous la dépendance de la décomposition de sulfates par des matières organiques.

Cette manière d'interpréter les faits tend à assimiler les phénomènes qui se produisent passagèrement dans les sources de Salut à ceux qui se continuent l'année entière dans les eaux d'Enghien, d'Aix en Savoie, etc.

M. Fontan * traite ces sources de bourbiers infects, ** c'est bien vite faire le procès à beaucoup de monde, et avant de trancher la question, il eut été plus logique de détailler les nombreuses affections que devraient produire ces foyers pestilentiels, si tant est qu'ils ne soient souvent ainsi qu'en imagination.

Oui, il est des bourbiers infects qui dégagent l'odeur d'hydrogène sulfuré ; ils sont communs dans le voisinage des grandes villes, de Paris surtout. Mais il ne s'ensuit pas que tous les endroits où la décomposition du sulfate de chaux s'effectue soient des bourbiers.

---

* L'hypothèse que j'émets la dernière est basée sur les travaux de M. Fontan, relatifs aux sources sulfureuses accidentelles. J'ai conservé long-temps quelques doutes sur le mode de production du principe sulfureux dans les eaux de Salut; mes doutes ont été en grande partie levés par les raisons que ce chimiste a fait valoir en faveur de son opinion.

** *Recherches sur les Eaux des Pyrénées*, p. 105. — M. Fontan n'emploie pas directement cette dénomination en parlant des sources exploitées de Bagnères-de-Bigorre, mais il s'en sert pour caractériser une source de notre ville, et dit ensuite que les autres lui ressemblent sous tous les rapports.

Quant à moi, je fais peu de cas des sources sulfureuses accidentelles, quand elles sont surtout aussi peu chargées que les nôtres ; mais *Salut*, quoique sulfureux accidentellement et *passagèrement*, n'en reste pas moins une des plus précieuses sources salines de France ; ce que M. Fontan se fait, au reste, un plaisir de reconnaître.

SANTÉ.

§ 51.

De tous les thermes de Bagnères, sauf le grand établissement, ceux-ci sont les plus propres et les plus élégans. Ils renferment six baignoires alimentées par deux sources, une chaude et l'autre froide. L'eau de celle-ci est chauffée pour le bain par un appareil qui est loin de mériter les mêmes éloges que la tenue des cabinets et des baignoires, à moins cependant que l'on ne regarde l'eau qui a passé par la chaudière comme de l'eau ordinaire. Considérée sous ce rapport, il faudrait pour lui donner au moins toutes les qualités des eaux employées convenablement en bains domestiques, la priver de l'énorme quantité de sulfate de chaux qu'elle récèle, et cela au moyen d'une quantité de carbonate de soude facile à déterminer. Ainsi corrigée et ensuite aérée, cette eau servirait à remplir certaines indications pour lesquelles on est véritablement à court. En y mêlant des quantités suffisantes de *colle de poisson*, de *son*, de *décoctions de plantes narcotiques*, de *laudanum*, d'*acétate de plomb*, on aurait à sa disposition des bains *émolliens*, légèrement *narcotiques*, *tempérans*, etc. Ce serait avec cette même eau, mais alors non aérée, que l'on préparerait d'excellens bains sulfureux artificiels, non pas avec le *sulfure de potassium*, comme on le pratique journellement (heureux encore quand on n'y verse pas un acide pour dégager l'hydrogène sulfuré), mais bien avec le *sulfure de sodium*. On pourrait aussi tirer parti, pour la composition de bains *aromatiques*, des plantes si renommées des Pyrénées qui possèdent cette propriété à un degré si éminent.

J'ai entendu dire à plusieurs malades que quelques-unes des idées que j'émets ici, sur le rôle que me semble devoir adopter cet établissement, y étaient réalisées en partie;

j'ai même ordonné à quelques personnes de prendre des bains de son et de guimauve à *Santé;* mais j'ignore si le fermier de l'établissement est entré largement dans cette voie.

Temp.— 26 août 1839.— Temp. extér. 27 50.

1re source................	31 50	au griffon.
2me source...............	27 »	—

THÉAS. *

§ 52.

L'établissement de Théas, immédiatement placé à côté de celui de Cazaux, possède trois sources, dont deux peu importantes, trois baignoires et deux douches.

* Voici, en passant, une preuve que nos eaux salines peuvent parfaitement procurer des sueurs copieuses : je l'emprunte à la lettre des plus malveillantes et des plus ridicules que Bordeu, tout grand homme qu'il fut plus tard, écrivait sur Bagnères : « La plus chaude » de Théas est connue de quelques paysans, qu'une » officieuse baigneuse a soin de faire suer pour leur » argent; j'en trouvai quelqu'un sur qui j'avais quel- » que autorité, et je le chassai pour qu'il n'eût pas la

La première source fournit seule aux douches et au réservoir destiné à alimenter d'eau tiède les douches et les baignoires. Ce réservoir, comme tous les autres du pays, est simplement abrité par un toit. Les substances minérales, possédées par cette eau, sont les mêmes pour la nature chimique et les proportions que celles contenues dans les sources de Cazaux et du Dauphin. La température est au *regard* distant d'environ quatre pieds du griffon de 51° 25 centésimaux; celle des petites sources est pour la chaude de 38° 90; celle de la froide de 23° 80 centésimaux.*

Cet établissement doit, au point de vue thérapeutique, être complètement assimilé à celui de Cazaux; car il lui est pour ainsi dire identique sous le rapport de la minéralisation des eaux et sous celui de la thermalité.

» sottise d'aller se mettre dans une fournaise. » Th. Bordeu aurait dû ajouter en note : les *Eaux-Chaudes* et les *Eaux-Bonnes* sont généralement (les secondes toujours) trop fraîches pour le traitement des rhumatismes, ou bien : je suis né à Izeste, situé dans la même vallée que les Eaux-Chaudes et les Eaux-Bonnes, et mon père et mon frère ont la direction de l'hôpital militaire de Baréges.

* Novembre 1840.

Un joli jardin anglais, dessiné avec art sur le penchant du Mont-Olivet, offre aux baigneurs une délicieuse promenade.

VERSAILLES.

§ 53.

Cet établissement, qui fait le coin entre la place de l'Hôpital et l'Avenue de Salut, renferme quatre baignoires et deux sources.

Temp. — 10 octobre 1840. — Temp. extér. 15.

1re source.....	34 80 au robinet,	34 30 au bain.	
2me source....	27 50	—	»

L'eau de la deuxième source est chauffée artificiellement.

Les bains de cet établissement, en raison de leur douce température et de leur minéralisation aussi forte que celles de nos eaux excitantes, sont appelés à rendre d'éminens services dans une foule de circonstances où le médecin veut produire une véritable action tonique, et où il redoute l'excitation qu'une température un peu élevée ne manque jamais d'amener à sa suite.

CHAPITRE II.

FONTAINE FERRUGINEUSE.

§ 54.

Cette source est située à dix minutes des murs de la ville, sur le penchant oriental du Mont-Olivet. Son point d'émergence est dans un ravin que le gazon a maintenant recouvert dans presque toute sa longueur, à la suite de l'espèce de barrière que les travaux nécessités par l'exploitation de cette source, ont opposée aux ravages des eaux pluviales. On y monte par une rampe dont la pente est assez bien ménagée et ombragée d'arbres, et qui commence à l'extrémité de la belle avenue de peupliers qui longent les murs de la ville du côté de Pouzac. On peut aussi y arriver par des pentes encore plus douces, en suivant les allées qui, de l'hôpital, conduisent à cette fontaine.

§ 55.

Les principes minéralisateurs qui sont tenus en dissolution dans cette eau proviennent nécessairement et manifestement de la décomposition des terrains voisins qui contiennent des quantités assez notables d'amphibole et de feldspath. Terrain d'où elle sourd.

C'est donc avec la plus grande surprise que j'ai vu des hommes instruits révoquer en doute la présence de sels de potasse dans les eaux de cette source : on sait en effet que cette substance est un des élémens des terrains amphiboliques secondaires. Composition chimique.

On est actuellement assez bien fixé sur les substances contenues dans cette eau, et dont la principale, on pourrait presque dire l'unique du point de vue thérapeutique, est le sesqui-oxide de fer. Les sels de potasse (probablement un carbonate de potasse et un chlorure de potassium) ont cependant aussi quelque importance du point de vue médical, en augmentant la solubilité du fer et en donnant à l'eau quelques propriétés diurétiques et tempérantes.

M. Fontan a démontré le premier la présence dans cette eau de l'acide *crénique*, substance organique tenant le fer en dissolution à l'état de sel (crénate de fer), et découverte par Berzelius dans les eaux de Porla.

Ces travaux rendent facilement compte de l'action de l'air sur l'eau de la Fontaine Ferrugineuse. On voit se reproduire ici le phénomène observé dans les mêmes circonstances à Porla par Berzelius. L'eau, sous l'influence du fluide atmosphérique, laisse déposer du *crénate basique*, de *peroxide de fer* et une portion d'acide *crénique* modifié, appelé par le savant suédois *apocrénique*, formant un *apocrénate de fer*.

Voilà pourquoi la teinture de tournesol est rougie instantanément, quand on la met en contact avec l'eau sortant de la source, et pourquoi le phénomène n'a plus lieu au bout de quelques heures d'exposition à l'air. Dans le premier cas, l'acide *crénique* est en dissolution dans l'eau, il en est précipité dans le second.

Cette eau dépose même dans des bouteilles bouchées, quand on l'y conserve pendant 5 à 6 heures, et en apparence avec d'autant plus de rapidité, qu'elle est soumise à l'influence de la lumière; aussi doit-on la conserver à l'obscurité pour l'usage journalier que quelques personnes en font aux repas.

§ 56.

Découverte de la fontaine. Vertus thérapeutiques.

La découverte de cette fontaine a été faite en 1802 par MM. Lameyran et Doux pharmacien ; depuis cette époque, elle n'a cessé d'être excessivement fréquentée par les étrangers, et un grand nombre de cures justifient chaque année sa réputation ; elle possède sur les préparations ferrugineuses pharmaceutiques, l'avantage précieux de ne pas fatiguer l'estomac, et de pouvoir par conséquent être continuée long-temps, ce qui est fort important dans l'emploi du fer. C'est à ce besoin urgent de préparations ferrugineuses susceptibles de passer dans la circulation et de ne pas glisser inertes dans le canal intestinal, qu'est due cette foule de médicamens offrant le fer sous toutes les formes et associé à toutes sortes de substances ; mais l'abondance en cette matière est certes la meilleure preuve de l'insuffisance de l'art à lutter de perfection avec les œuvres de la nature. *

* Cette eau est souveraine dans la *chlorose* et l'*anémie*, et dans une foule de symptômes, tels que

§ 57.

La température de cette source est fort variable comme on le conçoit facilement, puisque les eaux qui l'alimentent lessivent des couches peu profondes de terrain; elle est tout à fait dans les conditions des sources ordinaires qui varient d'autant plus en température que leur réservoir est plus près de la surface.

---

palpitations, *aménorrhée*, etc., qui tiennent à un état d'appauvrissement du sang. J'ai vu guérir, sous son influence, des affections contre lesquelles j'avais échoué par l'emploi des ferrugineux ordinaires. Je n'ai jamais vu un traitement par cette eau (quand elle est vraiment indiquée) ne pas réussir. On pourrait presque à l'avance répondre du succès et en fixer l'époque; mais il ne faut pas pour cela en faire une *selle à tous chevaux;* car elle peut causer d'autant plus de mal lorsqu'elle ne convient pas, qu'elle est plus active et plus salutaire quand on en use avec sagesse.

On doit en commencer la boisson à la dose d'un verre seulement (beaucoup de personnes ne vont guère au-delà) le matin à jeûn; mais on peut aussi en donner aux repas : rarement on doit en prendre plus de trois ou quatre verres. On voit que je reste bien en-deçà des doses (dix et douze verres), dont les paysans se gorgent l'estomac. Voir le *Tableau*, p. 61.

Ainsi, le 3 août 1839, la température de la source ferrugineuse, à 10 heures du matin, celle de l'air étant à 22° centésimaux, était de 17° centésimaux. Le 10 septembre de la même année, sa température, à 9 heures et demie du matin, celle de l'air étant à 17°, était de 14° centésimaux. Jamais je n'ai vu la température de cette source dépasser 18° ni baisser au-delà de 11° centésimaux. Température.

CHAPITRE III.

FONTAINE DE LABASSÈRE.

§ 58.

Point d'émergence, nature du terrain.

La Fontaine de Labassère est située au fond de la vallée de l'Oussouet, * sur la rive droite du ruisseau de ce nom et au pied des premières hauteurs qui de ce côté forment, pour ainsi dire, le piédestal du Mont-Aigu; elle sourd donc, comme la plupart des autres sources sulfureuses, au point de contact des terrains de transition et des terrains primitifs. **

* Dite aussi vallée de Trébons.

** Au fond de la vallée de Gazost, sur les bords du Nez et également au pied du Mont-Aigu, par-delà le contrefort qui, descendu de ce pic, sépare les affluens du Gave de Pau de ceux de l'Adour, existent trois autres fontaines sulfureuses, dont l'une porte le

§ 59.

Elle offre à son griffon un dégagement peu sensible d'azote et la substance grasse connue sous le nom de *barégine;* au robinet qui la verse une couche de *barégine* et de *sulfuraire.* Derrière le griffon se trouve un petit ruisseau formé à la fois par un filet d'eau sulfureuse et par de l'eau de source ordinaire. On y trouve deux *belles conferves* vertes et de longs filamens de *sulfuraire;* de plus, des *oscillaires* de différentes grandeurs et des *tubes assez fins offrant de doubles cloisons*, les unes remplies de matière verte, les autres vides et séparées par des intervalles égaux à douze ou quinze fois le diamètre. Ce qui prouve, en passant, que des conferves vertes peuvent vivre dans une eau mélangée d'une eau sulfureuse, fait que j'ai eu occasion de vérifier dans d'autres localités, et qui me semble en opposition avec l'opinion de ceux qui regardent la *sulfuraire* comme une sorte d'avor-

Substances organisées.

---

nom de source de Aranou. J'ai l'intention de les visiter aux premiers beaux jours, n'ayant pu le faire à mon double passage dans la vallée de Juncalas.

tement de substances organisées possédant la couleur verte dans d'autres eaux. *

Propriétés physiques, chimiques et médicales.

La source est fort abondante, l'eau en est limpide et sans odeur pénétrante; la saveur est celle des eaux franchement sulfureuses; elle est, en raison de sa basse température, moins désagréable au goût que celles de Cau-

* C'est ici le lieu de relever une assertion hasardée et fausse de M. P. Bertrand, inspecteur-adjoint des eaux du Mont-d'Or. Ce médecin, dans son *Voyage aux Pyrénées*, page 226, prétend que l'eau de la fontaine de Labassère est une sulfureuse accidentelle, et qu'elle doit ses propriétés à un prétendu banc de tourbe qu'elle aurait à parcourir, comme celle de Pinac, avant d'arriver au jour.

Sur ce point, comme sur d'autres, M. Bertrand s'est laissé imposer et a eu le tort d'appuyer de son témoignage des renseignemens fautifs. *Il est évident* que M. Bertrand n'a point été sur les lieux, ou qu'il n'y a fait aucune expérience; sans quoi, il n'aurait pas indiqué une température inexacte, relatée dans l'ouvrage de M. Ganderax. Il aurait vu que l'eau de Labassère, au lieu d'offrir des proportions considérables de sels calcaires, *qui ne manquent jamais dans les sulfureuses accidentelles*, n'en offre aucune trace, et que le banc de tourbe dont il parle, est tout à fait imaginaire. Il y aurait bien d'autres preuves à citer pour démontrer la nature directement sulfureuse de l'eau qui nous occupe, les précédentes suffisent.

teretz et de Barèges ; elle est légère et passe fort bien.

Elle doit ces deux qualités à l'absence presque absolue de sels de chaux que l'on sait être assez abondans dans les sources des Eaux-Bonnes. Ces dernières précipitent, en effet, quand on les traite par l'oxalate d'ammoniaque et le muriate de baryte, qui sont ici sans action, ou au moins sans action tant soit peu sensible.

Le principe sulfureux y est fort abondant, plus abondant même qu'à Barèges, suivant les expériences récemment renouvelées de M. Fontan, qui a bien voulu me les communiquer.*

Cette eau est assez long-temps à se décomposer quand on l'expose à l'air, et même quand on l'y chauffe ; ce qui permet aux personnes qui ne peuvent la prendre froide de la soumettre à une douce chaleur. Il vaut mieux cependant la chauffer à vaisseaux clos.

Il est clair, d'après ce qui précède, que

---

* Un litre d'eau de la grande douche renferme 0,0384 de sulfure de sodium ; un litre de celle de Labassère en contient 0,0455.

l'eau de la *Fontaine de Labassère* est celle de toutes les Pyrénées que l'on pourrait exporter avec le plus d'avantage ; car tout le monde sait que les *Eaux-Bonnes* s'altèrent très facilement par l'air et le transport ; mais la mode en a décidé autrement, et l'eau de Labassère, eau non suffisamment connue, n'est guère débitée un peu abondamment que dans les environs de Bagnères, et surtout pendant la saison.

Je n'ai nullement ici l'intention de déprécier les *Eaux-Bonnes*, j'avoue qu'elles ont sur celle de *Labassère* un avantage énorme, celui d'être éminemment *gazeuses ;** mais les nôtres, par une sorte de compensation, sont privées totalement, ou à peu près, des quantités notables de chaux qui existent dans les Eaux-Bonnes ; mais celles-ci l'emporteraient-elles sous tous les rapports sur les nôtres, qu'il vaudrait mieux encore boire de l'eau de *Labassère* supposée inférieure, que de l'eau

* Aucune eau sulfureuse gazeuse ne peut être exportée sans altération ; ce qui fait sur place la fortune des Eaux-Bonnes, est donc justement ce qui devrait les empêcher d'être transportées au loin.

de Bonnes altérée par le contact de l'air et les réactions chimiques qui s'y manifestent pendant un long transport.

Catarrhes et laryngites chroniques.

Les vertus thérapeutiques de cette eau sont constatées par de nombreux succès; elle réussit à merveille dans les *catarrhes et les laryngites chroniques* avec atonie; je l'ai administrée aussi avec avantage pour combattre la *diathèse scrofuleuse*, ainsi que la *chlorose* et la *leucorrhée* chez des personnes dont l'estomac supportait difficilement les eaux ferrugineuses.

Les effets sensibles de cette eau consistent dans une augmentation des sécrétions urinaire et transpiratoire.

§ 60.

Dans le cas d'affections des voies respiratoires, on doit faire tiédir cette eau au bain-marie et à vaisseaux clos. On peut aussi, et on le doit fréquemment, la couper avec du lait ou de l'eau de gomme. Hors du traitement de ces maladies, on la prend froide, coupée ou non avec les liquides précédens ou avec de l'orgeat, suivant qu'elle passe mieux et pèse moins à l'estomac.

La dose est en général d'un verre et demi à deux verres, pris le matin à jeûn, en commençant par un verre le premier jour.

Je ne sais pourquoi on a comparé * cette source à celle d'*Ortech* des *Eaux-Bonnes*, d'autant que cette dernière n'est qu'un filet échappé de la *Vieille*, et qu'elle renferme, comme elle des quantités notables de sels calcaires; mais ce qu'il y a de plus curieux, c'est que des médecins répètent récemment ces assertions, et laissent penser qu'elles sont le résultat d'expériences qu'ils n'ont pu faire, par la bonne raison que la source d'Ortech est rouverte nouvellement, après avoir été fermée depuis plusieurs années.

En finissant, je crois devoir signaler la négligence avec laquelle les bouteilles d'eau de *Labassère* sont bouchées; je puis le dire avec d'autant plus de certitude que le fait s'est encore passé sous mes yeux, lorsque je me suis rendu à cette source, en compagnie de MM. François et Fontan. C'est au public à refuser toute bouteille mal bouchée, et pré-

---

* MM. Ganderax père et fils. (*Thèse.* — Montpellier. — 1840.)

sentant un vide un peu considérable entre l'eau et le bouchon.

Pour que cette opération fut convenablement faite, elle devrait être effectuée sous l'eau, afin d'éviter l'introduction de l'air, et avec des bouchons préalablement soumis à une pression considérable; rien n'empêcherait non plus, comme le conseillait M. Fontan, qu'on employât des flacons bouchés à l'éméri. La quantité d'eau qui y serait renfermée serait moindre, mais au moins on serait sûr du contenu.

§ 61.

Jusqu'ici les eaux de la Fontaine de Labassère n'ont été utilisées qu'en boisson; cela tenait à la distance assez considérable, environ deux lieues, qui la sépare de Bagnères, et aussi au mauvais état des communications. Actuellement, grâce aux dépenses faites par la commune de Labassère, qui commence à comprendre ses véritables intérêts, on peut facilement arriver à cheval à cette source. Dès-lors, nous ne comprendrions pas que l'on tardât à utiliser cette eau en bains et en douches. En effet, elle peut être amenée,

*

sans altération notable, à une température convenable; puis, on pourrait aussi l'employer, à sa température naturelle, dans quelques cas spéciaux où l'administration d'une eau sulfureuse froide serait parfaitement indiquée et constituerait un mode d'emploi encore inusité des eaux sulfureuses. Ce qui fait redouter le bain froid ordinaire, c'est l'absence ou le retard de la réaction chez des personnes un peu faibles; or il est évident que les qualités très sensiblement excitantes des eaux de Labassère, amèneraient assez rapidement et sûrement la réaction. L'expérience est là pour prouver que l'action de l'eau froide sulfureuse est toute différente de l'action de l'eau froide ordinaire. En effet, on peut boire de l'eau sulfureuse froide, même en sueur, sans en ressentir, en général, la moindre incommodité. Des bains de cette nature constitueraient une médication des plus précieuses, comme moyen prophylactique des scrofules et de la prédominance du tempérament lymphatique. Par leur emploi, on déterminerait chez ces sujets une sorte de tempérament sanguin, une vive coloration de la peau, un surcroît d'énergie dans l'appareil à sang rouge; ils seraient encore employés avec succès dans certaines dyssenteries chroniques et dans quelques leucorrhées, les luxations spontanées commençantes, les hémorrhagies utérines, les ulcères et les caries accompagnés d'une vive irritation; il faudrait seulement, dans ces derniers cas, éviter la réaction.

L'administration de l'eau de Labassère en bains ne sera cependant jamais bien suivie par les étrangers; la distance constituera toujours un obstacle sérieux; mais ce n'est pas une raison pour ne rien tenter, c'en est une seulement pour agir économiquement. Quant aux paysans du département et des départemens voisins, et à cette nuée de pauvres qui encombrent et assiégent, pour ainsi dire, Barèges, nul doute qu'ils ne fussent là parfaitement traités, et que leur présence ne provoque tôt ou tard quelques petits spéculateurs à y bâtir. Les cures que l'on obtiendrait par l'emploi d'une eau sulfureuse, d'une valeur telle que celle de la fontaine de Labassère suffiraient, j'en ai la conviction, pour faire surgir d'ici à quelques années plus que des cabanes sur les côteaux verdoyans de la vallée de Trébons.

Rien, en effet, ne s'oppose à la réalisation

de ce plan ; la proximité des forêts de Labassère et de Lesponne offrent la certitude d'un chauffage facile et peu dispendieux ; la pierre à bâtir se montre de tous côtés ; enfin, une route praticable aux voitures existe jusqu'aux ardoisières, et peut être facilement élargie jusque dans le voisinage de la Fontaine.

On n'aura jamais que de l'eau minérale chauffée artificiellement, c'est vrai ; mais outre qu'il est des cas où l'eau sulfureuse froide est préférable à une eau sulfureuse chaude, je dis que l'eau de Labassère, chauffée artificiellement, vaudrait mieux encore que beaucoup de sulfureuses thermales ; et d'ailleurs, est-ce qu'à nos portes, pour ainsi dire, on ne fait pas chauffer les eaux de Capbern, celles de Barzun à Barèges, celle des Eaux-Bonnes. Ces sources sont cependant fort suivies, bien que dans un voisinage plus prochain que ne serait Labassère des autres sulfureuses thermales. L'établissement Barzun est à dix minutes seulement de Barèges, et les Eaux-Bonnes, à une heure et demie des Eaux-Chaudes.

Si l'eau de Labassère était une *eau ordinaire et pour sa qualité et pour son volume ;* si surtout les moyens de chauffage étaient dispendieux, je serais le premier à me taire ; mais renoncer à chauffer une telle eau, à 8 lieues de Barèges (15 par la grande route), où le pauvre se ruine et meurt de besoin, où l'eau ne peut lui être donnée qu'avec parcimonie, serait, il me semble, faire défaut à la raison et à l'humanité !

Quant à conduire cette eau à Bagnères, ce serait une entreprise fort coûteuse, quoique possible et n'offrant pas de difficultés insurmontables; car la source de Labassère est située à plus de 50 mètres au-dessus de Bagnères ; dès-lors, on pourrait, en ménageant convenablement la pente sur le versant du côteau oriental de la vallée de l'Oussouet, et faisant une coupure peu profonde dans ce côteau au niveau du village de Labassère, conduire ensuite cette eau sur le versant septentrional des côteaux qui, partant de Labassère, vont joindre le Mont-Olivet. On lui conserverait ainsi un niveau toujours supérieur à celui de Bagnères, et d'autant plus facilement que le passage des eaux s'effectuerait presque toujours à mi-côte.

Mais ce serait peut-être le cas, si l'on voulait jamais en faire la dépense, de dire, qu'avec tout cela on ne se procurerait que de l'eau sulfureuse froide, et qui perdrait nécessairement de ses vertus dans un si long trajet. Il faut ajouter cependant que l'on pourrait facilement chauffer cette eau, une fois rendue à Bagnères, par des serpentins remplis d'eau du Dauphin, qui en parcourraient le réservoir.

LIVRE V.

HYGIÈNE DU BAIGNEUR ET DU BUVEUR D'EAU MINÉRALE ;

Conseils aux malades qui prennent les eaux.

CHAPITRE I.

NOURRITURE ET GENRE DE VIE.

§ 62.

L'alimentation des baigneurs n'est pas susceptible de prescriptions générales et invariables ; ici, comme partout ailleurs et dans toutes les affections chroniques, il faut, à moins qu'on ne puisse compter ni sur l'intelligence ni sur la raison des malades, il faut, dis-je, se régler principalement sur les goûts, les habitudes et les sympathies digestives des individus. Ainsi, je regarde comme exagérée la proscription complète d'aucun des mets qui peuvent se servir sur une table bourgeoise. Il est arrivé plusieurs fois à des malades timides et amis des ordonnances systématiques, de renoncer, à leur désavantage bien manifeste et bien gratuit, à des alimens habituels qui, par la suite des temps, étaient devenus des nécessités réelles pour leur organisation, et cela, sous le prétexte que ces alimens étaient mis à l'*index* par tel ou tel médecin.

Alimens qui ne conviennent pas.

Le rôle d'un médecin qui pratique dans une localité thermale, doit consister, surtout, à faire connaître l'influence qu'exerce le pays sur la nature de telle ou telle substance alimentaire; c'est ainsi, par exemple, qu'il doit avertir les personnes qui le consultent, que les vins des environs de Bagnères (quoiqu'on en ait dit), sont fortement alcooliques, et dès-lors capiteux et excitans, ce qui les contre-indique dans le traitement d'affections revêtant un caractère tant soit peu inflammatoire, surtout chez des personnes habituées à des vins moins chauds. On doit aussi se méfier des fruits (à l'exception des fraises qui sont de qualité supérieure), parce qu'ils sont en général à peine mûrs;

ce qui tient au court espace de temps pendant lequel les rayons solaires peuvent les atteindre, en glissant au fond des vallons. On doit être sobre de *crudités :* ce qui ne veut pas dire que tous, sans exception, doivent s'en priver entièrement, comme je l'ai vu faire à quelques personnes chez lesquelles une nourriture essentiellement animale, ou uniquement composée de végétaux fortement épicés, entretenait des constipations opiniâtres. Les fruits cuits conviennent mieux cependant à la majorité des baigneurs et des buveurs d'eau. Quant aux légumes et à la viande, ces vivres sont d'excellente qualité ici ; je n'ai donc nul besoin d'ajouter qu'ils sont supérieurs à ceux de même nature qu'offrent les tristes cuisines de Barèges, de St-Sauveur et de Cauteretz. Il faut en user *comme on le fait habituellement chez soi;* seulement en écartant ceux que l'on connaît pour être de difficile digestion ; * j'ai souvent été

* Tels sont en général les légumes secs, pois, haricots, lentilles : on peut aussi engager à n'user ni de choux, ni de pâtisseries lourdes, ni de lard, ni de salaisons; on doit être sobre de fromage et de beurre, et ne se les permettre encore que quand ils sont frais.

étonné de la proscription absolue du café, imposée aux baigneurs par certains médecins. Ceux qui ont l'habitude d'en prendre avec avantage tous les jours chez eux doivent, il me semble, le continuer, sauf à le supprimer si l'on sentait que, joint à l'action des eaux, il excitât trop vivement.

Je termine enfin, en disant qu'aux eaux il faut, à moins de cas exceptionnels, suivre ses habitudes si elles sont bonnes, si elles sont sobres, et *faire plus d'attention que jamais de n'abuser de rien.*

CHAPITRE II.

MANIÈRE DE SE VÈTIR.

§ 63.

Il faut en général proportionner la chaleur des vêtemens au degré de température des bains que l'on prend.

Ici les changemens de température sont fréquens et imposent positivement aux étrangers des habits qui, en cas de variations atmosphériques, mettent à l'abri du froid. Les vêtemens, *positivement d'été* sans laine en dessous, sont peu de mise pour de personnes prudentes. Il faut en général proportionner la chaleur des vètemens *au degré de température des bains que l'on prend.* Cette règle est surtout d'une observation rigoureusement nécessaire à la sortie des bains. Beaucoup d'accidens arrivent, beaucoup de traitemens sont compromis faute d'assez de soins dans cette circonstance. Les simples buveurs d'eau doivent aussi se vêtir chaudement, surtout s'ils prennent une eau un peu élevée en température. Ils ont cependant moins à craindre du refroidissement que les baigneurs.

Il faut ajouter néanmoins que nos eaux ne réclament point en général des habillemens aussi chauds que les eaux sulfureuses. Il y aurait même dans quelques cas contre-indication à des vêtemens susceptibles de susciter positivement la sueur. Mais c'est à chacun de consulter là-dessus son médecin. Cependant, je le répète, cette partie de l'hygiène des eaux mérite quelque attention.

§ 64.

Quant au genre de vie, il doit être ce qu'il est ordinairement chez les personnes qui ne jouent pas avec leur santé, et qui ont la facilité et le temps de la soigner. *Il ne faut pas qu'une prudence exagérée prive de plaisirs et de distractions ceux qui peuvent s'y livrer*; mais on doit en général préférer aux réunions dans la ville et les salles de concert et de spectacle, les joyeuses cavalcades, les promenades en voiture et à pied dans les environs de Bagnères. Rien ne seconde mieux l'action des eaux qu'un exercice *modéré et journalier*, pris au milieu des aspects si variés et si attachants qu'offre un pays de montagnes et dans un air caressant et pur.

Le bain du matin est préférable quand on prend des bains à température un peu fraîche et pour diminuer une irritation nerveuse, quand enfin on désire en obtenir un effet sédatif et calmant. *Celui de midi à quatre heures* convient mieux quand il est pris chaud, et provoque à la sueur : tout, à cette heure, se réunit pour augmenter son action, et le refroidissement n'est pas à craindre. Heure convenable pour le bain.

La distance à observer entre les repas et le bain doit toujours être de trois ou quatre heures. Cependant, si l'estomac réclamait impérieusement quelque chose le matin, et que le bain ne pût être administré que tard dans la matinée, il vaudrait mieux prendre un bouillon, un potage, une tasse de lait, que de laisser souffrir cet organe par un jeûne prolongé. On peut aussi très bien manger dans le bain. Distance à observer entre le bain et les repas.

§ 65.

La *durée du bain* est fixée par le réglement à une heure : c'est quelquefois trop, souvent pas assez. Ainsi *une heure est toujours trop* pour un bain chaud (37 à 42 ou 43 ° centésimaux); *souvent trop* pour le bain frais au-dessous de 31 ° centésimaux ; *rarement assez* Durée du bain.

pour le bain tempéré frais (31 à 33° centésimaux.)

Quelquefois pas assez non plus pour les bains tempérés de 33 à 36° centésimaux.

Le baigneur est maître d'y rester moins que l'heure ; mais d'après le règlement, il ne peut dépasser ce laps de temps ; car l'heure suivante appartient nécessairement au public, lors même qu'on voudrait la payer.

Ce n'est donc que très difficilement que le malade continue le bain au-delà d'une heure. On se prive ainsi d'un moyen d'action si bien utilisé autre part ; par exemple, en Suisse, à Louesche, il dure jusqu'à 6 heures ; il se prolonge à Pfeffers pendant 8 et 12.

Les femmes doivent suspendre les bains et et les douches pendant tout le temps que durent les règles.

On doit se coucher après le bain, surtout si l'on a dessein de se faire transpirer ; mais aussi, si l'on ressent la moindre fatigue, et que ce soit le matin. Si le bain que l'on prend est frais, il vaut autant rester levé, et faire quelque peu d'exercice.

Il vaut mieux enfin perdre quelques minutes de bain, que de se mal *sécher et essuyer* avant de reprendre ses habits, surtout si l'on a un trajet considérable à parcourir, et qu'il fasse frais.

Dans les établissemens considérables, tels que le grand établissement et Salut, on devrait exiger qu'une horloge, ou au moins une cloche, sonnât les heures, les demies et les quarts. Par là, les baigneurs seraient convenablement avertis dans leur bain et pourraient demander leur linge à temps. Rien n'est mauvais, après un bain pris dans un but calmant, comme de se retirer et de s'habiller à la hâte, l'épée dans les reins pour ainsi dire; c'est cependant ce qui arrive tous les jours dans le fort de la saison.

Une horloge aurait cet avantage, que les heures ne *se raccourciraient* pas pendant le bain et *qu'on ne ferait* pas 30 *heures avec* 24, certaines personnes ayant le pouvoir de Josué, non pour arrêter le cours du soleil, mais bien au contraire pour le précipiter.

§ 66.

Administration de l'eau minérale en boisson.

On doit boire le matin à jeûn, en mettant 7 à 8 minutes d'intervalle entre chaque verre. On peut boire l'eau minérale pendant la durée du bain, mais il faut toujours se rappeler que l'excès des meilleures choses nuit.

Il ne faut donc pas imiter ceux qui, dans l'intention de hâter leur guérison, boivent de grandes doses d'eaux minérales sans prescription *absolue* de leur médecin.

Il faut toujours, autant que possible, boire à la source et sans laisser refroidir l'eau. Si elle est trop froide, comme cela a souvent lieu à la Fontaine Ferrugineuse, on doit laisser cette eau se réchauffer à l'air avant de la boire; mais il est à-propos de ne pas l'exposer au soleil qui la décomposerait en partie.

Il vaut mieux ne déjeûner qu'une heure après la dernière prise d'eau.

On peut couper l'eau minérale, soit avec du lait, de l'orgeat, de l'eau de gomme ou de gruau. Mais on ne le fait guère que pour les eaux de la Fontaine de Labassère. J'ai cependant vu recommander de couper l'eau de Salut avec du lait, de peur de trop exciter le malade par l'emploi de cette eau prise pure.

On peut très bien boire l'eau ferrugineuse aux repas, et en tremper son vin; c'est même un moyen de la faire passer facilement, quand elle pèse à l'estomac. (Voir § 55, les précautions à prendre pour sa conservation).

§ 67.

Quand on se propose de quitter les eaux, il faut diminuer graduellement les doses, et se réduire enfin à une seule verrée. Fin du traitement.

On doit aussi mettre deux, trois et quatre jours (s'il est possible) d'intervalle entre les derniers bains, avant de les cesser entièrement.

SECONDE PARTIE.

Description

DE TOUTES LES VALLÉES

SITUÉES

SUR LE VERSANT SEPTENTRIONAL

DES PYRÉNÉES,

ET COMPRISES

ENTRE LA VALLÉE D'ASPE ET LA VALLÉE D'ARAN ;

ACCOMPAGNÉE

D'UN ESSAI SUR LES EAUX THERMALES

Qu'elles renferment.

LIVRE I.

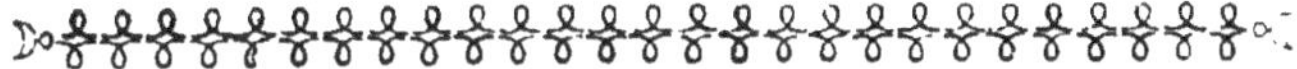

COUP D'ŒIL SUR L'ENSEMBLE

DE LA

CHAINE PYRÉNÉENNE.

Situation géographique.— Aperçu géognostique.— Structure.— Contre-forts.— Vallées. — Bassins.— Ports ou cols.— Cirques.— Neiges perpétuelles.— Glaciers.— Climat. — Météores.— Avalanches.— Tremblemens de terre.— Couleur des eaux.— Végétation.— Règne animal.— Aperçu ethnographique.

CHAPITRE I.

SITUATION GÉOGRAPHIQUE. — APERÇU GÉOGNOSTIQUE.

Exception apparente aux lois générales qui président à la constitution géologique des hautes chaînes de montagnes. — Distinction importante à établir entre l'axe géologique central primitif et la crête centrale géographique. — Ligne fictive représentant les axes granitiques dans le chaînon méditerranéen et dans le chaînon océanique. — Disposition des divers terrains sur les deux versans de l'axe granitique.

§ 1er.

Situation géographique des Pyrénées.

La chaîne des Pyrénées occupe l'espèce d'isthme qui sépare l'Espagne de la France, et se dirige de l'ouest nord-ouest au sud sud-est. Chacune de ses extrémités touche aux bassins des mers, l'une s'abaissant sous les flots près de *Fontarabie,* l'autre plongeant dans la Méditerranée vers le cap de *Creus,* au nord de *Roses;* elle traverse donc diagonalement les pays situés entre les 42 et 44 degrés de latitude boréale et entre les 0,50' de longitude orientale, et 4° 15' de longitude occidentale du méridien de Paris. Son isolement n'est qu'apparent; car un regard jeté sur les cartes de France et d'Espagne, fait voir que les Pyrénées ne sont qu'une partie du système des montagnes de ces deux contrées. En effet, elles se lient à l'est à la grande chaîne des Alpes par la Montagne-Noire et les Cevennes, et se prolongent à l'ouest, en changeant de noms, jusqu'au cap d'*Ortegal* dans la Galice.

§ 2.

Disposition des divers terrains sur les deux versans.

Le système des Pyrénées, comme celui de toute grande chaîne de montagnes, se compose de cordons parallèles, dont l'élévation augmente successivement depuis les plaines de France et d'Espagne jusqu'à la bande centrale qui, en opérant la séparation des eaux des deux royaumes, forme leurs frontières naturelles et presque partout politiques. Comme dans les autres grandes chaînes aussi, la charpente de tout le système est constituée par le granit si dur que l'on regarde comme formant les fondemens et l'enveloppe solide du globe; puis se montrent dans les élévations qui étagent les deux versans, et à mesure qu'elles s'abaissent davantage, des granits moins durs, moins homogènes; puis des schistes, des calcaires privés de débris organiques; ensuite des roches de transition, telles que des dépôts argileux et calcaires; puis des grès, des calcaires coquilliers, et enfin des agrégas composés de fragmens de roches plus anciennes, d'abord irrégulièrement amoncelés, et ensuite liés par une sorte de ciment. Plus bas encore se trouvent des matières évidemment entraînées par les eaux dans les dernières inondations qu'a subi la surface de la terre et des dépôts récens où tous ces élémens sont brisés, mêlés et confondus. *

---

* Aucune des classes principales de terrains ne manque dans les Pyrénées; car les terrains *primitifs, de transition, secondaires* forment la charpente de ces montagnes. On y constate seulement l'absence de plusieurs formations de roches qui, ailleurs, occupent de vastes contrées; telles sont, par exemple, toutes les formations *volcaniques* soit anciennes, soit modernes, dont on ne trouve aucune trace positive dans les Pyrénées. (L'opinion est encore partagée sur a formation de l'*ophite*). Le terrain primitif est celui

§ 3.

Mais une exception aux lois générales qui semblent régler la constitution de toutes les grandes chaînes, affecte cependant les Pyrénées; elle a bouleversé, jusqu'à Ramond,

Dérogation apparente aux lois générales qui règlent la constitution géologique des hautes chaînes de montagnes.

---

qui forme la plus petite partie de ces montagnes ; les principales formations qui le constituent sont le *granit*, le *schiste micacé* et le *calcaire primitif*.

Le terrain granitique ne forme qu'une seule bande (la médiane), que l'on pourrait comparer à une chaîne ou suite de monts qui ne se touchent que par leur base, et qui souvent ne sont liés ensemble que par des roches d'une formation plus nouvelle; ces protubérances se trouvent à peu près sur la même direction ; mais on en observe aussi qui s'en écartent, et qui forment, en quelque sorte, les rameaux de cette chaîne granitique.

Les roches qui constituent le terrain de transition sont principalement du *schiste argileux*, de la *grauwache commune*, de la *grauwache schisteuse* et du *calcaire*.

Le terrain secondaire est formé de *grès rouge*, de *calcaire alpin*, de *calcaire du Jura* et de *trapp*.

Le terrain de transition repose sur le terrain primitif en stratification non parallèle, et le terrain secondaire recouvre l'un et l'autre.

Les divers terrains sont disposés par bandes qui s'étendent de l'est sud-est à l'ouest nord-ouest, parallèlement à la direction principale de la chaîne des Pyrénées.

*

les idées de tous les naturalistes qui s'imaginaient trouver, dans la structure de la chaîne pyrénéenne, une dérogation à la loi générale.

Distinction importante à établir entre l'axe granitique et l'arête centrale géographique.

Cette exception résulte de ce que, sur une longueur considérable, les chaînons secondaires et tertiaires méridionaux sont plus élevés que l'arête principale. Ainsi, tandis qu'au nord la hauteur des cimes se gradue en proportion de leur éloignement du centre, c'est tout le contraire au midi; d'où résulte que la ligne de séparation des eaux gauchit et s'incline au midi, où un chaînon d'un terrain crétacé devient la haute chaîne, et le faîte primitif, relégué sur les pentes septentrionales, est traversé par les vallées qui ont été ouvertes dans sa masse. Aussi faut-il bien distinguer, dans les Pyrénées, l'arête centrale géographique de l'arête centrale géologique. On se rend facilement compte de cette disposition dans l'hypothèse actuellement admise, et à peu près démontrée, de soulèvemens successifs de la masse granitique. On comprend dès-lors comment des coquilles fossiles et des terrains crétacés, formés sous l'influence des eaux qui nourrissaient les animaux de ces coquilles, ont pu atteindre des hauteurs énormes portées, si je puis m'exprimer ainsi, sur le dos de granit et des terrains de transition qui leur servaient d'assise dans des positions bien inférieures à celle du granit qui constituait le faîte de l'arête primitive.

Disproportion énorme existant pour la masse comme pour la hauteur entre les chaînons secondaires du versant méridional et ceux du versant septentrional.

Reste cependant encore à expliquer l'énorme disproportion existant, pour la masse comme pour la hauteur, entre les chaînons secondaires méridionaux et septentrionaux, et l'absence presque complète au nord de la chaîne granitique de dépôts calcaires coquilliers, si abondans sur le versant méridional de cette chaîne. La hauteur des chaînons méridionaux s'explique par la supposition assez admissible, et d'accord avec beaucoup de faits, d'un surcroît d'énergie et de constance, agissant de la part de la force qui soulevait les montagnes sur le versant méridional de la chaîne géologique; d'où est résulté une sorte de mouvement dépressif de bascule pour les chaînons septentrionaux. On est assez porté à raisonner ainsi, quand on remarque que l'axe primitif s'approche plus près du chaînon méridional et le soutient plus immédiatement. Quant à l'énorme prédominance de calcaires coquilliers sur le versant qui regarde le sud, elle semble annoncer aussi une suite de puissantes alluvions marines, se dirigeant du sud-est au nord-ouest, et dont les dernières ont pu atteindre les sommets du Marboré pour y déposer les couches horizontales de terrain crétacé, que le soulèvement postérieur du granit a portées, en les redressant, dans la position qu'elles occupent aujourd'hui.* Dans la partie des Pyrénées qui est située entre la Méditerranée et la *Vallée de la Garonne*, la bande granitique se trouve constamment à quelque distance, au nord, du faîte géographique de la chaîne.

§ 4.

Axe granitique en avant de l'arête centrale géographique.
—
Description des terrains primitifs.

Dans la *Vallée de la Garonne*, où la chaîne centrale recule de 16,000 toises au sud, la bande granitique suit le même coude; mais reculant de 3,000 toises de plus, c'est-à-dire de 19,000, elle constitue, à partir de ce point dans le chaînon occidental (ou, ce qui est la même chose, en considérant tout le système comme ne formant qu'une seule

* Voyez la description de la vallée de Gavarnie. (*Livre* 3. *Chap.* 3.)

chaîne dans la partie occidentale des Pyrénées), le faîte de la chaîne et aussi une partie du versant méridional. Une ligne tirée depuis le *Canigou* jusqu'entre *Sengoaignet* et *Couledoux*, représente assez exactement l'axe de la bande granitique de la partie orientale des Pyrénées.

Axe granitique plus voisin de la crête centrale géographique.

Une autre ligne, embrassant à l'orient les montagnes d'*Oo*, de *Clarbide*, le *Pic-Long*, *Néouvielle*, le *Pic de Bergons*, le *Mont-Né*, et qui va se perdre dans les montagnes moyennes des Pyrénées, représente assez bien l'axe granitique de la chaîne occidentale.

Schiste micacé.

Le schiste micacé, en y comprenant le schiste argileux primitif et le chiste talqueux, forme une bande peu régulière au nord du granit.

Calcaire primitif

Le terrain de calcaire primitif forme une seule bande placée au sud du granit, et qui s'étend, avec beaucoup de régularité, depuis la vallée de l'Ariège jusqu'à celle de la Garonne.

§ 5.

Disposition du terrain de transition

Le terrain de transition forme deux bandes épaisses qui, l'une au nord et l'autre au sud, s'appuient contre la chaîne primitive, et, en la longeant, s'étendent d'une extrémité à l'autre; ces deux bandes paraissent se toucher et se confondre complètement en beaucoup d'endroits où elles remplissent les intervalles ou gorges qui séparent les protubérances granitiques; la bande sud constitue ordinairement les montagnes qui forment le faîte de la chaîne centrale géographique, surtout dans la partie orientale des Pyrénées; les bandes du terrain de transition se divisent elles-mêmes en deux groupes principaux de bandes; celles qui avoisinent le terrain primitif et qui sont formées de schiste argileux et de grauwache, et celles plus rapprochées du pied de la chaîne, et qui sont principalement composées de calcaires; néanmoins ces roches alternent souvent les unes avec les autres, et il n'est pas rare de trouver du calcaire de transition reposant immédiatement sur le granit.

Disposition du terrain secondaire.

Les différentes formations de roches qui constituent le terrain secondaire sont plus constantes et plus distinctes que celle du terrain de transition, et les terrains particuliers qui en sont le résultat, sont aussi plus indépendans.

Grès rouge.

Le *grès rouge* constitue deux bandes; celle

qui se trouve au nord du terrain primitif est située presque au pied des Pyrénées, et présente moins de régularité et surtout moins de continuité que celle qui longe le terrain primitif au sud, et qui se trouve en général très près du faîte de la chaîne; elle passe même sur le versant septentrional dans les contrées situées vers l'extrémité occidentale des Pyrénées.

Calcaire alpin.

Le *calcaire alpin* est la roche la plus commune du terrain secondaire de ces montagnes; il forme deux bandes: la bande méridionale occupe presque tout le versant méridional, tandis que celle qui est au nord constitue seulement les basses montagnes au pied de la chaîne.

Calcaire du Jura.

Le *calcaire du Jura* est très peu répandu et paraît se confondre avec le calcaire alpin; il se trouve principalement au pied septentrional de la partie orientale des Pyrénées.

Trapp secondaire.

Le *trapp secondaire* ne forme que des monticules et des masses isolées placées communément à l'entrée des vallées; il se trouve principalement dans la partie occidentale des Pyrénées.

La direction des strates de roches est en général, de l'est sud-est à l'ouest nord-ouest, parallèle à celle de la chaîne. L'inclinaison des strates est communément au-dessus de 45°.

C'est la chaîne primitive, et non la chaîne géographique, qui a déterminé la direction des roches et leur inclinaison.

Époque de soulèvement suivant M. Elie de Beaumont.

Cette inclinaison est nulle pour les terrains supercrétacés; c'est donc dans l'intervalle qui a séparé la formation des couches les plus supérieures du terrain secondaire des Pyrénées des couches les plus inférieures du terrain tertiaire de ces montagnes, qu'a eu lieu leur soulèvement, suivant M. Elie de Beaumont.

CHAPITRE II.

STRUCTURE PHYSIQUE DES PYRÉNÉES.

Graduation des hauteurs, suivant la longueur de la chaîne. — Contre-forts. — Direction des vallées. — Vallées longitudinales. — Vallées transversales. — Bassins. — Vallées principales. — Vallées secondaires. — Ports ou cols. — Hauteur moyenne des cols dans les Pyrénées et dans les Alpes. — Cirques. — Limite des neiges perpétuelles. — Glaciers. — Enumération des principaux glaciers. — Climat. — Variations atmosphériques. — Vent d'Espagne. — Lits de terre. — Lits de vents. — Tremblemens de terre. — Couleur des eaux.

§ 6.

La chaîne se divise en deux portions.

La chaîne des Pyrénées se compose de deux portions qui, bien que parallèles, laissent entre elles, du nord au midi, un intervalle de 16,000 toises. Ces deux chaînons resteraient donc isolés, l'oriental vers l'ouest, l'occidental vers l'est, si un troisième chaînon, en formant un coude presque perpendiculaire à l'axe, ne rattachait l'extrémité du chaînon méditerranéen, plus avancé au nord, à l'extrémité correspondante du chaînon océanique.

§ 7.

Graduation de hauteurs des Pyrénées dans le sens de leur longueur.

La même graduation de hauteur qui, dans la chaîne pyrénéenne, se montre du nord au sud, c'est-à-dire, sur les deux versans, se manifeste aussi dans le sens de sa longueur, en allant d'une mer à l'autre. Ainsi, depuis sa naissance à la Méditerranée jusqu'au *Col de Pertus,* sa hauteur moyenne n'est que d'environ 250 à 300 toises; elle commence là à s'élever considérablement, et depuis les montagnes qui sont au fond de la *Vallée de la Téta* jusqu'à celles de la *Vallée de Vicdessos,* sa hauteur moyenne est à peu près de 1,000 à 1,100 toises. Depuis cette vallée jusqu'à celle de la Garonne, sa hauteur moyenne est d'environ 1,200 toises : ici elle s'abaisse un peu en se dirigeant au sud; mais au port d'*Espot*, où elle reprend sa direction première, elle se relève de nouveau, et bientôt au *Port de Viella* commence la partie la plus élevée des Pyrénées, qui s'étend jusqu'aux montagnes de la vallée d'Ossau; sa hauteur moyenne sur cette étendue est d'environ 1,300 toises. A partir des montagnes de la vallée d'Ossau, les Pyrénées s'abaissent insensiblement et finissent par se terminer sur une longue pointe qui s'avance dans l'Océan.

§ 8.

Chaînons latéraux.

De la chaîne centrale des Pyrénées, comme de celle de toutes grandes montagnes, partent dans des directions perpendiculaires, ou voisines de la perpendiculaire, des chaînons latéraux que l'on peut comparer, quant à leur rapport avec la grande chaîne, aux côtes qui partent de l'épine dorsale d'un animal.

Ces rameaux, pour la plupart, vont en s'abaissant vers la plaine et en s'y divisant. Quelques-uns conservent une grande élévation sur des longueurs considérables, et même jusqu'à la plaine où ils se précipitent brusquement. D'autres se terminent déjà dans le sein des montagnes à la rencontre de deux vallées.

Le point de départ, commun à deux rameaux opposés, est ordinairement marqué par un exhaussement du faîte.

§ 9.

Direction des vallées. — Vallées transversales, vallées longitudinales.

La direction des vallées résultant nécessairement de celle des contre-forts, celles-ci sont généralement, comme les premiers, perpendiculaires à la chaîne ; elles sont alors dites *vallées transversales*, par opposition à celles qui se dirigent parallèlement à la chaîne, et qui sont appelées *longitudinales*.

§ 10.

Vallées les plus longues.

Les vallées les plus longues sont transversales et vers le centre des Pyrénées. Les plus courtes avoisinent les deux extrémités.

§ 11.

Vallées longitudinales.

Les vallées longitudinales sont peu étendues ; elles ne sont le plus souvent que de simples gorges ou de grands ravins ; elles offrent des embouchures étroites et resserrées ; il en est de même, au reste, des vallées transversales peu considérables, et qui débouchent dans d'autres vallées au sein même des montagnes.

§ 12.

Toutes les vallées offrent de leur naissance à leur terminaison une suite de bassins et d'étranglemens successifs.

Bassins, étranglemens.

Les *bassins* sont formés par les cours d'eau qui y ont leur embouchure, et sont d'autant plus étendus, que ces derniers sont plus nombreux et plus considérables ; les étranglemens existent dans les intervalles que laissent entre eux les cours d'eaux qui sont deversés dans les bassins ; leur largeur est généralement proportionnelle au volume d'eau des torrents qui les parcourent.

Vallées secondaires, vallées principales.

Comme tout cours d'eau est, à proprement parler, une petite vallée, il s'ensuit que les embouchures des *vallées secondaires* avec la *vallée principale,* n'ont lieu que dans les bassins.

Il résulte de ce qui précède que les bassins, les étranglemens et les vallées augmentent généralement avec leur abaissement et leur progression vers la plaine.

§ 13.

De même que le point de départ de deux contre-forts coïncide avec un exhaussement

Ports ou cols.

du faîte d'une chaîne, de même le point de départ de deux vallées est généralement accompagné d'une dépression. Ces dépressions offrent les passages naturels d'un versant à l'autre. Dans les Alpes et aux deux extrémités des Pyrénées, on les nomme *cols;* mais dans le centre de la chaîne, on les appelle *ports*.

Tout ce qui précède relativement aux bassins et aux cols, se répète sur une échelle plus petite (quoique l'on emploie souvent le même langage), par rapport aux rameaux qui se détachent des chaînes secondaires.

Ainsi, la dépression existant sur un rameau des Pyrénées, au point où commencent deux vallées secondaires, sera appelée *port* ou *col*, comme elle le serait, si la même disposition, au lieu de se produire sur un contre-fort, existait sur la grande chaîne. Par exemple, la dépression entamant, entre le *Pic du Tourmalet*, le *Pic d'Espade*, le contre-fort qui sépare en ce point la *Vallée de Gripp* de celle du *Bastan*, est un *port;* de même que celui de *Gavarnie*, versant à travers la chaîne centrale de la *Vallée de Barèges* dans celle de *Broto* en Espagne; seulement l'emploi des termes diminutifs, tels que *Portillon*, *Hourquette*, *Fourquette*, *Cot*, etc., est encore plus fréquent en parlant des communications établies entre les vallées secondaires, qu'en parlant de celles établies entre les vallées principales. On donne aussi ces mêmes noms à de simples passages sans dépression sensible.*

§ 14.

Plusieurs vallées des Pyrénées présentent à leur naissance, au lieu d'une gorge rapide et étroite, ou d'une suite de petits bassins qui s'élèvent par étage jusqu'au faîte de la chaîne, un seul bassin plus ou moins étendu, quelquefois immense comme à *Troumouse* et à *Gavarnie*, et comparable, mais sous un aspect grandiose, à l'enceinte d'une salle de spectacle, vue du théâtre ; c'est ce que l'on nomme *cirques*, *amphithéâtres* en beau langage, et *oules*** en termes du pays. Ces en- Cirques.

---

* La hauteur moyenne des cols, dans les Pyrénées, est à 1,383 toises d'élévation. Elle est dans les Alpes à 1,280, et dans les Andes à 2,300.

** Ce mot vient, suivant Ramond, du mot latin *olla*, chaudière, qui s'est conservé dans l'italien et l'espagnol, et que le patois des Bigourdins a emprunté de cette dernière langue. (Ramond. — *Voyage au Mont-Perdu*, page 235).

ceintes sont généralement formées de deux étages de murailles, séparés l'un de l'autre par un talus rapide.

§ 15.

Limite des neiges perpétuelles

La limite des neiges perpétuelles est, d'après les observations de Ramond, à 1,250 toises au-dessus de la mer.* Il est inutile d'ajouter que cette hauteur n'est applicable qu'aux pentes septentrionales; car, sur le versant méridional, on ne trouve plus de neige déjà au milieu d'août. Les glaciers même qui existent en Espagne, recouvrent des pentes exposées au nord, ou bien, ils sont abrités contre le soleil et les vents méridionaux par d'autres montagnes. Enfin, la neige n'est pas non plus permanente sur toutes les cimes et sur toutes les pentes qui s'élèvent au-delà de cette hauteur. Le *Pic du Midi de Bigorre*, qui surpasse la limite des neiges perpétuelles de près de 250 toises, est com-

---

* Elle descend, dans les Alpes, jusqu'à 1,180 toises; tandis qu'elle remonte, dans les Andes, jusqu'à 2,464.

plètement découvert dans le courant du mois d'août; ce qui tient et à la rapidité de ses pentes et à sa position avancée au milieu des plaines. *

---

* Le froid qui règne sur les hautes montagnes tient à plusieurs causes.

1o *A la légèreté spécifique de l'air chaud*, d'où résulte un courant qui substitue continuellement de l'air froid à l'air chaud qui tend à s'élever.

2o *A l'isolement et à la forme des montagnes*, qui, enveloppées de toutes parts par l'atmosphère, rayonnent continuellement du calorique vers les espaces célestes.

3o *A la capacité plus grande*, pour le calorique que prend l'air, à mesure qu'appartenant à une plus haute couche atmosphérique, il occupe un volume plus considérable en raison de la plus faible pression à laquelle il est soumis.

Le volume d'un corps ne pouvant augmenter, sans donner accès à du calorique dans les intervalles laissés entre ses molécules, la quantité de calorique possédée par un volume d'air voisin de la surface de la terre, ne serait plus suffisante pour maintenir cette même quantité d'air à l'état de dilatation qu'elle doit occuper à une élévation considérable. Dès-lors, tout ou partie du calorique que le volume d'air possédait au niveau de la mer, en surplus de celui qui lui était nécessaire pour maintenir son état moléculaire, sert à compléter ce qu'il lui faut de calorique pour acquérir et maintenir son nouvel état. Cet air sera donc moins riche en calorique libre sensible au thermo-

§ 16.

Glaciers. La hauteur que les Pyrénées atteignent fait déjà présumer que l'on doit y trouver des *glaciers*. En effet, on en rencontre dans la partie la plus élevée des Pyrénées, c'est-à-dire dans les montagnes situées entre la vallée de la Garonne et celle d'Ossau. Ailleurs, dans les parties plus basses de la chaîne, on ne rencontre plus que des amas de neige plus ou

---

mètre et aux sens, que celui des couches voisines de la terre.

4º *A la plus grande tendance de l'air à émettre qu'à absorber du calorique.*

5º *A l'exposition à peu près permanente des montagnes à des courans d'air froid;* de ces deux dernières propositions, la seconde est évidente par elle-même, et la première résulte d'expériences positives et acceptées comme telles par tous les physiciens.

Il me reste à faire observer que le froid qui règne au sommet ou au voisinage du sommet des hautes montagnes, est influencé par une foule de causes, telles que la masse même des montagnes, des neiges et des glaciers, l'exposition et l'état plus ou moins brumeux de l'atmosphère. L'inclinaison du sol agit aussi puissamment sur la permanence des neiges et des glaciers. C'est à cette dernière cause et à son réchauffement continuel par l'air chaud des vallées environnantes, que le Pic du Midi doit d'en être dépourvu.

moins considérables, ordinairemeut formés par des avalanches, et défendus par quelques abris contre les rayons solaires et contre les vents chauds. La plupart des *glaciers* sont situés sur le versant septentrional, et quoiqu'il y en ait plusieurs en Espagne, et de fort considérables, ils ne laissent pourtant pas de couvrir des pentes exposées au nord, ou bien ils sont abrités ou dominés par des montagnes qui, par les avalanches du printemps, leur fournissent énormément de neige.

Les *glaciers* des Pyrénées ne sont pas encaissés dans des gorges et des vallées; mais ils recouvrent seulement la pente des montagnes : aussi sont-ils loin d'égaler en étendue ceux de la Suisse. Ils sont tous fort éloignés des habitations, et séparés les uns des autres par des intervalles quelquefois très considérables. Leur plus grande étendue est ordinairement dans la direction de la crête de la montagne, sur la pente desquelles ils reposent; c'est de cette disposition que résulte la forte inclinaison qu'ils présentent généralement et par suite la difficulté de leur accès.

Crevasses.

Ils sont fréquemment traversés par de longues et profondes crevasses; les plus considérables s'étendent ordinairement dans le sens de la plus grande dimension des glaciers, et sont évidemment l'effet d'une rupture de la glace.

Principaux glaciers.

Les *glaciers* les plus considérables des Pyrénées sont le *glacier de la Maladetta*, situé en Espagne, dans la partie supérieure de la vallée de l'*Essera*, à cinq lieues au sud de *Bagnères-de-Luchon*, sa longueur est estimée à 6,000 toises; le *glacier de Crabioules*, au fond de la petite *vallée du Lys*, qui aboutit à celle de Luchon; le *glacier du Mont-Perdu*, situé en Espagne, au fond de la petite *vallée de Béouse*, partie supérieure de celle de la *Cinca*; le *glacier de la Brèche de Roland*, situé au-dessus et un peu à l'ouest du *Cirque de Gavarnie*, au fond de la *vallée de Barèges*. Le *glacier de Vignemale*, situé à la naissance de la petite *vallée d'Ossoue*, et fort étendu; le *glacier de Néouvielle*, également fort étendu, et situé sur le contre-fort qui sépare la *vallée d'Aure* de celle de Barèges.

§ 17.

Climat.

Le climat est en général fort doux dans les Pyrénées; mais à en juger d'après la végétation et les plantes qui croissent dans les montagnes, on reconnaît que les deux extrémités de la chaîne sont plus chaudes que les contrées centrales. La proximité de la mer, et surtout le peu d'élévation de ces contrées, leur éloignement des hautes montagnes reléguées au centre de la chaîne, sont les causes principales de cette différence très grande de température; mais l'extrémité orientale est considérablement plus chaude que l'occidentale, en raison de sa latitude plus méridionale.

L'hiver est de courte durée (excepté dans les hautes vallées), le printemps généralement pluvieux, l'été chaud, l'automne sec et doux.

Le vent d'ouest amène généralement la pluie qui ne manque jamais (excepté en hiver) de déterminer un abaissement considérable de température. Les cimes des montagnes, auparavant étincelantes et dorées par la réflexion des rayons solaires, se couvrent alors d'une couche plus ou moins épaisse de brouillards qui, si le mauvais temps continue, descend et couvre insensiblement les degrés de plus en plus surbaissés des hauteurs. Le voisinage de la mer et l'élévation considérable de la chaîne sont les causes in- Vent d'ouest.

cessantes de ces pluies, ordinairement de deux à trois jours de durée; elles sont généralement précédées en été d'orages accompagnés de fortes, mais courtes décharges électriques; souvent aussi ces orages, aussi promptement terminés que violemment et subitement déclarés, ne laissent après eux qu'une douce et bienfaisante fraîcheur, propre à ramener à un degré supportable une température qui, sans eux, deviendrait excessive.

Rapides variations atmosphériques.

Les matinées et les soirées, même par un beau temps, sont presque toujours fraîches, pour peu que ce soit dans une localité un peu élevée, voisine des montagnes. * Cette

* Voici l'explication de ce phénomène. L'air étant moins dense, moins épais, moins lourd sur les lieux élevés que dans des lieux plus rapprochés du niveau de la mer, il en résulte une plus grande facilité pour les rayons de chaleur qui s'étaient concentrés dans le sol pendant le jour, à traverser, en sens inverse, ces couches d'air, pour se perdre dans l'espace. Un ciel serein est même, comme on le voit, plus favorable à la production de ce genre de refroidissement qu'un ciel brumeux qui s'opposerait davantage à la dispersion des rayons calorifiques. C'est ainsi que s'explique la température étouffante de certaines soirées et de certaines nuits à l'approche d'un orage, et la cessation

circonstance, jointe aux variations subites et si fréquentes de température pendant les vingt-quatre heures, impose aux baigneurs et aux voyageurs beaucoup de prudence et de prévoyance dans la manière de se vêtir. En effet, sous l'influence des conditions météorologiques dont il vient d'être question, on passe fréquemment et sans transition, plusieurs fois dans la même journée, des chaleurs les plus chaudes de l'été au froid piquant ou humide de l'automne ou du printemps.

Les explorateurs de montagnes sont, plus que tous les autres, exposés à ces alternatives de froid et de chaud; car, par la nature de leurs courses, ils affrontent en réalité, à quelques heures de distance, et même sans qu'il se manifeste aucune variation atmosphérique, le climat des régions équatoriales et celui des régions voisines des

---

subite de cette chaleur avec le retour de la sérénité atmosphérique. Dans ce dernier cas, il faut ajouter à cette première cause d'abaissement de température, celle qui résulte de la perte de calorifique que subit le sol, par suite de la quantité de chaleur qu'il fournit à la transformation de l'eau en vapeur.

pôles. Les gorges voisines du pied des pics et des hautes montagnes sont fréquemment de véritables fournaises, par suite de la concentration des rayons solaires.

Vent du sud.

Le *vent du sud* ou *vent d'Espagne* amène aussi des pluies, mais elles sont chaudes. C'est sous leur influence que s'effectuent ces fontes rapides de neiges qui causent des inondations presque subites; la chaleur seule est inhabile à les produire, car elle n'atteint la neige que couche par couche et par degré.

§ 18.

Lavanches.

Parmi les curieux phénomènes dont les Pyrénées sont le théâtre, on doit citer les *avalanches* ou *lavanches,* plus communément désignées dans le pays par les noms de *lits* ou *lids.**

Lits de terre, lits de vent.

On en distingue de deux sortes, les *lits de*

* Les mots *avalanches* et *lavanches*, *lids* et *lits* sont absolument synonymes. Le premier est usité dans les Alpes, le second dans les Pyrénées; les deux derniers appartiennent aux patois pyrénéens : le mot *lit* veut dire *glissant*, qui *coule;* il est donc, il me semble, préférable à celui de *lid.*

terre et les *lits de vent.* Les premiers s'effectuent de haut en bas, les seconds de bas en haut. Le lit de terre varie quant à la nature physique des substances dont il est composé; mais toujours il est formé de matériaux dépourvus d'adhérence et de cohésion, tels que de la neige, des pierres, de la terre ramollie ou même de l'eau, et qui, séparément ou concurremment, se précipitent instantanément du sommet des montagnes dans les vallées avec un fracas et des dégâts souvent épouvantables. Tout disparaît sous ces torrens destructeurs, qui se grossissent à chaque instant de ce qu'ils rencontrent dans leur chute. Avant même qu'ils frappent, le violent courant d'air qu'un tel déplacement produit, emporte les maisons et les granges, brise et déracine les arbres les plus vigoureux. *(Voyez, pour plus de détails, le* Chap. 5 *du* Liv. 4, *relatif à Barèges.)*

Les *lits de vent,* moins redoutables pour les habitations, le sont tout autant et même davantage, en raison de leur plus grande fréquence, pour le voyageur. Ils consistent en d'énormes tourbillons neigeux, mus par les vents avec une rapidité effrayante. Cette poussière glacée aveugle et effraie le Lits de terre.

*

plus intrépide, et, se glissant par les interstices les plus étroits, lui soustrait à chaque instant la chaleur vitale. La respiration devient presque impossible au milieu d'un air si fortement agité, et bientôt une véritable asphyxie, produite à la fois par le manque d'air et par la stagnation d'un sang glacé, termine l'existence du malheureux surpris dans les hautes régions par ces affreux météores.

§ 19.

Tremblemens de terre.

Les tremblemens de terre ne sont pas rares dans les Pyrénées. Celui de 1660 dérangea le cours de plusieurs sources thermales, et fit baisser passagèrement la température de presque toutes. En 1678, à la suite d'une violente secousse, les eaux de la Garonne et de l'Adour, subitement grossies et s'élançant avec impétuosité des entrailles déchirées de la terre, portèrent la désolation sur leurs rives. On vit alors s'affaisser des montagnes entières; enfin, les terribles convulsions terrestres qui ravagèrent la Calabre et la Sicile, celle surtout qui détruisit Lisbonne en 1756, eurent aussi dans les Pyrénées de puissans retentissemens.

Ces faits s'accorderaient parfaitement avec la présence, dans les Pyrénées, de substances d'origine volcanique; mais, comme il a été dit plus haut dans la note relative à l'étude des divers terrains, ce genre de formation, à moins que l'on n'y rapporte l'ophite, ne s'est offert sur aucun point de ces montagnes aux illustres et nombreux observateurs qui les ont visitées. Les tremblemens de terre qui ont lieu dans les Pyrénées, ne nécessitent nullement, au reste, l'intervention des volcans; et si, dans quelques circonstances, des convulsions éloignées manifestement d'origine volcanique, ont coïncidé avec des agitations plus ou moins fortes dans nos montagnes, on peut penser que le phénomène s'est produit plutôt par continuité que par une sorte de sympathie. En effet, les noyaux granitiques de chaque grande chaine de montagne, ne sont, en quelque sorte, que les membres, les appendices de la charpente générale du globe. Quant à l'état de dégradation et de ruine que les Pyrénées présentent de toutes parts, il peut parfaitement être expliqué et par l'action destructive des eaux, et par des affaissemens, résultats de la contraction et du refroidissement graduel de l'enveloppe terrestre.

§ 20.

Couleur des eaux.

Dans toutes ces montagnes les eaux présentent une limpidité parfaite; elles sont surtout remarquables par les nuances bleues ou vertes. La première a été donnée par M. Davy comme caractéristique des eaux provenant de la fonte des neiges et des glaciers: j'ai eu une foule de fois l'occasion de vérifier l'exactitude de cette remarque. La couleur verte dépend de matières végétales ou minérales en dissolution dans ces eaux, et qui en augmentent la densité.

CHAPITRE III.

VÉGÉTATION. — ÉCHELLE DE VÉGÉTATION PROPORTIONNELLE A L'ÉLÉVATION DES DIVERSES STATIONS. — RÈGNE ANIMAL. — ISARD, OURS, BOUQUETIN, COULEUVRE DES THERMES. — APERÇU ETHNOGRAPHIQUE. — BASQUES, BÉARNAIS, OSSALAIS, BIGOURDANS, ETC.

§ 21.

Nulle part la végétation n'a plus de fraicheur et de force que dans les Pyrénées, surtout dans leur région inférieure et dans les bassins situés vers le pied de la chaîne. Les prairies surtout sont remarquables par la vigueur de ton et la densité de leur verdure. C'est avec admiration que l'œil contemple sur des pentes rapides et à des élévations considérables, des pièces de gazon, pour ainsi dire, sans limites : ce luxe de végétation, à des hauteurs où semble devoir manquer l'humidité nécessaire à son entretien, Végétation.

est dû d'abord à l'abondance des eaux et aussi à l'admirable industrie des paysans qui mettent à profit, avec une habileté sans égale, toutes les chances heureuses offertes par les différences de niveau. Comme toutes les hautes montagnes, les Pyrénées offrent dans leur végétation considérée de leur pied à leur sommet, une sorte de tableau abrégé de la végétation de tout le globe, examinée de l'équateur aux pôles. * On sait en effet qu'aux gigantesques productions des régions équatoriales, qu'à ces forêts si riches, si obstruées que le feu s'y éteint faute d'air pour l'entretenir, succèdent les végétaux plus rares, mais vigoureux encore, des régions tempérées, et qu'enfin, en arrivant aux pôles, expirent les

* La limite supérieure des arbres est, dans les Pyrénées, à 1,230 toises d'élévation absolue; celle des plantes parfaites à 1,700; celle des mousses et des lichens à 1750. Ces limites, dans les Alpes, se trouvent à 200 ou 300 toises de plus d'élévation. La différence, dans les Andes, s'élève jusqu'à 600 toises en plus, et même jusqu'à 1,300, également en plus pour la hauteur des mousses et des lichens. Par opposition, la limite des arbres et celle des mousses et lichens ne s'élève, dans la Laponie, la première qu'à 333 toises, et la seconde à 530 seulement.

arbres, les arbrisseaux, puis certaines fleurs propres aux régions glaciales, et qu'enfin à un maigre gazon font place des mousses et des lichens qui disparaissent sous les neiges et les glaces; de même, le pied des montagnes est occupé par des arbres; puis vient la zone des arbrisseaux, puis celle des plantes *alpestres*,* et enfin celle des gazons et des mousses.

Plantes alpestres.

Parmi les plantes qui succèdent aux gazons et aux mousses, nous mentionnerons la *gentiane dentée*, trouvée par Ramond à la plus grande hauteur à laquelle il soit parvenu dans les Pyrénées; le *camélie moussier*, vu par le même observateur au haut du Pic du Midi.

Arbrisseaux.

Au-dessous de ces espèces hardies et indomptables, se montrent en tête des autres arbrisseaux le *rhododendron*, placé à 300 ou

---

* Ainsi nommées parce qu'elles sont en force sur les Hautes-Alpes, et que les Hautes-Alpes ont donné leur nom à toutes les hauteurs qui leur ressemblent. Ces plantes constituent une *race à part;* aucun soin, aucun traitement ne peuvent les apprivoiser, les acclimater dans les plaines. Cet air leur est mortel comme l'est notre climat pour un lapon ou un groënlandais.

350 toises au dessous des neiges perpétuelles, c'est-à-dire, dans les Pyrénées, vers 900 toises d'élévation absolue.*

Arbres toujours verts.

Les arbres jetés en sentinelles avancées, sont d'abord le *pin cembro*, puis l'*if*, puis enfin la classe des *arbres résineux*, défendus par leur résine contre les intempéries des saisons et bravant la fureur des ouragans par leur feuillage ramassé, ainsi que par les formes trapues et rabougries qu'ils offrent à cette élévation; enfin commencent les hêtres et tous les autres arbres de la plaine.

§ 22.

Règne animal. — Mammifères.

Les Pyrénées nourrissent des *loups*, des *renards*, des *chevreuils*, des *sangliers*, des *isards* et des *ours*. On y trouve aussi des *bouquetins*** et des *lynx;* mais ces deux der-

* Ainsi près de Bagnères-de-Bigorre, le rhododendron ne se trouve que près des cascades de Gripp et au-dessous de la penne de Lhyéris. Le *Bédat* en est dépourvu; on en trouve à peine des vestiges sur le *Mont-Né* qui domine Salut.

** Le bouquetin ressemble un peu aux chèvres; il s'en distingue seulement par des cornes plus grandes, plates en avant et marquées en travers de nœuds

nières espèces ont presque totalement disparu. Le chamois (isard) et l'ours des Pyrénées constituent des variétés distinctes; * le premier, malgré les précipices, les glaces et les neiges où il fait son séjour, et aussi en dépit de la rapidité de sa course et de son admirable adresse à franchir, en bondissant, des espaces énormes, disparaît aussi tous les jours, et sera bientôt rare; le second, ** refoulé sans cesse par les défrichemens et les envahissemens successifs de la culture et des habitations, décimé en outre par les rudes combats que lui livrent incessamment d'intrépides chasseurs, se trouve actuellement relégué

saillans; sa couleur est d'un gris-fauve en-dessus et d'un blanc sale en dessous, et sa taille d'environ deux pieds et demi; quand il se lance d'une grande hauteur, il tourne ses cornes en bas, en mettant sa tête entre ses jambes, pour rompre le choc.

* L'isard est un peu plus petit que le chamois des Alpes et d'une couleur plus claire; il ne s'élève pas autant au milieu des neiges et des glaces que le bouquetin.

** L'ours des Pyrénées est caractérisé par sa taille, moindre que celle de l'ours des Alpes, et par sa couleur qui est généralement le blond jaunâtre sur le corps, et le noir sur les pieds.

dans les profondes forêts de la chaîne centrale. *

Oiseaux. Les oiseaux de proie, *aigles*, *vautours*, *faucons*, *milans*, *éperviers*, sont fort communs; les hautes régions offrent aussi la *fauvette des Alpes*, le *coq de roche*, le *merle d'eau*, le *grimpereau de muraille*, les *craves*,** etc., etc.

Reptiles. Une foule de reptiles, *lézards*, *orvets*, *couleuvres*, *vipères*, habitent les Pyrénées; nous distinguerons seulement la *couleuvre des thermes* (*Coluber thermarum*, Cloquet.) qui pullule auprès des sources thermales, mais principalement aux Eaux-Chaudes et à St-Sauveur, où elle rendait, avant l'établissement de grillages, de fréquentes et innocentes visites aux baigneurs.

Presque tous les *gaves* *** et presque tous les lacs, alimentés par les eaux de fonte de

---

* Les Pyrénées possèdent en propre une espèce d'écureuil, l'*écureuil noir*, et une espèce de taupe, nommée *taupe pyrénaïque*.

** Corbeaux des hautes régions.

*** On donne ce nom dans la partie centrale et orientale des Pyrénées à tous les cours d'eau un peu considérables qui descendent des hautes montagnes, et qui sont entrenus par la fonte des neiges.

neige, nourrissent beaucoup de truites dont la chair est de qualité supérieure.

Existe-t-il un type humain pyrénéen ?

Presque tous les auteurs qui ont écrit sur les Pyrénées, ont décrit les mœurs de ce qu'ils ont bien voulu appeler les *Pyrénéens,* comme si les usages, les habitudes, les préjugés, le caractère, le langage, l'habillement étaient les mêmes dans toute la chaîne, et si les différences d'origine, de nationalité ne tranchaient pas sur les rapports de ressemblance qu'une similitude et une communauté d'habitation impriment à la population qui occupe les Pyrénées. J'ai cru long-temps à l'existence d'un *type humain pyrénéen :* chaque course faite dans les montagnes, m'a démontré la fausseté de cette création imaginaire et gratuite, qui a pris faveur et qui devait la prendre, en raison de sa simplicité et de la tendance qu'ont les voyageurs à généraliser.

Ce que le séjour des Pyrénées donne de commun à leurs habitans n'a rien de spécial, rien de distinctif, rien d'étranger au *caractère montagnard;* c'est tout simplement la forme *alpestre,* si je puis employer, en parlant des hommes, une expression consacrée en botanique pour désigner la physionomie des plantes propres aux grandes chaînes.

Cela est tellement vrai, que l'observateur est obligé, pour découvrir actuellement l'expression originelle des divers caractères nationaux, de s'avancer profondément dans les montagnes; car, sur la lisière, tout se confond sous le niveau de plus en plus envahissant du caractère français. Or, s'il existait un type pyrénéen, une forme qui absorbât et confondît toutes les distinctions d'origine, ce devrait être, il me semble, au centre de la chaîne qu'il devrait se rencontrer. Or, c'est justement là que l'on retrouve dans leur virginité native les usages, les mœurs, les habitudes, le langage, les vêtemens les plus différens et les plus tranchés des diverses races que récèlent les Pyrénées.

Ces différences l'emportent tellement sur les ressemblances, que malgré la communauté de profession, un berger de l'Ariège sera totalement étranger pour un berger du pays basque, et qu'un berger de la Haute-Garonne, malgré le rapprochement des distances, comprendra à peine le langage d'un de ses confrères de la vallée d'Ossau.

Basques. N'ayant pas dessein d'approfondir ce sujet, je me contenterai de dire que la partie la plus occidentale des Pyrénées est occupée par le peuple *basque*, * aussi caractérisé par rapport à ses voisins, que tel peuple que ce soit en Europe par rapport à notre nation.

Viennent ensuite, à partir de la vallée Béarnais.

* Le véritable nom de ce peuple est celui d'*Escaldounac*, et celui du pays qu'il habite *Eskalerra*. La langue qu'il parle s'appelle *Eskouara*. Cette langue n'a rien de commun avec les langues des pays circonvoisins, ni avec aucune langue européenne, ni avec aucune autre langue du monde parmi celles que l'on connaît. D'après le savant baron Walckenaer, elle serait la langue des Vascons, dont les Basques actuels seraient les descendans directs, et à peu près sans mélange.

Les Basques forment une race remarquable par leur taille élevée et bien prise; leurs traits caractérisés, leurs cheveux noirs, leur teint brun et coloré, leur corps droit, nerveux, leur démarche vive, hardie, la force et la souplesse de leurs muscles; leur habillement consiste en une veste longue, rouge ou brune, un gilet blanc, une culotte de la même couleur en été, en velours en hiver, des guêtres blanches (bas sans pieds), des jarretières, une ceinture rouge, un berret bleu, un mouchoir de soie passé négligemment autour du cou et arrêté sur la poitrine par un nœud coulant. Les Basques sont connus par leur fierté dédaigneuse à l'égard des étrangers, leur rebellion aux lois du fisc et de l'administration, leur caractère irascible, violent et vindicatif. En revanche, ils sont francs, fidèles et laborieux; le jeu de paume et la danse font leurs délices.

d'*Aspe* inclusivement, les *Béarnais*,* dont le territoire finit à la vallée de *Lavedan (vallée d'Argelès)*.

---

* Le costume des Ossalais ressemble beaucoup à celui des Basques ; il s'en distingue par la couleur du berret qui, chez eux comme chez tous les autres béarnais, est généralement de couleur brune. Le costume des femmes est fort élégant; le capulet est rouge, bordé de soie; le corsage de velours noir, long de taille, divisé par devant et par derrière en trois pointes bordées d'un ruban de couleur différente. Des rubans de la même couleur que cette garniture s'entrelacent et se croisent au devant de ce corsage ouvert en haut, de manière à laisser voir la chemise toujours d'un beau blanc ; un ruban de velours noir, juste au cou, supporte une jeannette en or; la jupe de dessus est d'une étoffe de laine et souvent bleue, et relevée sur le côté, de manière à laisser voir celle de dessous, qui est également en étoffe de laine, mais rouge. Une bonnette, nouée sous le cou, enveloppe la tête et les cheveux; les jeunes filles seules les laissent flotter en nattes sur leurs épaules.

Les Béarnais, quoique voisins des Basques, en diffèrent beaucoup; car peu de populations méridionales sont plus affables pour les étrangers, plus soumises aux lois et au pouvoir administratif, de mœurs moins vindicatives et moins turbulentes ; en revanche, on reproche aux Béarnais leur esprit railleur, leur finesse, leur esprit processif et leur amour de la bonne chère, surtout du vin. Le patois béarnais est emprunté en majeure partie aux langues grecque, latine, espagnole et celtique. Il est doux, harmonieux, expressif.

Cette vallée, ainsi que la vallée de *Campan*, la vallée d'*Aure* et la vallée de *Louron*, sont peuplées par les *Bigorrais* ou *Bigourdans*. *

A la vallée de *Larboust* inclusivement jusqu'à la vallée espagnole d'*Aran*, se montrent les *Languedociens*. Les vallées du *Salat* et de l'*Ariège*, ainsi que celles de l'*Aude*, de la *Téta*, et du *Tech*, sont habitées par une population presque espagnole pour la langue, les habitudes, les mœurs et la manière de se vêtir.

---

* Le costume bigorrais se distingue du costume béarnais par le bonnet phrygien en laine brune ou blanche, qui remplace le berret, et par la fréquente absence de la ceinture rouge, obligatoire pour tout béarnais. La veste et le pantalon, comme dans le Béarn, sauf les Ossalais, sont en étoffe grossière et brune.

Les Bigorrais ont des formes moins agréables, moins avenantes que les Béarnais; ils sont aussi moins industrieux, plus irascibles et plus vindicatifs : en revanche, ils sont moins adonnés à la boisson et à la raillerie. Leur patois ressemble beaucoup à celui des Béarnais; mais faisant moins d'emprunt aux langues grecque et latine, il est moins harmonieux et plus accentué.

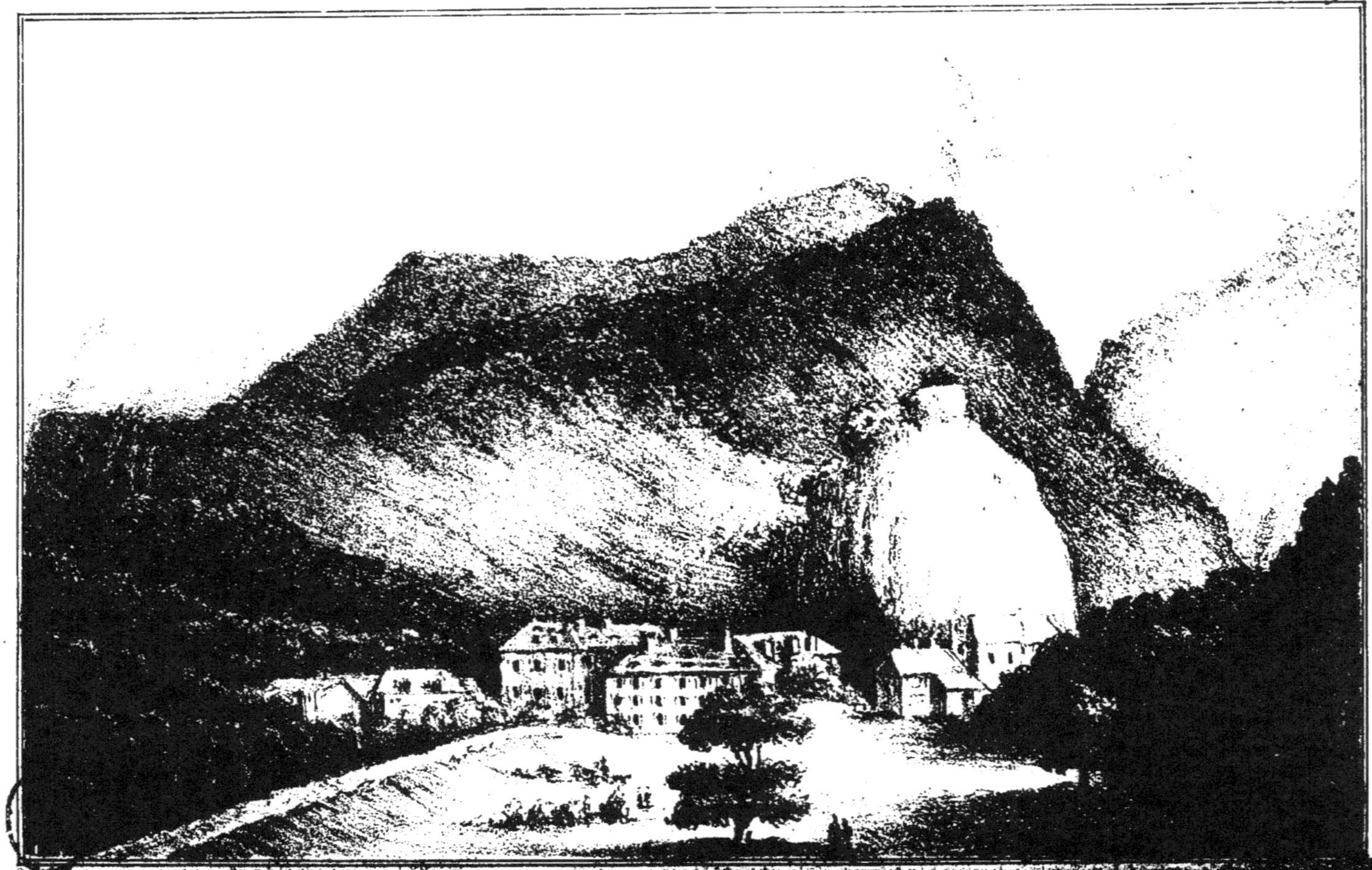

LIVRE II.

VALLÉE D'OSSAU. — EAUX-CHAUDES. — EAUX-BONNES.

(BASSES-PYRÉNÉES.)

CHAPITRE I.

ROUTE DE PAU A LARUNS.

Vallon du Neiss. — Rébénac; son pic. — Source du Neiss. — Sévignac. — Vue du bassin d'Arudy. — Izeste. — Loubie. — Vallée d'Ossau. — Castet; Bielle. — Laruns. — Route des Eaux-Chaudes. — Route des Eaux-Bonnes.

§ 23.

Le *gave d'Oloron* se forme au-dessous de la ville de ce nom, de la réunion du gave d'*Ossau* avec celui d'*Aspe*. C'est en remon- Gave d'Oloron.

tant le cours du premier que l'on arrive au fond de la vallée d'*Ossau*,* aux *Eaux-Chaudes* et aux *Eaux-Bonnes*. Le chemin le plus ordinaire, quand on part de Pau, consiste à gagner l'embouchure de cette vallée par le vallon du *Neiss*, qui n'en est séparé que par des collines peu élevées.

Vallon du Neiss.

Pour suivre cette direction, on traverse le gave de Pau sur un beau pont en pierre formé de sept arches. De belles avenues d'acacias, de peupliers et de platanes conduisent dans l'étroit vallon parcouru par les eaux sinueuses et limpides du *Neiss*, dont on suit la rive gauche. Après un parcours d'environ huit quarts de lieue, on rencontre le village de *Gan*, célèbre par la naissance de l'historien *Marca* et la qualité de ses vins. Au-delà, les collines se rapprochent et laissent apercevoir des bancs continus de roches calcaires blanches, qui traversent le lit de la rivière et forment plusieurs ressauts;** à une distance

* *Ursis saltus* (bois des ours), ancien pays des *Osquidates Montani*.

** Ces ressauts sont d'autant plus curieux à examiner, qu'ils fournissent un exemple de la manière dont se sont formées et se creusent tous les jours un grand

à peu près égale, et au point de jonction des routes de Nay et d'Oloron, est situé Rébénac, dominé vers la droite par le château de *Bitaubé,* traducteur d'Homère. On voit ensuite à gauche la butte de marbre gris, décorée par les habitans du nom du *Pic de Rébénac,* de laquelle on domine toutes les collines adjacentes. De sa base sourd à gros bouillon et de profondeurs que l'on ne peut sonder, la source principale et énorme du *Neiss*, que l'on a, sous ce rapport, comparée à celle de Vaucluse. Des blocs granitiques, mêlés et confondus dans les prairies qui séparent Rébénac du hameau de Sévignac, sont les témoignages muets et pourtant éloquens des révolutions considérables dont ce

Rebénac, pic, source du Neiss.

---

nombre de vallées transversales. On voit, en effet, l'eau du Neiss attaquer ces couches presque perpendiculaires par les intervalles qu'elles laissent entre elles, et scier, pour ainsi dire, chaque couche en particulier. On doit remarquer aussi que ces couches sont dirigées parallèlement à la chaîne, et relevées au midi comme pour s'appuyer sur les hauteurs centrales; ce qui indique clairement que le dernier soulévement de la chaîne pyrénéenne est postérieur à la formation dans les eaux et sur un plan horizontal des couches précédentes.

vallon, actuellement si paisible, a été autrefois le théâtre. Nul doute, en effet, qu'un cours d'eau puissant et descendu des hautes montagnes granitiques, ne s'y soit autrefois creusé un lit; car le mince filet d'eau qui maintenant y murmure est incapable de rouler des masses aussi lourdes, et qui d'ailleurs n'ont pu être fournies par les montagnes du voisinage exclusivement calcaires. Ce cours d'eau était-il le gave actuel avant qu'il eut pris son cours vers Oloron? était-ce seulement un torrent à cours intermittent et temporaire, fourni par le débordement et l'exhaussement des eaux du gave à l'époque des crues? C'est ce qu'il est impossible de déterminer.

§ 24.

Bassin d'Arudy.

Du coteau de Sévignac, éloigné d'environ cinq lieues et demie de Pau, on domine le magnifique bassin d'*Arudy*. On peut difficilement se faire une idée de la richesse et de l'élégance de cette entrée de la vallée d'Ossau. A vos pieds est Arudy, surmonté au midi par la blanche chapelle de St-Michel, posée sur une des buttes calcaires en ruine qui s'élèvent de toutes parts; plus loin se montre *Izeste*, patrie des Bordeu, dominé par les hautes montagnes de marbre gris, où s'ouvre la belle et célèbre grotte d'*Espalungue;* enfin, de l'autre côté du gave, décrivant ici de ces eaux d'azur un large demi-cercle, apparaissent les blanches et coquettes maisons de Loubie; au sud, la vallée remonte en une profonde avenue vers de hautes cimes couronnées de neiges et de noires forêts.

Loubie. Pont Neuf. Castet, Bielle.

La route descend doucement vers les fertiles rivages du gave d'Ossau, qu'elle franchit à *Loubie* sur un pont en pierres de taille, dit le *Pont Neuf.* A partir de ce point, les montagnes se rapprochent et resserrent la culture sur les bords du torrent; elles prennent en même temps, surtout sur la gauche, quelque chose d'austère qui fait pressentir les formes puissantes de la nature au milieu de laquelle on va pénétrer. Bientôt, sur la rive droite du gave, se voit caché sous la verdure et derrière un double massif de rochers, le hameau de *Castet*. Sur l'un des rocs sont les ruines du château de *Castel-Jaloux*, bâti par Gaston-Phœbus; sur l'autre s'élève l'antique église du pays. Dans le même bassin que Castet, mais sur la rive opposée et au confluent avec le gave de l'*Arriumage*, descendu des hauteurs qui séparent Ossau d'Aspe, se montre le bourg de *Bielle*, ancienne capitale de toute la vallée; au-dessus s'élèvent les rians talus des immenses pâturages de *Benou*,* bordés par une belle forêt de sapins.

§ 25.

Au-delà, les montagnes se resserrent de nouveau et présentent toujours le même aspect jusqu'aux approches du bourg de *Laruns*; celles de droite renferment des hêtres et des sapins, celles de gauche sont absolument nues. Ces dernières offrent de bonnes ardoises entre *Béon* et *Loubie-Soubiran*, et près de ce dernier village, une belle qualité de marbre blanc, transparent comme celui de Carrare, mais malheureusement souvent altéré par des teintes grisâtres et par de nombreuses fissures.

Laruns. Le bourg de *Laruns* est à environ trois lieues et demie de poste de Sévignac; il occupe l'angle septentrional du bassin qui le

* Un sentier conduit de Bielle, par les pâturages de Benou, à *Bedous* dans la vallée d'Aspe; on peut le parcourir à cheval.

renferme. Il semble le dernier endroit habitable, et toucher à la formidable barrière de rochers qui ferme la vallée ; il faut être bien sûr de sa route pour avoir même la pensée de rien supposer et chercher derrière ce groupe peu grâcieux de maisons éparpillées sans ordre et sans aucune régularité. La route royale, étranglée dans cette triste bourgade, reprend au-delà sa largeur, et franchit sur un pont en bois l'affreux torrent de l'*Arriousé*, le plus souvent à sec, mais véritable avalanche de blocs et de débris de toute espèce, à la suite des orages et des fontes de neige. Bientôt se présente à droite la rampe un peu escarpée, mais suffisamment large, qui mène aux *Eaux-Chaudes*, tandis que le chemin dirigé à gauche conduit aux *Eaux-Bonnes*.

Route des Eaux-Chaudes, route des Eaux-Bonnes.

CHAPITRE II.

VAL DES EAUX-CHAUDES.

Rampe qui conduit au passage de Hourat. — Village et établissement. — Sources; propriétés physiques, chimiques et thérapeutiques.

§ 26.

Hourat. C'est en vain que l'œil cherche à découvrir dans la direction du sud l'embouchure d'un vallon, une haute muraille de roche ferme la vallée dans cette direction. Après quelques minutes d'une rude montée, on voit cependant une sorte de fente que l'on supposerait, à cette distance, à peine suffisante pour admettre un cavalier et sa monture. A mesure que l'on approche, ce passage semble augmenter de largeur, et l'on découvre bientôt, avec admiration, une route praticable pour les voitures, creusée à vif dans le roc, dans une longueur d'environ deux cents pieds et à une profondeur quelquefois de plus de quatre-vingts. Ce défilé est connu sous le nom de ***Hourat***, qui, en béarnais, signifie trou; il remplace l'ancien sentier qui était fort dangereux et fort pénible; il a été effectué sous l'administration de M. d'Etigny, et d'après les plans du directeur de la monnaie de Pau, qui reçut de Louis XV le cordon de St-Michel en récompense de ces travaux.

§ 27.

La route, au-delà de cette formidable barrière, plonge à une hauteur considérable sur le *gave de Gabas* ou des *Eaux-Chaudes*, à l'endroit où ces eaux, après avoir creusé tout le vallon supérieur, ont brisé la formidable digue que le rocher de *Hourat* élevait entre lui et le bassin de Laruns. C'est un beau spectacle que celui de ces deux défilés, situés à quelques toises de distance, l'un ouvert en un abîme par la nature, l'autre n'entamant que la crête de la montagne, mais taillé par la main de l'homme. Une espèce d'oratoire, consacré à la Vierge, est pratiqué vers la fin du passage dans la partie gauche du rocher. Il fut destiné à rappeler le souvenir du voyage que fit aux *Eaux-Chaudes*, en 1591, Catherine de Navarre, sœur d'Henri IV.

Au-delà du *Hourat*, la nature prend un aspect des plus sévères et des plus pittoresques.

Village des Eaux-Chaudes.

La route, toujours plane, conduit en une demi-heure au village des *Eaux-Chaudes*, tristement assis au pied d'escarpemens menaçans et au milieu d'une gorge où ont peine à descendre, pendant quelques heures, les rayons d'un soleil vertical. La première impression est pénible, mais l'œil s'accoutume peu à peu aux sauvages beautés d'alentour; il finit même par trouver quelques charmes aux accidens nombreux de cette nature puissante et grandiose.

§ 28.

Etablissement thermal.

L'établissement thermal semble plutôt construit dans le dessein d'en faire un hôtel, que dans celui d'y administrer des bains. * On

* Une somme de trois cent mille francs, en partie votée par la commune de Laruns, et en partie fournie par l'état et le département, va servir à l'érection d'un fort bel établissement. Grâce à ces changemens et à

peut dire que ces derniers sont tout-à-fait sacrifiés. En effet, on ne leur a réservé qu'un rez-de-chaussée, situé à plus de dix pieds de profondeur au-dessous de la rue; et le premier et le second étages sont occupés par des logemens et un restaurateur.

§ 29.

Les sources toutes sulfureuses et au nombre de six, sont : Sources

---

la nombreuse clientelle que la réputation de l'inspecteur actuel, M. Bayle, médecin de l'hôpital de Pau, conduit aux Eaux-Chaudes, cette triste vallée va, d'ici à peu d'années, se couvrir de jolies habitations, et donner asile, pendant la saison des eaux, à de riches et brillans personnages. M. Bayle est aidé dans ses fonctions d'inspecteur par M. Laffore, d'Oloron, inspecteur adjoint.

(Mars 1841.) Des renseignemens pris sur les lieux depuis que des travaux récens ont été exécutés sur les indications de MM. François et Fontan, viennent corroborer mon opinion relativement à l'aménagement de la source de l'Esquirette. En effet, on a obtenu pour cette source un accroissement de température d'environ deux degrés et demi centésimaux. En outre, le volume d'eau a été considérablement augmenté. Nous avons vu avec plaisir que, d'aprés ces résultats, on avait sagement subordonné la construction de l'établissement à l'aménagement des sources.

TEMPÉRATURE.

NOMS DES SOURCES.	FONTAN. 22 septembre 1835.	FONTAN. 22 septembre 1837.	LONGCHAMP	LEMONNIER. — 20 octobre 1840
Le Clot*.....	36 15	36 00	35 25	35 75
Le Rey......	33 65	34 00	33 60	34 10
L'Esquirette..	32 00	32 60	34 00	33 00
Baudot......	27 25	27 10	27 25	26 75
L'Aressecq...	25 10	25 10	25 10	25 60
Mainvielle. ..	00 00	00 00	11 10	11 60

* La source du *Clot* a son point d'émergence sous le chemin actuel. On s'y baignait autrefois dans un trou, comme l'indique son nom *(clot, trou)*. La chaleur était telle que les baigneurs les plus durs, les paysans les moins sensibles, pouvaient à peine y demeurer quelques minutes. La température actuelle est évidemment inférieure à l'ancienne; cette perte tient à la distance que l'eau a à parcourir, et aussi, sans doute à l'imperfection des canaux qui laissent dissiper le calorique, et reçoivent peut-être, dans leur intérieur ou à leur extérieur, des eaux d'infiltration. On devrait bien chercher, dans les travaux que l'on va commencer, à faire gagner un peu de chaleur à l'eau qui arrivera aux douches; la température actuelle n'est pas toujours suffisante pour la guérison des maladies qui en réclament l'emploi. L'*Esquirette* a aussi baissé en température au moins d'un degré; le *Rey* est dans le même cas. Que de-

Principes sulfureux.

Rangées d'après leur plus ou moins grande richesse en principes sulfureux, elles viennent dans l'ordre suivant :

FONTAN.	LONGCHAMP.	LEMONNIER. *
Le Rey.	L'Esquirette.	Le Clot.
Le Clot.	L'Aressecq.	L'Esquirette.
L'Esquirette.	Baudot.	L'Aressecq.
L'Aressecq.	Le Clot.	Le Rey.
»	Le Rey.	Baudot.
Mainvielle.	Mainvielle.	Mainvielle.

viendront ces eaux, si l'on n'entreprend pas quelques travaux, pour leur rendre leur chaleur primitive, avant de les faire voyager, comme on en a le dessein, pour les amener dans l'établissement projeté? Quand donc en reviendra-t-on à exploiter les sources à leur point d'émergence, et disposera-t-on les bâtimens pour les sources et non les sources pour les bâtimens? A voir promener ainsi les eaux, on dirait qu'elles n'ont ni gaz, ni calorique à perdre.

* Je n'ai pas la prétention de comparer l'examen superficiel que j'ai fait de ces eaux, aux travaux des deux chimistes dont il est ici question. Mais comme on est porté à croire plus encore à soi-même qu'aux autres, lors même qu'on s'incline devant des lumières étrangères supérieures, je consigne ici les résultats que j'ai obtenus et auxquels j'attache même quelque importance. Le moyen employé par moi pour juger

Propriétés physiques.

Ces eaux sont limpides et incolores ; elles répandent l'odeur d'œufs couvis ; leur saveur beaucoup moins prononcée que celle des *Eaux-Bonnes*, ne m'a point paru, quoiqu'on en ait dit, plus désagréable que celle des autres sources sulfureuses : je donnerais même, quant au goût, la préférence aux eaux des sources de *Baudot* et de l'*Aressecq* sur toutes les autres eaux de même nature des Pyrénées.

---

la quantité relative de principes sulfureux, consiste tout simplement à soumettre une pièce d'argent bien brillante au contact de l'eau dans un verre, et à compter le nombre de secondes pendant lequel elle reste plongée. On n'a plus, une fois la même opération exécutée pour chaque source, qu'à comparer entre elles les pièces d'argent. L'eau qui, dans le même espace de temps, brunit davantage l'argent, est évidemment la plus chargée. Ce moyen est mis en défaut, quand on a à juger l'action d'une eau sulfureuse très chaude ; car alors le calorique aide singulièrement à la production d'une teinte foncée. Le seul moyen préférable à celui que j'indique, consiste dans l'emploi de l'eau iodée. Mais il y a cette seule différence, que, dans ce cas, on compte le nombre de gouttes d'iode nécessaire pour bleuir l'eau amidonnée, versée dans l'eau sulfureuse, et dans le premier, le nombre de secondes nécessaire pour la production du *noircissement* de la pièce d'argent. Ceci ne dispense pas au reste de l'examen par les réactifs.

§ 30.

Elles sourdent toutes au pied de la montagne qui domine le village à l'est et sépare les deux vallons des *Eaux-Bonnes* et des *Eaux-Chaudes*; elles ont leur point d'émergence entre le granit et le calcaire primitif. Elles sont exploitées, le *Clot* dans un pavillon séparé nouvellement construit, l'*Esquirette* et le *Rey* dans le grand établissement, *Baudot*, l'*Aressecq* et *Mainvielle* à une petite distance de l'établissement.

Terrain où les sources ont leur point d'émergence.

Le pavillon du *Clot* renferme six baignoires, une douche et une buvette assez suivies. Il est beaucoup mieux tenu que l'établissement dont les cabinets sont étroits, obscurs et d'une propreté fort douteuse. La douche manque de chute, mais elle est encore préférable à celles du *Rey*, dont les robinets ne sont guère élevés qu'à dix-huit pouces ou deux pieds au-dessus des baignoires. La source de l'*Esquirette*, exploitée dans le pavillon nord de l'établissement, fournit à sept cabinets de bain et à la buvette la plus suivie. Celle du *Rey* alimente sept autres cabinets placés dans le pavillon sud.

Pavillon du Clot, établissement.

Les sources de *Baudot*, de l'*Aressecq* et de *Mainvielle* ne fournissent qu'à des buvettes.

§ 31.

Propriétés médicales.

A ne consulter que la situation topographique, que la composition chimique de ces eaux, on serait tenté de les assimiler aux *Eaux-Bonnes*, dont elles ne sembleraient différer que par un degré plus faible d'énergie. Les sources les plus chargées des Eaux-Chaudes ne renferment, en effet, que les deux tiers du principe sulfureux contenu dans les Eaux-Bonnes. Il semblerait cependant, d'après certains observateurs, que l'expérience serait tout-à-fait en opposition avec ces données théoriques, et aurait au contraire démontré une activité plus grande résidant dans les Eaux-Chaudes que dans leurs voisines. Telle est l'opinion professée par Bordeu, et répétée après lui, et peut-être bien aussi d'après lui. Néanmoins, on voit par l'énumération que fait ce grand médecin des affections qui y sont traitées avec succès, par les conseils qu'il donne, que ces eaux ne sont pas aussi *fougueuses*, aussi peu *traitables* qu'on pourrait le penser au premier abord. En effet, il recommande de se servir pendant toute la journée, et en boisson ordinaire, de l'eau de l'*Aressecq*, et cela après avoir pris le matin celle du *Rey* ou de l'*Esquirette*. Or je pense que peu de tempéramens se trouveraient bien d'un tel volume de boisson sulfureuse, pris même aux *Eaux-Bonnes*. Suivant Bordeu, ces eaux seraient surtout efficaces dans le traitement des *engorgemens du foie* et *de la rate*, des *coliques*, des *diarrhées chroniques*. Il ajoute qu'elles passent pour spécifiques contre toutes sortes de *maux de tête invétérés* : les *migraines*, les *vertiges*, les *éblouissemens*. Or l'énumération des affections précédentes n'est certes pas du domaine d'eaux bien fortes et bien actives. Quant à la réputation d'énergie de la source de *Mainvielle*, réputation dont on a étayé tant de raisonnemens en faveur de l'inutilité des analyses chimiques, sa force *purgative irritante* tient peut-être à sa température fort basse. Toute eau très fraîche, bue pendant les chaleurs de l'été, en ferait tout autant, et loin de s'étonner qu'elle ait une telle action possédant si peu de principes sulfureux, on devrait au contraire trouver la raison de cette action dans cette absence.

CHAPITRE XIII.

VAL DES EAUX-CHAUDES.

(AU-DESSUS DES BAINS.)

Gorge de Gabas.— Grotte d'Espalungue.— Traversée des Eaux-Chaudes aux Eaux-Bonnes par la montagne. — Pont d'Enfer. — Hameau de Goust. — Gave et solitude de Susoueou. — Vue du Pic du Midi et du rocher de Pombie. — Bassin et hospice de Gabas. — Gorge de Broussette - Case. — Port d'Anéou.— Gorge de Bious.— Col des Moines.

§ 32.

Après les bains, les montagnes moins rapprochées laissent parvenir un peu plus d'air ;*

---

* Un sentier fort raide, tournant à gauche derrière la dernière maison du village, conduit à la grotte d'*Espalungue* et au sommet de la montagne qui sépare les Eaux-Chaudes des Eaux-Bonnes. La première excursion est une simple promenade à la portée de tout le monde ; la seconde est une course assez pénible, mais sans danger, à moins qu'on ne veuille,

un chemin large et uni suit la rive droite du Gave jusqu'à environ un quart de lieue du village. Là, il traverse sur la rive opposée qu'il remonte jusqu'à *Gabas*. Le pont en bois jeté en cet endroit sur le torrent, a reçu le nom de *Pont d'Enfer;* sa hauteur d'environ soixante à quatre-vingts pieds au-dessus des Pont d'Enfer.

---

comme je l'ai fait, la tenter à cheval. La vue dont on jouit sur les deux gorges et sur le bassin de Laruns dédommage en partie de la fatigue ; elle doit être magnifique, si j'en juge par les quelques échappées que le brouillard me permit dans ce pénible trajet, rendu plus long et plus fatigant encore par l'ignorance d'un guide qui s'égara avec nous sur les hauteurs. Cette course demande ordinairement trois heures de marche.

La grotte est longue de plus de trente toises ; l'ouverture a environ soixante pieds de hauteur et autant de largeur : on y apercevait autrefois, à la lueur des flambeaux, les plus magnifiques ouvrages de l'art ; ce n'étaient que colonnes, sculptures et voûtes superbes, et il n'était point d'ordre d'architecture que la nature n'eût employé : corniches, trumeaux, tableaux, tout s'y trouvait ; le vulgaire y apercevait (toujours à la lueur des flambeaux), le cheval du grand Roland, la cuirasse et les armes de ce héros ; mais le vandalisme des visiteurs a presque tout détruit ; une colonne a échappé par sa masse; elle est longue d'environ dix pieds et épaisse de deux; c'est une pièce vraiment digne d'attention quand on réfléchit à son mode de formation. Combien en effet a-t-il fallu de gouttes d'eau, venant déposer le carbonate de chaux qu'elles

eaux du gave qui mugit, l'élévation considérable et la hardiesse des montagnes, le bruit lointain des cascades supérieures, tout cela justifie assez bien cette dénomination.

Hameau de Goust.

Auprès s'élève un petit moulin, dont la roue est mue par les eaux argentées d'une charmante cascade, descendue des hauteurs où est situé le solitaire hameau de *Goust*. Un sentier très praticable, même à cheval, que l'on rencontre à quelques pas du pont, conduit, par des rampes bien ménagées, dans cette fraiche solitude. En continuant de remonter le cours du gave, on arrive à *Gabas*, distant des Eaux-Chaudes d'environ 5,000 toises. *

---

tenaient en dissolution pour produire cette énorme stalactite? Combien en faudra-t-il de celles dont l'on entend la chute monotone pour rendre à ce palais en ruine son antique splendeur? Le bruit du torrent qui la parcourt dans toute son étendue, et qui redouble à l'approche du gouffre étroit qui, placé à quelques pieds de l'entrée, l'engloutit tout entier, ajoute un nouveau charme à la visite de cette belle grotte.

* Un quart d'heure avant d'arriver à Gabas, la vallée tourne subitement à droite, tandis qu'un des affluens du gave de Gabas, celui de *Susoueou*, descend des solitudes qui vont rejoindre celles des parties supérieures du cours du gave des Eaux-Bonnes et des lacs

La dernière maison de ce hameau composé de cinq à six habitations, est à la fois le bureau de la douane et un hospice. Rien n'est plus pittoresque que le petit bassin de Gabas, situé au pied du Pic du Midi et des hauteurs de Pombie. La douce verdure des prairies y constraste avec les teintes noirâtres et sévères des sapins ; et les roulemens de la voix du gave s'y mêlent au bruissement du moindre souffle de vents dans les forêts. C'est une charmante course à entreprendre pour l'amateur de la grande et sublime nature. Bassin de Gabas, hospice.

§ 31.

Là se présentent les gorges de *Broussette* et de *Bious*, qui décrivent une circonférence presque complète autour du Pic du Midi d'*Ossau*,* dont elles ceignent la base ; celle Gorges de Broussette, et de Bious.

---

de l'*Ours* et d'*Artouste* placés au pied de *Som de Seube*. On peut à pied, mais muni d'un bon guide et avec quelque fatigues, passer par les pâturages de Susoueou, de la vallée des Eaux-Chaudes dans celle des Eaux-Bonnes. Cette excursion n'est pas, dit-on, sans agrément.

* La hauteur de ce pic est de 1,551 toises au-dessus du niveau de la mer. On en fait ordinairement l'ascension en trois ou quatre heures, à partir de Gabas

de *Bious* est à droite, celle de *Broussette* à gauche; toutes deux sont arrosées par des torrens de même nom, dont la réunion a formé le petit bassin de Gabas, et donne naissance au gave de Gabas. Elles versent en Espagne; la première, par le *Col des Moines;* la seconde, beaucoup plus fréquentée, par les ports d'*Anéou* et d'*Arrious* dans la vallée de Salient. A trois heures de Gabas et à environ une heure de la frontière, se trouve la *Case de Broussette*; c'est l'asile des bergers et aussi l'hôtellerie de ceux qui passent en Espagne, ou qui de ce côté viennent visiter le Pic du Midi d'Ossau, ou seulement le magnifique observatoire de Pombie.

---

et en suivant le sentier de Bious, qu'on abandonne bientôt pour en prendre un autre à gauche. Cette course, réputée autrefois très dangereuse et très pénible, est actuellement tentée par bon nombre d'étrangers; il en est d'elle, au reste, comme de beaucoup d'autres, les difficultés s'évanouissent avec la fréquentation des lieux et l'enseignement pratique des guides,

CHAPITRE IV.

VAL DES EAUX-BONNES.

Village des Eaux-Bonnes. — Sources minérales; propriétés physiques, chimiques et médicales. — Butte du Trésor. — Cascade du Valentin. — Promenade Jacqueminot. — Prairies d'Iscos. — Pic de Gabisos. — Col de Tortes. — Route des Eaux-Bonnes à Cauterets, par la montagne.

§ 34.

Laissant à droite la rampe qui conduit aux Eaux-Chaudes, on traverse bientôt le *gave de Gabas*, sur un pont de pierre, et, tournant à l'est, on cotoie en montant la triste forêt d'*Assouste*, qui couvre toutes les pentes du midi. Au niveau du château *d'Espalungue*, situé à gauche au milieu de prairies, la route joint le Valentin, dont les eaux mugissantes et profondément encaissées ont creusé la petite vallée des Eaux-Bonnes. Sur sa rive

Villages d'Assouste et d'Aas.

droite se voient suspendus aux flancs d'une montagne calcaire, les villages d'*Assouste* et d'*Aas*. Les bords du chemin taillé d'écharpe dans les flancs des montagnes de droite et au travers d'immenses atterrissemens, cachent encore quelque temps la vue du village des *Eaux-Bonnes*. On y touche déjà que l'on s'en croirait encore à une grande distance; mais, tout-à-coup, il apparaît avec ses blanches maisons, sa belle allée de peupliers, et son site retiré et sombre, dominé par la cime hardie du *Pic du Ger*.

§ 35.

Village des Eaux-Bonnes.

On comptait à peine, il y a quelques années, une douzaine de maisons aux Eaux-Bonnes; aujourd'hui, il en existe plus de vingt, et chaque jour la mine fait sauter des quartiers de roche pour en asseoir de nouvelles. Plusieurs rivalisent d'élégance avec les plus jolis hôtels de la Chaussée-d'Antin. Nulle part dans les Pyrénées, pas même dans le voisinage de l'établissement thermal à Luchon, on ne voit dans les constructions autant d'art et de symétrie; mais il faut le dire, cette magnificence tranche si durement avec la nature sauvage de ces lieux, qu'il en résulte quelque chose de triste et de fatigant. Telle est l'impression que ce petit morceau de grande ville a produit sur moi et sur beaucoup d'autres visiteurs. N'aurait-on pu avoir ici ses aises, comme à *St-Sauveur*, comme à *Bagnères-de-Bigorre*, sans défigurer entièrement un site assez joli? Est-ce donc pour avoir des maisons alignées et parées que l'on vient aux Pyrénées? Il me semble que tout ce luxe, au milieu d'une nature paisible et solitaire, s'oppose à la douce quiétude que les malades viennent chercher aux eaux. *Cauteretz* donne actuellement aussi dans ce mauvais goût, et d'ici à quelques années, les *Eaux-Chaudes* en feront autant. Heureusement pour *Bagnères* que la ville est bâtie, sans quoi probablement la même épidémie s'y répandrait et transformerait nos simples, mais propres, commodes et pittoresques maisons en tristes palais au petit pied; il ne manque au travestissement parisien des *Eaux-Bonnes* que de petites buttes, de petits kiosques, de petits jets d'eau, de petites forêts dans de petits jardins soi-disant anglais.

§ 36.

Sources de Bonnes.

On trouve quatre sources à *Bonnes*; mais en réalité il y en a à peine trois; car les deux premières sont évidemment des filets ayant positivement la même origine, et presque le même point d'émergence. Ce sont :

La Vieille ou la Buvette...........	33° 25
La Neuve..........................	31
Ortech............................	23
La Froide.........................	15

Temp.— Lemonnier.— 21 octobre 1840.

Les trois premières sortent de la Butte du Trésor et d'une couche de marbre gris immédiatement située au-dessus du granit.

La Vieille. La Neuve. Ortech.

La *Vieille* et la *Neuve* sont exploitées dans l'établissement : la première fournit à la buvette et à cinq baignoires; la seconde à six baignoires et à une douche seulement, mais on est obligé de la chauffer; celle d'*Ortech* vient d'être nouvellement remise à jour, elle coule derrière la Butte du Trésor dans le voisinage de la cascade.

La Froide

La *Froide* coule au pied de la forêt et de la montagne de Gourzi; elle est uniquement utilisée en boisson.

L'établissement nouvellement construit est petit, mais de bon goût et commode : au reste, le peu d'abondance des eaux ne nécessitait pas plus de développement. Établissement.

Les Eaux-Bonnes sont limpides et pétillent dans le verre, leur saveur est douceâtre et un peu amère, leur odeur est médiocrement forte et analogue à celle des autres eaux sulfureuses. Les canaux et les pierres sur lesquels elles passent sont enduits d'une couche assez abondante de glairine et de sulfuraire. Propriétés physiques.

Elles forment, avec le nitrate d'argent, un précipité gris-noir fort abondant, qui, traité par l'ammoniaque, diminue d'environ moitié, et avec l'acétate de plomb, un précipité brun-noir également très abondant. Elles précipitent enfin assez abondamment par l'oxalate d'ammoniaque, et légèrement par la chlorure de baryum; le sirop de violettes est légèrement verdi; le tournesol n'est nullement modifié; le papier rougi par un acide, est promptement ramené au bleu. Propriétés chimiques.

Il résulte des expériences précédentes que ces eaux contiennent une assez grande abondance de principe sulfureux, et en outre des quantités considérables de chlorures, des traces notables de chaux, que l'on peut croire combinées avec l'acide sulfurique. Le *faible* verdissement du sirop de violettes indique manifestement qu'il n'y a pas, comme l'a prétendu M. Longchamp, de soude à l'état caustique ; il tient simplement à la présence des carbonates alcalins.

La quantité de sulfure de sodium trouvée par M. Longchamp dans l'eau des sources de la Buvette et de la Neuve, est de 0,0251 de gramme pour un litre d'eau. M. Fontan a obtenu un nombre peu différent.

§ 37.

Vertus thérapeutiques.

La réputation des Eaux-Bonnes est presque aussi répandue que celle de Barèges; mais elle est beaucoup plus ancienne, car elle est antérieure à la bataille de Pavie ; elles reçurent en effet à cette époque le nom d'*Eau d'arquebusades*, en raison des salutaires effets qu'elles produisirent dans le traitement des soldats d'Henri blessés à cette fameuse bataille ; elles étaient donc regardées à cette époque surtout comme *vulnéraires*, comme capables de déterger de vieilles plaies, d'aider à la suppuration, de faciliter la sortie des esquilles dans les cas de carie, de raffermir les tissus, etc.

Ce n'est guère qu'à partir des Bordeu que l'on s'en est servi pour conserver quelque temps, si non *guérir radicalement,** des individus qui, suivant le langage de Théophile Bordeu, *avaient craché le pus et le sang*. On voit que ces illustres médecins n'ont jamais cru guérir la phthisie pulmonaire par l'emploi des Eaux-Bonnes ; que leur prétention, comme celle des plus célèbres praticiens de notre époque, se bornait à éloigner des véritables pulmoniques une mort prochaine. En effet, si on lit attentivement le passage relatif aux guérisons de *fièvre hectique* et de *marasme,* on voit que cet état n'était pas dans ces cas rapporté à une affection tuberculeuse pulmonaire parvenue à ses derniers périodes, sans quoi Bordeu n'aurait pas parlé séparément de chacune de ces affections ; il parait clair qu'il n'avait alors en vue que la guérison d'un état de dépérissement existant sous l'influence d'un état nerveux, de l'hystérie ou de l'hypocondrie, etc. Il les recommande également contre les rhumes récens et invétérés, contre l'asthme humide,

---

* Lettre IX. Théop. Bordeu.

contre toutes les maladies de l'estomac, les pâles couleurs, les fièvres intermittentes, les rhumatismes et toute sorte d'obstructions; enfin, il en prescrit l'usage pour équilibrer les différens élémens, les diverses forces de l'organisme.

On voit, d'après ce qui précède, que la thérapeutique de ces eaux n'a guère changé depuis Bordeu; si ce n'est que leur ancienne réputation pour la guérison des blessures, des ulcères chroniques, des affections des os, a passé presque entièrement à Barèges qui, je crois, la mérite à plus d'égard, mais surtout en raison de la température plus convenable et de la minéralisation plus forte de ses eaux. Le défaut de température devait nécessairement aussi faire abandonner aux Eaux-Bonnes le traitement des rhumatismes, et c'est ce qui est arrivé; car ces affections sont combattues avec bien plus de chances de succès aux Eaux-Chaudes. Ainsi donc, les propriétés vulnéraires des Eaux-Bonnes, comme les appelait Bordeu, sont à peu près oubliées actuellement, sinon dans le pays et les localités voisines où l'histoire de leurs succès en ce genre se transmet par tradition.

Je n'ai, dans cet ouvrage, aucun désir d'empiéter au profit de Bagnères-de-Bigorre sur aucun des établissemens voisins; mais on peut et on doit rendre justice aux autres et à soi-même.

Le Eaux-Bonnes ne sont pas aussi douces, aussi bénignes que quelques médecins se l'imaginent; aussi ne conviennent-elles pas aux personnes très nerveuses, très irritables et d'une constitution sèche, ou faut-il chez ces malades les donner avec parcimonie et les couper avec beaucoup de lait. Si elles soulagent, en effet, dans les affections des voies respiratoires, c'est bien positivement en *stimulant* et en *facilitant l'expectoration;* c'est seulement ainsi qu'elles sont *béchiques.* Aussi doit-on en éviter l'emploi toutes les fois que ces affections ont la moindre tendance à revêtir un caractère inflammatoire, et faut-il les cesser sitôt que surviennent des crachemens de sang et un mouvement fébrile un peu considérable. On voit que leur véritable triomphe est dans le traitement de ces affections et de ces dispositions catarrhales du poumon ou du canal aérien, entretenues par un tempérament lymphathique et avec prédominance des fluides blancs, par suite d'un défaut de réaction et d'équilibre entre les parties solides et liquides de l'organisme.

Quant à l'administration des Eaux-Bonnes dans la *chlorose*, je lui préfère en général celle des eaux ferrugineuses qui en sont le véritable remède spécifique. Je crois aussi que la plupart des engorgemens abdominaux, à moins qu'on ne veuille parler de ceux qui sont sous la dépendance d'une diathèse scrofuleuse, réclament, préférablement aux *Eaux-Bonnes*, les eaux purgatives de Bagnères-de-Bigorre.

Je conviens volontiers qu'il est quelques symptômes gastriques, tels que : *anorexie*, *flatuosité*, *dyspepsie*, *vomissement nerveux*, *gastralgie*, qui pourraient *quelquefois* être combattus avec plus d'avantage aux Eaux-Bonnes qu'à Bagnères-de-Bigorre ; mais ce seront seulement ceux qui réclameront l'emploi d'une excitation plus ou moins forte. Dans tous les cas où il faudra en même temps calmer, tempérer le système nerveux et rendre une force véritable à des organes attaqués d'une énergie factice et morbide, les eaux de Salut, à Bigorre, données en bains, concurremment avec des doses minimes d'eau ferrugineuse, conviendront, non pas mieux, mais uniquement.

§ 38.

Derrière la masse calcaire à laquelle sont appuyées les maisons du village des Eaux-Bonnes, et qui forme au-dessus l'espèce d'observatoire décoré du nom de *Butte du Trésor,* existe une magnifique cascade de plus de quatre-vingts pieds de hauteur et formée par les eaux du Valentin, se précipitant en masse. Une jolie promenade boisée conduit, par de fraîches allées, au pied de la chute d'eau et sur les bords d'un bassin pittoresquement encadré. C'est un délicieux passe-temps de venir, pendant les brûlantes chaleurs de l'été, se faire doucement bercer par le mugissement du torrent.

Du petit belvédère qui couronne le sommet de la Butte du Trésor, l'œil plane au nord sur le village des Eaux-Bonnes, la grande route, le bassin de Laruns et la vallée d'Ossau; au sud-est se voient les deux gorges sauvages qui mènent l'une en Azun par le *Col de Tortes,* et l'autre au *Pic du Ger.*

C'est par un joli chemin ombragé, traversant les prairies d'*Iscos*, que l'on arrive en deux heures au pied du *Pic de Gabisos*, nommé de ce côté par les bergers la *Montagne de Gourette*. A partir du *Col de Tortes* jusqu'en Azun, il faut environ trois heures de marche par des chemins à peine tracés et souvent pénibles. *(Voir, pour le reste de la route des Eaux-Bonnes à Cauteretz par la montagne, la description de la vallée d'Azun,* Liv. 3. Chap. 4.)

De jolies allées, dont l'ensemble forme la *Promenade Jacqueminot*, du nom du général qui les a fait ouvrir, conduisent à travers la forêt d'*Assouste* presque jusqu'au *Col de Gourzi*, fréquenté par les pasteurs qui font passer les troupeaux d'un versant de la montagne sur l'autre, et par les voyageurs * qui traversent des *Eaux-Bonnes* aux *Eaux-Chaudes* par la montagne, ou *vice versâ*. Pour des piétons, il vaut mieux partir de Bonnes ; pour

---

* Cette traversée par la montagne, quoique effectuée à peu près en ligne droite, demande deux fois plus de temps que celle que l'on fait par la grande route. En effet, cette dernière exige environ une heure et demie de marche ; tandis que la première en réclame au moins trois de piétons ordinaires.

des cavaliers, il est préférable d'avoir son point de départ aux Eaux-Chaudes. En effet, un cheval monte bien et descend mal, tandis que c'est le contraire pour un homme. Or le chemin des Eaux-Bonnes au col de Gourzi est peu pénible en raison des rampes de la promenade Jacqueminot; tandis que celui des Eaux-Chaudes au col est fort pénible et souvent presque à pic.

LIVRE III.

VALLÉE DU GAVE DE PAU, St-SAUVEUR, GAVARNIE, CAUTERETZ, BARÈGES.

(HAUTES-PYRÉNÉES.)

CHAPITRE I.

VALLÉ DE LAVEDAN. — VALLÉE D'ARGELÈS. — PIERREFITE ; GORGE DE PIERREFITE.

§ 39.

La grande vallée d'où découle le *gave de Pau*, porte, à partir du pied des murs de *Lourdes*, le nom de *Lavedan*, qu'elle conserve jusqu'à *Pierrefite*, d'où elle remonte

Gave de Pau. Pont-Neuf. Embouchure des vallées de Castelloubon et de Valsouriguère

directement jusqu'au *Cirque de Gavarnie*, sous le nom de *Vallée de Barèges*. On entre dans ce pays par une gorge étroite que l'on trouve au sud et au sortir de Lourdes, autrefois chef-lieu de la vallée. Ici tout est sévère et triste, les points de vue sont bornés et offrent de toutes parts des roches nues et décharnées, composées de marbres gris et de schistes marneux;* c'est à peine si, vers la droite, quelques bouquets de bois couronnent cette nature en ruine. Le cours du gave de Pau dont on suit la rive droite sur une belle et large route, présente seul une verdure continue. La gorge s'élargit un peu, à la distance d'environ 3 kilomètres, à l'endroit où la route traverse le gave sur un beau pont appelé le *Pont-Neuf*. C'est là que débouchent, à gauche, la petite *Vallée de Castelloubon* ou *de Juncalas*, et, à droite, celle encore moins étendue *de Valsouriguère*.

---

* Le calcaire de transition est la roche dominante jusqu'auprès d'Argelès.

§ 40.

Dès-lors, la route vers *Argelès*, ombragée par de beaux noyers, s'élève au-dessus de quelques prairies qui disputent l'espace aux alluvions du torrent; puis, on cotoie des masses escarpées jusqu'au village d'*Agos*, en face duquel on aperçoit, sur une butte de l'autre rive, les ruines de *Géou*. Bientôt s'ouvre la plaine d'*Argelès*, annoncée par la *tour de Vidalos*, village placé avec ceux d'*Aysac* et de *Vieuzac*, au débouché de la fraîche vallée d'*Extrême-de-Sales*, ouverte au sud-ouest et terminée par les deux pointes jumelles du pic de *Vergoms*, visible de la route.

Tour de Vidalos. Embouchure de la vallée d'Extrême-de-Sales.

VALLÉE D'ARGELÈS.

§ 41.

Ce vallon de deux lieues d'étendue, dont le fond est nivelé par d'anciennes alluvions, ressemble de loin à une magnifique forêt, où le noyer, le figuier, le châtaignier et la vigne confondent leurs riches feuillages. Mais bien-

Bassin d'Argelès

tôt l'œil découvre des clairières où se montrent les champs découpés en damier et les villages semés çà et là sous la verdure. Pour bien jouir de la vue de ce paysage, il faut traverser la petite et triste ville d'Argelès, située à environ 12,000 mètres de Lourdes. A droite sont les charmantes collines de *Gez*, au pied desquelles commence la délicieuse vallée d'*Azun*, plus loin le plateau de *Saint-Savin*, * avec les restes de son ancienne ab-

---

* Il ne reste plus de l'antique abbaye que l'église. Sur les débris du cloître s'élève une habitation moderne, possédée par le petit-neveu de Théophile Bordeu. L'abbaye de St-Savin, bâtie par Charlemagne sur l'emplacement d'un édifice romain nommé *Palais Emilien*, fut ravagée par les Normands (843), lors de leur invasion en Bigorre. Rétablie vers le milieu du 10e siècle, par Raymond, comte de Bigorre, de concert avec les Vicomtes de Lavedan, elle fut confiée à une congrégation de moines de l'ordre de St-Benoît. Ce monastère, enrichi de dotations considérables et gratifié de précieux priviléges, possédait le vallon de Cauteretz, sous la seule condition d'entretenir en bon état les établissemens consacrés aux bains. Quant au saint dont le couvent prit le nom, il était fils d'Hentilius, comte de Poitiers; il vivait sur une montagne voisine de l'abbaye, dans un ermitage qu'il s'était construit lui-même; son corps est placé dans l'église au fond du chœur et sous un mausolée

baye, et plus bas le *château de Miramont*, bâti par *Despourrins*.* Entre ces deux édifices, s'élève, sur un coteau avancé, la chapelle de *Piétad*, autrefois dépendante de St-Savin; à gauche, se déroule le vaste rideau de *Davantaïgue*, offrant sur ses flancs doucement inclinés un mélange agréable et frappant de prairies et de guérets. Toutes sortes de cultures s'y succèdent de la base au sommet, comme une vaste échelle de végétation qui présenterait, au même instant, l'image de toutes les saisons. Près d'*Areit* et de *Cohite*, cachés sous des cyprès, se montrent sur une roche isolée, les ruines du *château de Beaucens*, ancienne résidence des vicomtes de Lavedan. Près de Beaucens est

Versant oriental ou de Davantaïgue.

---

doré en forme de pyramide que l'on voit encore. Cette église est souvent visitée par les curieux qui y sont attirés par la beauté du site et par plusieurs objets d'art échappés à la tourmente révolutionnaire et à l'action du temps.

* Le village d'*Adast*, situé à côté et au-dessous de St-Savin, est la patrie du poète Despourrins, auteur de chansons élégiaques et d'odes érotiques. Ses poésies si gracieuses et si tendres, devenues populaires et continuellement chantées par les montagnards, sont composées en patois béarnais.

une fontaine sulfureuse qui a, dit-on, 19° de chaleur, et que je n'ai pu encore examiner. Au-dessus est la chapelle de *N. D. de Bédouret*, confiée, de temps immémorial, à trois femmes solitaires, qui s'y perpétuaient sans vœux ni statuts, mais actuellement abandonnée depuis plus d'une quinzaine d'années.

Tout-à-fait dans la région des pâturages, bien au-dessus de *Villelongue*, était autrefois le *Prieuré de St-Orens*, bâti sur les bords de l'affreux ravin l'*Izabit* : au-delà est le lac de St-Orens, qui donne naissance à ce torrent. La plaine est fermée au sud par la montagne de *Soulom*, base du pic de *Viscos*, que l'on aperçoit depuis Lourdes, auquel il sert de méridienne. *Pierrefite*, situé au pied de cette montagne, à une distance de 6,000 mètres d'Argelès, offre la dernière poste du royaume : c'est la clef des vallées de *Barèges* et de *Cauteretz*,* et le point de jonction de leurs gaves respectifs. C'est derrière la maison du maître de poste que commence la route de Cauteretz.

Pierrefite. Embouchure de la vallée de Cauteretz.

* Voyez la description de la vallée de Cauteretz. (Chap. 2 du Liv. 4.)

VALLÉE DE BARÈGES. *

§ 42.

En sortant de Pierrefite pour se rendre à *Luz*, on passe un pont jeté sur le gave de Cauteretz, et l'on a, à droite, la montagne de Soulom. Au-delà, on franchit également sur un pont (le *pont de Villelongue*) le gave de Barèges, et l'on est à l'embouchure de la majestueuse tranchée que les eaux supérieures se sont ouverte entre des roches schisteuses,** taillées à pic et d'une hauteur effrayante : cette gorge est un des plus grands et des plus sévères spectacles que présentent les Pyrénées. Tout s'y réunit pour exciter

Gorge de Pierrefite à Luz. Pont d'Enfer.

* Ne confondez pas la vallée de Barèges avec la petite vallée où sont les bains de ce nom. Cette dernière se nomme *Vallée du Bastan* ou *Gorge de Barèges*, et est une dépendance de celle-ci.

** Il existe aussi des bancs de calcaire de la nature du marbre; mais il est difficile de les distinguer, parce qu'ils sont moins larges que les bancs schisteux, et que le tout est masqué par des substances ferrugineuses. Le schiste argileux est la roche dominante depuis Argelès jusqu'à l'entrée du bassin de Luz.

l'admiration, et la puissance et la continuité de la force destructive de la nature qui a séparé ces monts, et l'audace du génie de l'homme qui s'est ouvert et suspendu une route sûre et commode aux flancs abruptes de ces montagnes. Bientôt le gave fortement encaissé, fait entendre, à des profondeurs considérables, le fracas de ses eaux luttant et rejaillissant contre les masses, souvent énormes, qui encombrent son cours. Un pont est jeté partout où des obstacles insurmontables forcent de chercher, à l'autre bord, des voies possibles. On en compte sept de Pierrefite à Luz; trois sur le gave, dans la première moitié du trajet; un quatrième à l'endroit le plus resserré, le plus sauvage, sur le torrent qui descend du versant gauche, où se voit encore un ancien arceau appelé le *Pont d'Enfer.** Celui de la *Hiéladère,* ** tout en belles pierres serpen-

---

* C'est la seule trace du dangereux sentier qui faisait autrefois communiquer le bassin de Luz avec celui de Pierrefite.

** Fileuse. Ce pont a été construit en 1807, par MM. *Siret* et *Lefranc.* Ce dernier, aujourd'hui ingénieur en chef des ponts-et-chaussées du département

tines, achevé en 1809, est le cinquième; le sixième est à l'entrée du vallon. Entre ces deux ponts se voient, sur la rive droite du gave, les villages si pittoresques de *Chèze* et de *Saligos*. Au-delà du sixième sont ceux d'*Esquièze* et de *Sère*; enfin, le septième est sur le Bastan, aux portes même de la petite vallée de Luz, éloignée de Pierrefite d'environ 14,000 mètres.

---

des Hautes-Pyrénées, s'occupe de la rectification de la partie de la route située entre les quatrième et cinquième ponts. Son nom est désormais inséparable de ceux des intendans d'Auch, de La Bauve et d'Etigny. Une souscription remplie par les baigneurs de Baréges et de Saint-Sauveur, devrait servir à l'érection d'un monument destiné à rappeler sur le théâtre de leur gloire les noms des hardis inventeurs et constructeurs de cette route prodigieuse.

CHAPITRE II.

BASSIN DE LUZ. — PIC DE BERGONS. — BAINS DE SAINT-SAUVEUR.

§ 43.

Bassin de Luz. Pic de Bergons. Ruines de Sainte-Marie. Embouchure de la gorge de Baréges.

Après un trajet d'environ deux heures, on entre dans le bassin de Luz, * et l'œil s'y repose sur de magnifiques prairies arrosées par de nombreux filets d'une eau limpide et murmurante. Ce fond de forme triangulaire, aplani par les alluvions du gave de Gavarnie et de la vallée du Bastan ** qui y confondent

* Comme on doit s'y attendre en raison du voisinage de l'axe central primitif et granitique, on rencontre ici le schiste micacé et les autres roches primitives.

** L'embouchure de la vallée du Bastan est à l'est, la route qui conduit aux bains de Baréges suit le torrent qui la parcourt et la creuse. (*Voyez* Liv. 4. Chap. 5.)

leurs eaux, est au retour des neiges et des frimas l'asile des pasteurs des environs. Les montagnes qui le cernent méritent quelque attention par leurs belles masses et leurs détails pittoresques. Au midi, au-dessus de Luz, est le *Pic de Bergons* composé de schiste micacé et élevé de 1,108 toises au-dessus du niveau de la mer. Son accès facile même à cheval en rend l'ascension presque obligatoire pour les baigneurs de Saint-Sauveur. On y jouit d'une vue très étendue sur la chaine centrale. A l'est se montrent les crêtes du *Bugaret* et du *Brada* et le large cône du *Pic* d'*Ayré*. Enfin à l'ouest est Saint-Sauveur, attaché aux flancs de la montagne de *Laze*, dont le bois indique par sa limite inférieure la hauteur de *Barèges*, et le *Lizey* qui sépare le vallon de Luz de celui de Cauteretz. Près de Luz, au pied de la masse aride du *Sardey*, deux tours perchées sur un roc sont les restes du château de *Sainte-Marie*. Cet antique manoir, que visita le prince Noir, est resté en la puissance des Anglais quatorze ans de moins que celui de Lourdes; il fut repris en 1404 par Jean de Bourbon, aidé des Barégeois.

SAINT-SAUVEUR.

§ 44.

Village. Les bains de Saint-Sauveur sont situés à l'ouest du gave de Gavarnie et à l'embouchure de la vallée du même nom. On y arrive de Luz en un quart d'heure et par une belle route plantée d'arbres. Une vingtaine de maisons de fort bonne apparence et d'une tenue très convenable, tant au dedans qu'en dehors, forment en s'alignant, les unes au pied de la montagne de Laze, les autres sur les bords du gave, la seule rue de ce charmant village élevé de 395 toises au-dessus du niveau de la mer.

Promenade. Une jolie promenade malheureusement trop petite conduit, par des allées ombragées et au milieu de pièces de gazon munies de bosquets, sur les bords du torrent qui roule ses eaux mugissantes à 240 pieds au-dessous de *Saint-Sauveur*. Ce nom tire, dit-on, son origine de l'inscription suivante gravée au fronton d'une petite chapelle bâtie, à peu de distance des bains, par un évêque de Tarbes exilé à Luz : *Vos haurietis aquas de fontibus Salvatoris*.

Quoiqu'il en soit de cette étymologie acceptée sans contestation par presque tous les auteurs qui ont parlé de Saint-Sauveur, on ignore la date de la découverte de ses eaux. L'établissement thermal consista long-temps en un grand bassin voûté, où les habitans de la vallée venaient se baigner. Peu à peu on leur reconnut des vertus médicales, et les magistrats du canton firent construire, à côté du bassin, une maison pour servir de refuge aux malades à leur sortie du bain. Au milieu du siècle dernier, les eaux de Saint-Sauveur étaient encore à peu près inconnues, comme le prouve le silence gardé sur elles par Maighan et Bordeu. * Historique.

L'abbé de *Bezegua*, professeur à l'université de Pau, les mit le premier en vogue après en avoir éprouvé l'efficacité dans le traitement d'une dysurie chronique dont il était affecté. Depuis cette époque, leur réputation a toujours été en grandissant, et s'est placée, pour le retentissement et la faveur, au niveau de celles bien plus anciennes de

* C'est à peine, en effet, si ce dernier en dit quelques mots.

Bagnères-de-Bigorre, de Barèges, de Cauteretz et des Eaux-Bonnes.

Beaux jours de Saint-Sauveur.

Le séjour que firent dans cette localité les duchesses d'Angoulême et de Berry la rendirent, sous la restauration, le rendez-vous par excellence de la haute société; d'autant que les vertus faiblement excitantes de ces eaux en permettent innocemment l'usage aux personnes languissantes *par bon ton;* tout en offrant un agent thérapeutique efficace aux malades d'un tempérament nerveux et porté à l'irritation, dont les affections réclament plus spécialement l'emploi d'eaux sulfureuses. Ces beaux temps de Saint-Sauveur sont rappelés par deux colonnes de marbre, l'une placée au milieu de la promenade, et l'autre à l'entrée même du village sur une sorte de bastion de rocher qui, du fond du gave, se dresse perpendiculairement jusqu'au niveau de la route. Celle-ci sert actuellemeut de support à un reverbère. Le maire de Luz, après 1830, comprenant que la politique n'avait rien à voir dans une *question personnelle et de reconnaissance*, a sauvé à sa localité, par cette mesure de prudence, la honte d'un acte de vandalisme et d'ingratitude.

En effet, Saint-Sauveur, malgré son beau site, ses magnifiques ombrages, ses commodes et élégantes maisons, et le charme de son climat, a vu *ses beaux jours* disparaître avec la dynastie qui semblait l'avoir pris sous sa protection, et avec la dispersion dans les diverses eaux d'Allemagne de son aristocratique clientelle.

§ 45.

Causes de la désertion des baigneurs.

Cette désertion graduelle des baigneurs, précipitée par une crise politique, a d'ailleurs aussi sa raison et son explication dans les circonstances nouvelles qu'ont fait naître, et la découverte des eaux si précieuses de l'établissement *Barzun*, et l'immense développement que devait, par la nature même des choses, prendre Cauteretz. Le sort de Saint-Sauveur est nécessairement celui de toute localité thermale dont les eaux ne possédent ni une spécialité thérapeutique parfaitement déterminée et tranchée, comme Barèges, les Eaux-Bonnes, Bagnères-de-Bigorre, (ces dernières eaux sont en effet les seules purgatives que l'on trouve des Eaux-Chaudes à Bagnères-de-Luchon), ni une *graduation étendue*, comme Cauteretz et Bagnères, de *minéralisation* et de *température*.

§ 46.

Établissement thermal.

L'établissement thermal consiste en une galerie très élégante, soutenue par des colonnes et formant les trois côtés d'une cour, dont le quatrième donne une échappée charmante a la vue sur le gave et la route de Gavarnie.

Température.

Toutes les sources ou plutôt tous les filets d'eau minérale qui existaient anciennement *sont réunis aujourd'hui en un seul réservoir* placé sous la rue. La température de l'eau est, suivant M. Ballard, de 35° centésimaux. (*Essai sur les Eaux thermales de Barèges*, page 295.)

J'ai tout lieu de penser que le travail d'aménagement dont il vient d'être question a été, pour Saint-Sauveur, un véritable malheur. En effet, je trouve dans Ramond (page 22), que la source la plus chaude de Saint-Sauveur est à 32° Réaumur, température équivalant à 40° mesurés au thermomètre centigrade; il y a donc eu pour la masse du liquide renfermé dans le réservoir commun, comparativement au filet le plus chaud, une perte de chaleur de 5° centésimaux.

La température la plus élevée que l'on puisse obtenir en bain est au plus de 34°. On voit donc que l'on ne peut prendre actuellement à Saint-Sauveur que des bains frais ou à peine tempérés, et que le nombre de cas pathologiques qui réclament l'emploi de ces eaux, se trouve par conséquent fort limité, en raison des variétés de température que demandent impérieusement les susceptibilités individuelles, les tempéramens, l'âge, le sexe, ainsi que les complications et la nature des affections.

Le nombre des baignoires est de quatorze. Le plus ou moins d'éloignement de la source donne de un à trois degrés de différence dans la chaleur des bains. Les plus près marquent 34°; le plus éloigné, le n° 1 seulement, 31 25. *

---

* Voici une énigme que je livre à la sagacité du lecteur : on lit dans le *Manuel des Eaux Minérales* de MM. Patissier et Boutron-Charlard : « La tempéra- » ture prise au robinet de la *douche qui est plus près* » *de la source que les autres* est, d'après M. Long- » champ, de 34 50 centésimaux. Voici la température

§ 47.

Propriétés physiques.

Les propriétés physiques de l'eau de Saint-Sauveur sont à peu près les mêmes que celles de Cauteretz. Quand elle est recueillie à la douche ascendante, c'est-à-dire, presque à sa sortie du réservoir de captation de la source, elle offre un dégagement assez abondant de gaz. Elle est cependant beaucoup moins riche, sous ce rapport, que les eaux de la ***Raillère*** à Cauteretz, de la ***Buvette*** aux Eaux-Bonnes, et surtout que celle de ***Barzun,*** la plus gazeuse de toutes les Pyrénées. L'eau de Saint-Sauveur, prise en boisson, passe pour être lourde et de difficile digestion. On attribue généralement cette fâcheuse qualité à l'abondance de son principe onctueux. *

» des bains : ceux de la Chapelle, au nombre de trois, » 30; ceux de la Terrasse, pareillement au nombre de » trois, 32, 5; les trois de Bezegua, 33, 7; ceux de la » Châtaigneraie, 35; deux du milieu ont aussi 35° » centésimaux. »

Ainsi donc l'eau du bain de la Châtaigneraie, plus éloignée de la source que celle de la douche (suivant ces auteurs) est plus chaude que cette dernière!

* Tous ceux qui ont examiné un assez grand nombre de sources thermales savent que la douceur d'une

M. Ballard la rapporte, et je crois avec raison, à sa température tiède. En effet, pour qu'une eau sulfureuse soit bue sans répugnance (je dirai même avec quelque plaisir pour certaines personnes), il faut absolument qu'elle soit de quelques degrés plus chaude ou plus froide que celle de Saint-Sauveur.

§ 48.

Anglada regarde cette eau comme moins sulfureuse que celles de Barèges. D'après l'analyse de M. Longchamp, elle contient : Analyse.

(Eau : 1 litre.)

Azote........................	0,004

---

eau de cette nature dépend *surtout* de sa température; elle pourrait tenir aussi dans le cas qui nous occupe à une abondance plus grande de la substance azotée qui, sans être percevable à la vue simple ou armée du microscope, est tenue en dissolution dans toutes les eaux sulfureuses, mais rien ne prouve que les eaux de Saint-Sauveur soient plus riches, sous ce rapport, que d'autres eaux sulfureuses d'une digestion plus facile.

	gr.
Sulfure de sodium..............	0,025360
Sulfate de soude...............	0,038680
Chlorure de sodium.............	0,073508
Silice.........................	0,050710
Chaux..........................	0,001847
Magnésie.......................	0,000242
Soude caustique *..............	0,005201
Potasse caustique..............	traces. **
Barégine.......................	traces. **
Ammoniaque.....................	traces. **
	0,195638

§ 49.

Propriétés médicales.

Les eaux de Saint-Sauveur sont administrées dans les affections nerveuses, spasmodiques (hypocondrie, hystérie); dans les névralgies et aussi, dit-on, dans les rhumatismes de date trop récente pour que l'on se risque à prendre les eaux de Barèges; dans les maladies des organes gastriques et pulmonaires, dans les affections des voies urinaires, la néphrite, le catarrhe vésical, la pierre, la gravelle.

---

* Voyez la note (Liv. 4. Chap. 3.) relative à l'eau de la Raillère.

** Idem relativement à la présence de l'ammoniaque.

On en use enfin toutes les fois que celles de Barèges étant indiquées, une disposition particulière du sang à se porter à la tête ou à la poitrine en empêche et contre-indique l'emploi.

Les *fleurs blanches* passent, et je crois avec raison, pour y trouver fréquemment une heureuse et prompte terminaison.

Comme je le disais précédemment, Saint-Sauveur ne réclame spécialement aucune sorte d'affections; car presque toutes les maladies dont je viens de donner la liste, sont parfaitement traitées ailleurs aussi bien, et souvent beaucoup mieux.

Ainsi doit-on fréquemment, faute d'une température suffisante, échouer dans le traitement des rhumatismes et des névralgies, même de date récente, mais qui demandent pour disparaître une révulsion un peu forte sur le système cutané.

Des affections nerveuses et spasmodiques liées, comme cela est si fréquent, à un état d'atonie, de véritable faiblesse et d'appauvrissement du sang, ne seraient également combattues que fort imparfaitement par les eaux de Saint-Sauveur; car ces maladies réclament impérieusement la boisson d'une eau ferrugineuse, dont ici on est malheureusement dépourvu. Ce serait se tromper grossièrement, il me semble, de reconnaître une vertu *lithontriptique* aux eaux de Saint-Sauveur. En effet, elles ne possèdent, pour mériter une telle réputation révoquée en doute même pour les eaux de *Vichy*, ni des propriétés *alcalines* plus prononcées que celles des autres eaux sulfureuses voisines, ni des proportions notables d'*acide carbonique*.

Or, en dehors de propriétés alcalines fortement prononcées et d'une minéralisation fort riche en acide carbonique, aucune eau minérale ne peut ambitionner le titre de lithontriptique.

Que ces eaux agissent avec efficacité dans le traitement de la gravelle, du catarrhe vésical, je suis loin de le nier; mais cet avantage, Saint-Sauveur le partage avec d'autres établissemens thermaux voisins; car dans le traitement de ces affections, la température pour les bains et l'abondance pour la boisson sont les deux conditions de succès les plus importantes.

§ 50.

La source de *Visos* située à environ une demi-lieue au nord de Luz, à la droite du gave et au pied du pic de schiste micacé du *Sardey*, a fixé l'attention depuis quelques années, bien qu'elle soit connue depuis un temps immémorial dans la vallée de Barèges; elle a, dit-on, son point d'émergence dans une roche schisteuse abondante en sulfure de fer. *

Source de Visos.

On la considère, et il paraît avec raison, comme une des eaux les plus détersives des Pyrénées. M. Ballard lui reconnaît positivement cette vertu.

L'analyse qu'en a faite en 1833 M. Berard, professeur de chimie à la faculté de médecine de Montpellier, y a démontré la présence des substances suivantes : (j'omets les chiffres représentant les proportions par la raison que M. Berard ne les garantit pas, et que j'ai, en outre, quelque motif de ne les pas croire parfaitement exacts, *tels au moins*

* Je n'ai pas visité cette source.

que je les trouve relatés dans l'ouvrage de M. Ballard et dans une brochure que m'a remise M. Barzun, pharmacien, propriétaire de cette source). Ce sont :

Du carbonate de chaux ;
Du carbonate de magnésie;
Du sulfate de chaux ;
Du sulfate de magnésie;
Du chlorure de calcium ;
Du carbonate de soude et du chlorure de sodium, (mais en trés petite quantité);
Enfin, une substance organique que M. Berard regarde comme analogue à la barégine, et du bitume.

Cette eau contient en outre de l'acide sulfhydrique, dont l'odeur est manifeste et dont la présence est démontrée par les réactifs; elle tient aussi en dissolution de l'acide carbonique. Ajoutons que cette eau est froide.

Les propriétés détersives sont évidemment dues à la présence du chlorure de calcium, et peut-être bien aussi à des traces de sulfate de fer.

§ 51.

Traversée par la montagne de St-Sauveur à Cauteretz.

On peut par la montagne arriver en quatre ou cinq heures de Saint-Sauveur à Cauteretz ; mais dans ce trajet l'horizon est presque partout borné. C'est cependant une course qui ne manque pas d'agrément et que l'on peut tenter à cheval, en ayant seulement la précaution de descendre dans quelques endroits. Après avoir traversé les pâturages de Sazos et de Grust, on traverse le col du Lisey, le point le plus bas du chaînon qui sépare la vallée de Saint-Savin du bassin de Luz, et après de nouvelles pelouses on entre dans la forêt du Lisey, qui domine à l'est Cauteretz.

CHAPITRE III.

VALLÉE DE GAVARNIE.

Riou-Maou. — Passage de l'Échelle. — Cascade et pont de Scia. — Cataracte d'Artigue. — Pont des Douroucats. — Bassin de Pragnères. — Vallon de Pragnères. — Vallon de Trimbareille. — Promontoire de Sarre de Ben. — Gèdre. — Grotte de Palasset. — Embouchure de la vallée d'Héas. — Coumélie. — Chaos. — Pont de Barygui. — Village de Gavarnie; Vue du Cirque. — Chemin du port. — Chemin du Cirque. — Prade de St-Jean. — Cirque. — Cascade. — Ponts de neige.

§ 52.

Anciens lacs

Ici comme à Pierrefite, la vallée semble finir, et pour arriver à des bassins supérieurs, il faut traverser une gorge étroite également creusée par les eaux. Aussi n'est-il pas douteux que tous ces bassins étagés et communiquant entre eux par de véritables défilés, ne fussent autrefois autant de lacs, dont la date est d'autant plus ancienne, qu'ils sont plus grands et plus inférieurs : ce ne sont donc que les lits de plusieurs lacs que l'on remonte ainsi depuis Lourdes.

§ 53.

Route de Gavarnie, Riou-Maou, Pas de l'Echelle.

La route de Luz à Gavarnie est celle qui suit le torrent : c'est lui en effet qui a préparé les voies à l'industrie humaine qui, sans son secours, n'aurait jamais franchi de si formidables barrières; elle s'ouvre en avant et à gauche du pont qui mène à Saint-Sauveur, et remonte la rive droite du torrent. Le chemin large et commode est bordé de noyers qui laissent voir en bas l'eau du gave et sur l'autre rive les frais bosquets et les jolies maisons de Saint-Sauveur. On dépasse le ravin creusé par le *Riou-Maou* (mauvais ruisseau), où les minéralistes Gillet et Lelièvre ont reconnu l'existence d'un filon de nikel et de pyrites aurifères, actuellement enseveli par le travail des chaufourniers. Un peu au-delà se présente le *Passage de l'Echelle* (vulgairement *Pas de l'Echelle)*, que l'on ne reconnaîtrait certes pas aux descriptions qui en existent,* si un parapet ne s'élevait du côté du gave pour avertir qu'il y a du danger. Grâce aux escarpemens nou-

---

* A quelques toises au-dessous se voient les restes de l'ancien fort de l'Escalette, construit dans l'endroit le plus resserré de la vallée pour protéger le pays contre les fréquentes incursions des Espagnols; au mois de septembre 1708, une poignée de montagnards y arrêtèrent et précipitèrent dans le gave sept cents Miquelets. Le nom d'Echelle, donné à ce passage, ne vient pas de ce qu'autrefois on était obligé de le franchir avec des échelles, mais seulement des difficultés et des dangers qu'offrait à chaque pas l'ancien sentier construit au-dessous de celui que l'on suit commodément maintenant. Cet endroit a été même de nos jours le théâtre de plusieurs événemens funestes. Une dame y fut précipitée dans le gave; un jeune homme eut le même sort, mais fut sauvé comme par miracle; et c'est ce qui a déterminé à construire le parapet que l'on voit depuis quelques années. Les immenses et dangereux travaux que nécessitèrent les accidens fréquens survenus sur l'ancien sentier praticable seulement pour les montagnards, furent entrepris et exécutés aux frais et par les soins des seuls habitans de la vallée de Barèges. On lisait autrefois sur le rocher les noms des auteurs de cette œuvre d'humanité. Une inscription composée par St-Amans et Dussaulx, et destinée à conserver le souvenir de la généreuse audace des Barégeois, fut plus tard tracée en lettres blanches sur un schiste noir, et posée avec solennité le 22 août 1788. Elle a été détruite par la tourmente révolutionnaire.

veaux qui ont encore entamé les flancs du Pic de Bergons, cet endroit du chemin est devenu tout-à-fait sûr, même pour deux cavaliers marchant de front. C'est même à peine si l'on s'aperçoit des gigantesques travaux que ce passage de 200 mètres de longueur a nécessités. En effet, d'énormes quartiers de rochers ont été appuyés sur les projections naturelles qui se sont rencontrées au-dessous du niveau de la route; ils soutiennent d'autres fragmens d'une moindre dimension, et ceux-ci d'autres plus petits encore, qui forment le caillouti de ce hardi trajet, élevé de 500 pieds et en surplomb au-dessus du torrent furieux.

Cascade et Pont de Sia. Cataracte d'Artigue.

Après l'Echelle est un écho bien connu des curieux, et dû à un mur de schiste de la rive opposée. Bientôt on aperçoit, au pied de l'*Aubiste*, la cascade de *Sia*, et plus haut, les quatre moulins qui alternent sur le ruban argenté qui lui donne naissance. Puis la route s'abaisse presque subitement, et descend au *Pont de Sia*. Des madriers de sapins forment ce passage jeté à 100 pieds au-dessus du gave. Au-dessous se voit encore le vieux pont; ce n'était qu'une arche en ruine sans parapet, toute drapée de lierre. En amont mugit la cataracte d'Artigue, formée par le torrent en masse.

§ 54.

Pont des Douroucats. Bassin de Pragnères.

On chemine ensuite sur la rive gauche du gave, et à mesure que l'on avance, le paysage devient de plus en plus triste. Un pont de bois, connu sous le nom patois des *Douroucats,* que l'on traverse pour gagner la rive droite du torrent, termine ce sombre défilé, et dès qu'on l'a passé, on se trouve à l'origine du bassin de *Pragnères.* * Un joli hameau

---

* De Luz à Pragnères, l'observateur franchit la ligne du granit central, mais presque sans s'en douter; car il est masqué par des couches de calcaire; cela tient à ce que la vallée est justement creusée dans l'un des intervalles laissés entre les protubérances de la chaîne granitique centrale, c'est-à-dire, à l'un des endroits où la force de deux foyers de soulèvement venait en quelque sorte expirer. Il en résulte deux grandes îles granitiques, l'une à l'orient de la vallée, dont le pic principal est Néouvielle, et l'autre à droite, sillonnée par le fond de la vallée de Cauteretz.

En arrivant à Pragnères, on se trouve déjà sur la face méridionale de l'axe granitique et au point de contact du granit et des cornéennes avec les calcaires primitifs et de transition.

donne la vie à ce vallon ; des érables et des frênes ombragent ces agrestes demeures ; des prés verdoyans, des champs de seigle et de maïs y sont arrosés par les deux gaves de Gavarnie et de Pragnères : celui-ci descend à gauche d'un vallon désert, qui monte aux glaces de Néouvielle et du Pic Long. A droite débouche le vallon de Trimbareille, encore plus sauvage et plus affreux, nonobstant l'éclat des prairies qui en décorent l'entrée ; il remonte jusqu'aux crêtes de granit qui dominent les rameaux orientaux de la vallée de Cauteretz.

Sarre de Ben.

Le chemin qui traverse le bassin est noyé par le gave et bordé de haies de buis ; bientôt, à mesure que le vallon se rétrécit, il se rapproche des rochers sur lesquels il serpente, puis redescend quelquefois pour remonter encore ; en face apparait la masse du *Coumélie*, au pied duquel est *Gèdre ;* à droite est un groupe de maisons dépendant de Gèdre, à l'endroit nommé *Sarre de Ben.*

Vue du Coumélie et du Marboré.

Ce hameau, placé sur un promontoire fort exposé aux coups de vent, offre les restes d'un môle de rochers, que le cours des eaux a renversé lorsqu'elles s'échappèrent du bassin dans lequel on va entrer. Ici les objets acquièrent une grandeur nouvelle; des vallées encore plus profondes descendent de monts encore plus élevés; le Coumélie est en face, il se déploie tout entier, la base déchirée de ravins, le sommet hérissé de rochers et les flancs ceints de verdure; au fond commence à se montrer le Marboré : c'est d'abord une tour, puis une autre; ensuite apparaissent les murailles, et enfin la brêche au haut d'un plan vertical où sont suspendus des lambeaux de neige.

Bassin de Gèdre. Embouchure de la vallée d'Héas. Gave d'Héas. Grotte de Palasset.

Au village de Gèdre vient s'embrancher, avec la vallée de Gavarnie, la vallée d'Héas, l'une des plus grandes et des plus profondes vallées qui descendent de la région de granit située entre la vallée du Bastan, celle d'Aure et celle de Gavarnie; son torrent qui en roule les fragmens, est surmonté d'un beau pont en pierres de taille. Avant d'y arriver, il passe en mugissant sous une voûte incomplète de rochers et de feuillage, renommée par sa fraîcheur et son aspect délicieux. Ce site enchanteur, vulgairement appelé *Grotte de Palasset*, a été ravagé en 1788, par suite de la rupture de la digue du lac d'Héas, dont la masse liquide, se précipitant à la fois, enleva et brisa toute la partie supérieure de la grotte.

§ 55.

En quittant Gèdre, * le sentier pierreux et rapide s'élève sur la base du Coumélie situé à gauche. A droite sont les pentes verdoyan- Coumélie. Chaos.

---

* De Gèdre à Gavarnie, on rencontre partout le granit; c'est lui qui constitue la base des montagnes de gauche et de droite. On serait presque tenté de se croire voisin de l'axe granitique central que l'on pourrait croire plus en avant, puisque c'est à peine si le granit a été visible depuis Luz; cependant, comme on l'a vu dans une note précédente, l'axe granitique central est dépassé, et cette roche, au lieu de devenir de plus en plus homogène et compacte, offre un aspect grossier et rubané, signe certain d'un passage prochain à des terrains de stratification. La protubérance granitique qui vient s'appuyer aussi sur le versant méridional de l'axe granitique, pourrait bien devoir son soulèvement à une époque bien postérieure à celle du soulèvement de la chaîne centrale, et avoir son faîte à elle sous la masse calcaire du Marboré. En effet, au lieu de s'abaisser en touchant aux calcaires coquilliers que va nous présenter la vallée, un peu au-delà de la Prade de Saint Jean, on monte sans cesse, preuve que la pente naturelle du versant granitique central est interrompue. Il est donc probable que l'énorme masse calcaire du Marboré, arrêtée sur le versant méridional de la chaîne primitive, a été, par un soulèvement partiel opéré sur ce versant, amené à la hauteur énorme qu'elle occupe aujourd'hui.

tes et peuplées du *Saussa.* Le petit ruisseau qui les parcourt, tel qu'un filet d'argent, parvenu sur le bord de la terrasse inférieure, se lance d'un jet dans les profondeurs du gave. On entre bientôt dans une espèce de bassin encombré de blocs granitiques énormes et amoncelés les uns au-dessus des autres dans une confusion impossible à décrire. A voir ces masses à peine assises, quelquefois suspendues sur le sentier qui s'y perd pendant environ une demi-heure de route, on croirait que la catastrophe qui a ainsi précipité toute une moitié du Coumélie, date à peine de quelques jours, et que le repos n'a point encore succédé à ce grand cataclysme. Mais sur ces blocs en équilibre, bien des générations de lichen et de sédum se sont déjà succédées, et préparent par leurs dépouilles un maigre sol à d'autres plantes alpines. Ce lieu sauvage et d'un aspect étonnant et affreux, a été peint d'un mot par les habitans du pays, qui le nomment *Peyrada*, c'est-à-dire, *Chaos.*

Causes qui ont produit cette scène de destruction.

Bien des bassins semblables existent dans les régions granitiques; celui-ci n'est pas même le plus étendu ni le plus imposant pour l'aspect; celui d'Héas lui est, sous ces deux rapports, bien supérieur, seulement ici les blocs sont plus gros. Pour expliquer ces scènes de destruction, il n'est aucun besoin d'avoir recours à des soulèvemens ni à des affaissemens subits de montagnes; elles me semblent le résultat de causes beaucoup plus tranquilles et rentrant dans le cours ordinaire des choses, tels que l'action combinée de l'air, de l'eau, de la pluie, de la neige, et les alternatives de température; l'eau s'infiltre dans les fissures de la roche, et en s'y gelant (car elle augmente alors de volume), elle la fait fendre davantage. La glace tient les différentes parties comme soudées entre elles; mais chaque dégel détruit cette union, et il en résulte un tassement et un déplacement plus ou moins considérables; l'air ensuite entrant dans ces fentes, y produit des décompositions superficielles; l'eau qui y pénètre à chaque pluie entraîne les parties décomposées; les fentes s'élargissent; la masse, par le renouvellement successif et continu de ces phénomènes, devient enfin presque meuble, et perdant l'équilibre, elle s'affaisse sur elle-même et s'écroule.

§ 56.

Débouché de la vallée d'Ossoue. Pont Barygui. Auberge de Gavarnie

Jusqu'à Gavarnie, la vallée plus ouverte est triste et monotone entre des gorges remplies de ruines et des montagnes pelées, où le calcaire se montre souvent superposé au granit qui du côté de l'ouest s'exhausse sensiblement. Au débouché du val d'*Ossoue* (à droite), l'œil découvre par-dessus le ressaut qui en défend l'entrée, les cimes brillantes du Vignemale, dont on franchit le glacier pour se rendre d'ici au lac de Gaube par la montagne. Après avoir traversé le gave au pont *Barygui*, on trouve ce que l'on appelle l'*Auberge de Gavarnie*, et un peu plus loin, le village même : de là on aperçoit les montagnes du fond, présentant presque en entier leur mur semi-circulaire, les neiges qui en chargent les gradins, les rochers en forme de tours qui le couronnent, et les nombreuses cascades qui tranchent par leur blancheur sur les murailles du cirque.

§ 57.

Chemin du Port.

On laisse à droite le chemin du port de *Boucharo*, qui s'élève à l'ouest des hauteurs du Marboré et conduit dans la vallée de *Broto* en Espagne. Une heure suffit pour atteindre ce passage haut de 1197 toises, et d'un accès facile même pendant presque tout l'hiver. *

Chemin du Cirque. Prade de St-Jean. Piméné. Allantz. Fourchetta. Astazona.

Pour arriver au cirque, on traverse trois bassins successifs, échelonnés par gradins ; ils sont dominés au levant par divers pics fort élevés, dont les flancs sont couverts de sapins. Ce sont le *Piméné, Allantz*, la *Fourchetta* aux trois pointes, et l'*Astazona* ou *Astazou*, voisine du Marboré. Le dernier de ces bassins qui furent autrefois autant de lacs, est le plus remarquable ; c'est un ovale assez régulier, dont le sol parfaitement nivelé est couvert d'une belle prairie nommée *Prade de St-Jean.* Le gave silencieux y serpente en nombreux filets, en attendant qu'il s'y forme un véritable lit. Ici, comme à Héas, végètent avec vigueur les touffes ser-

* A droite du sentier qui monte au port, se voit l'église de Gavarnie, presque entièrement reconstruite, mais bâtie autrefois par les Templiers, possesseurs de tout le pays. Douze crânes tombant en poussière, placés dans une niche vis-à-vis la porte d'entrée, ont appartenu, dit-on, à ces malheureux chevaliers.

rées de l'*aconit-napel*, aux belles fleurs bleues en forme de casque.

Une butte gazonnée, festonnée vers sa base par des débris de rochers et quelques arbustes, termine la *Prade;* elle masque l'ouverture du cirque, et, le fermant au nord, formait autrefois une digue aux eaux des cascades réunies en un grand lac, dont la conformation et la nature du sol racontent clairement la récente existence.

On voit vers la droite la profonde coupure que les eaux de ce bassin supérieur se sont ouvertes elles-mêmes, ou à la suite de commotions terrestres, vers les régions plus inférieures. Une rampe étroite et difficile conduit en peu de temps au sommet de cette dernière barrière, d'où l'on découvre tout entière l'enceinte demi-circulaire ouverte au centre même du Marboré.

§ 58.

Cirque, Cylindre. Grand glacier. Tours. Amphithéâtre. Brèche. Fausse brèche. Taillon.

Ce qui frappe d'abord est un mur demi-circulaire et vertical, de douze à quatorze cents pieds de hauteur; sur ce vaste mur paraissent, comme autant d'étages ou de gradins, cinq ou six terrasses que recouvrent des glaces et des neiges éternelles, que flanquent d'un côté, à l'est, les môles de l'Astazou, et de l'autre, à l'ouest, les crêtes du *Taillon*. L'intervalle est couronné de l'est à l'ouest : 1° par le *Cylindre,* dont le nom indique la forme, et qui voit au-dessous de lui le *Grand glacier* qui fournit à la cascade principale; 2° par les *Tours* du Marboré, situées au-dessus de l'*Amphithéâtre;* 3° par la muraille où s'ouvrent la *Brêche* * et la *fausse brêche* située à l'extrémité occidentale.

---

* Qu'on se figure une muraille de rochers de 300 à 600 pieds de haut, élevée entre la France et l'Espagne, courbée en forme de croissant, de manière à ce que la convexité soit tournée du côté de la France, et au milieu une ouverture de 300 pieds d'étendue, et l'on aura une idée de ce que les montagnards appellent la Brêche de Rolland; outre la porte, deux fenêtres sont ouvertes dans le même mur, au milieu des deux cornes du croissant et à égale distance de la porte; l'élévation absolue de la Brêche de Rolland est de 1542 toises, suivant Vidal et Reboul; son élévation relative, c'est-à-dire au-dessus du fond de l'aire du cirque, n'est que de 557 toises, puisque celui-ci est à une hauteur absolue de 985 toises, suivant Moisset.

Cette ascension, réputée autrefois si pénible et si périlleuse, est actuellement tentée avec succès par bon nombre de voyageurs, et même par des dames.

§ 59.

Cascade. Les cascades qui tombent de l'amphithéâtre sont plus ou moins nombreuses et plus ou moins volumineuses, suivant que la fonte des neiges qui les alimentent est aussi plus ou moins abondante; une d'elles, beaucoup plus considérable, est située dans la partie gauche du fond du cirque et existe en toutes saisons; elle est seulement réduite à un faible volume d'eau vers la fin de l'été et le commencement de l'automne. La hauteur de sa chute est de 1266 pieds. C'est donc, après une cascade de 1800 pieds qui se trouve en Amérique, la plus haute qui ait été mesurée; elle excède de 306 pieds celle bien plus considérable en volume du lac de Séculéjo, situé dans le val de Lasto, à six lieues de Luchon; elle se brise deux fois sur des

Il faut environ quatre heures pour l'exécuter à partir du fond du cirque. Rarement elle peut être effectuée sans crampons; le passage du glacier demande environ trois quarts d'heure.

Nous recommandons, pour conduire à la Brèche, deux excellens guides de Luz, Martin et Charles.

saillies, ce qui empêche de la contempler de près dans toute sa hauteur. Une partie de la masse liquide est réduite en vapeur par ce double choc, ainsi que par la résistance de l'air, et forme un nuage étincelant, une sorte de panache flottant, orné des couleurs du prisme, par suite de la décomposition des rayons lumineux.

§ 60.

Le torrent disparaît, au bas de sa chute, sous un monceau de blocs granitiques et calcaires, confondus au milieu d'un amas considérable de neige que le soleil ne visite jamais, et que son exposition septentrionale empêche de fondre.

Des amas semblables existent sur divers points du cirque, et constituent, comme ici, des voûtes plus ou moins larges et élevées, donnant passage à l'eau des cascades.

Ce sont ces voûtes que l'on nomme vulgairement *Ponts de neige*. Pour les visiter commodément, il faut que le torrent qui les a formées soit à peu près tari, ce qui existe pour la plupart à la fin de l'été. Il est faux que l'intérieur soit garni d'une couche de glace; Ponts de neige.

c'est tout simplement de la neige entassée et serrée, comme le dit Ramond, et ainsi que je m'en suis assuré en parcourant, l'automne dernier, toute la longueur de celui de gauche, situé presque à l'entrée du Cirque. La voûte pouvait avoir environ quatre-vingts mètres de longueur, sur quatre de hauteur et cinq à six de largeur. Celui visité par Ramond, au fond du Cirque, était bien plus considérable; car, suivant cet observateur, la voûte avait sept à huit mètres de hauteur, vingt d'ouverture et cent cinquante de profondeur.

Dangers.

Deux sortes de dangers vous menacent dans la visite de ces cavernes : 1° l'éboulement des neiges ; 2° un refroidissement subit, d'autant que la voûte laisse distiller continuellement une pluie glaciale. Mais un peu de prévoyance peut facilement prémunir contre ce double péril.

§ 61.

Disposition architecturale du Marboré.

Un des plus grands sujets d'étonnement, quand on visite le Marboré, c'est la disposition, pour ainsi dire architecturale, de toute sa masse et de toutes ses parties ; c'est cette disposition par gradins séparés par autant de murs verticaux, et flanqués de tours qui donnent de loin à cet ensemble la physionomie d'un immense château fort.

Cette symétrie et cet ordre ont cependant uniquement leur cause dans la disposition fortuite et la nature diverse des couches de terrains qui composent le Marboré. Ainsi, par exemple, si l'on suppose les couches disposées verticalement, et la destruction s'opérant suivant les fissures qui les coupent à angle droit, on aura nécessairement des formes équarries et des gradins de niveau, d'où résultent des murailles, des terrasses, des tours terminées par des plates-formes. Que les couches soient, au contraire, inclinées, et alors la dégradation se faisant toujours perpendiculairement à ces couches, il en résultera des talus plus ou moins rapides, des côtes tranchantes et des sommets plus ou moins en pointes.

Origine des cirques.

Mais il n'est jusqu'ici question que de l'architecture extérieure des cirques ; il serait bien plus curieux de reconnaître la cause de la disposition primitive et fondamentale. Ramond penche à attribuer leur formation à des affaissemens survenus le long de la chaîne secondaire. Il cite, à l'appui de son opinion, la présence dans la chaîne secondaire septentrionale, notamment autour de Bagnères, dans le *Bédat* et au *Lhéris*, de cirques beaucoup plus petits, évidemment creusés par l'éboulement des cavernes intérieures; il s'appuie aussi sur la raideur des murailles, la profondeur de ces excavations, pour repousser l'hypothèse de leur origine par suite de lentes érosions; il fait remarquer, en outre, que des soulèvemens, par suite du redressement des couches et de leur désunion, ont pu produire le même effet.

LIVRE IV.

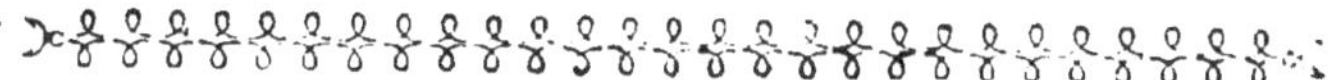

VALLÉES SECONDAIRES DE LA VALLÉE DU GAVE DE PAU.

(HAUTES-PYRÉNÉES.)

§ 62.

Ces vallées seront décrites dans l'ordre où l'embouchure de chacune est indiquée précédemment, c'est-à-dire, dans celui où la nature les a disposées et produites de Lourdes à Gavarnie. Ce sont celles :

Vallée de Lavedan.

1° De Valsouriguère;
2° De Juncalas ou de Castelloubon, comprenant celle de Gazost;
3° D'Extrême-de-Salles;
4° D'Azun ou d'Arrens, comprenant celle de Labat de Bun;
5° De Cauteretz ou de St-Savin, comprenant celles de Lutour et du Marcadaou;

*

Vallée de Barèges.

6° Du Bastan (gorge de Barèges);
7° D'Héas, comprenant celle d'Estaubé.

Ici ne sont pas comprises quelques gorges peu importantes, dont la description fort courte n'arrêtait pas la description de la vallée du Gave de Pau.

CHAPITRE I.

LAVEDAN.

Vallées de Valsouriguère ; — de Castelloubon ; — d'Extrême-de-Salles ; — d'Azun. — Passage de la vallée d'Azun dans celle des Ferrières et dans celle des Eaux-Bonnes.

VALLÉE DE VALSOURIGUÈRE. *

§ 63.

Cette petite vallée, ouverte sur la rive gauche du gave de Pau, à une petite demi-lieue de Lourdes, faisait autrefois partie des sept vallées qui, en 1620, furent réunies à la couronne de France, sous la réserve expresse

* Ou Batsouriguère.

de grandes libertés et de priviléges dont elles jouirent jusqu'à la révolution. Ces sept vallées comprenaient celles de Castelloubon, d'Extrême-de-Salles, de Davantaïgue (Argelès), d'Azun, de St-Savin (Cauteretz), et de Barèges. Celle dont il est ici question est la moins remarquable de toutes; elle offre de belles prairies sur le penchant des montagnes et, dans le fond, des champs cultivés avec soin. On y trouve plusieurs carrières de marbres, entre autres celle d'*Aspin*, qui en fournit une belle variété bleue, veinée de jaune.

VALLÉE DE CASTELLOUBON. *

§ 64.

Cette vallée, plus connue sous le nom de vallée de *Juncalas*, du nom du principal village qu'elle renferme, a été jusqu'ici peu visitée par les étrangers; ce qui tenait sans doute au mauvais état des routes qui, dans

---

* Ou de Juncalas.

certains endroits, ne sont pas irréprochables, malgré les grandes améliorations qu'elles ont subi, surtout depuis le Pont-Neuf jusqu'à Juncalas. On s'est généralement plu aussi à faire de cette vallée un horrible tableau. Il est vrai qu'elle est étroite et resserrée entre des montagnes fort peu gracieuses, dans le premier tiers de sa longueur, et qu'elle est, dans ce trajet, beaucoup plus riche en carrières d'ardoises qu'en sites pittoresques. Mais, au-delà de Juncalas, elle offre quelques prairies qui ne sont pas sans agrément; et enfin, elle conduit, par des chemins toujours praticables à cheval, jusque sur le prolongement du chaînon de montagnes qui succède, au nord, au Mont-Aigu, et d'où l'on découvre la partie supérieure de la *vallée de Trébons,* encaissée dans les plus belles pentes de verdure qu'il soit possible de voir. De là on peut, après une descente qui n'a rien de pénible, arriver en cinq quarts d'heure à Bagnères-de-Bigorre,* par une route assez bien entretenue.

---

* Si l'on descendait jusqu'à Trébons, il faudrait deux heures.

§ 65.

Quelqu'un qui viendrait d'Argelès à Bagnères-de-Bigorre, s'éviterait environ dix kilomètres, en suivant cette direction. Avis aux piétons.

Près de la route qui mène de Juncalas à Bagnères, se voient au village de *Cot-Doussan*, et sur un rocher isolé, les restes du château de Castelloubon. Le torrent qui débouche dans le gave de Pau, un peu au-dessus du *Pont-Neuf*, est formé par la réunion opérée près de Juncalas, du *Louey*, ruisseau descendu des hauteurs qui dominent Cot-Doussan, et du *Nez*, formé au pied du Mont-Aigu, et creusant ensuite la sauvage, mais pittoresque gorge de *Gazost*.

VALLÉE D'EXTRÊME-DE-SALLES.

§ 66.

Cette vallée, ainsi nommée à cause de sa situation reculée, est arrosée par le torrent du *Vergoms* et creusée en entier dans le calcaire de transition ; elle offre à son embouchure et dans sa partie basse de belles prairies, ombragées par des noyers et des châtaigniers magnifiques; les parties hautes sont couvertes de hêtres et de sapins. Au pied de la montagne d'Aysi, qui sépare ce bassin de celui de Valsouriguère, est la grotte d'*Ouzous*, excavation calcaire qui a servi d'église, et que l'on visite encore en pélérinage le Jeudi de la Semaine Sainte. On y remarque un bénitier que la nature remplit continuellement, par le suintement de gouttes à travers le rocher.

On passe de cette vallée dans celle des Ferrières, par le col d'*Ansan* ouvert à côté des deux sommités jumelles du *Pic de Vergoms;* mais le chemin est difficile en toute saison. C'est une des vallées ou le goître est endémique; il parait cependant que cette affection diminue de fréquence à mesure que l'aisance augmente.

VAL D'ARRENS.*

§ 67.

Rapports géographiques de la vallée d'Arrens avec les vallées de Cauteretz et d'Ossau.

Le *val d'Azun* a son embouchure au couchant d'Argelès, et se dirige vers le sud-ouest jusqu'à la crête centrale, où il avoisine, par ses dernières ramifications, celles de même ordre qui appartiennent aux vallées de Cauteretz et d'Ossau; le chemin qui y conduit part du milieu de la ville d'Argelès, et monte rapidement à travers des terres cultivées et des masses d'arbres du plus bel effet. Des ombrages épais y défendent, à toute heure du jour, contre la chaleur du soleil. La pente diminue bientôt d'inclinaison, et le gave se laisse apercevoir, à travers les buissons, au fond de la vallée, à gauche.

Arras. Embouchure de la vallée de Labat-de-Bun.

Arras est le premier village que l'on rencontre; la vallée, jusqu'alors resserrée, commence à s'élargir. A l'ouest, derrière le feuillage, se cachent les villages d'*Arcizans-Dessus* et de *Gaillagos*, tandis que *Bun*

* Ou d'Azun.

et *Sireix* apparaissent, presque en face, au confluent du *gave de la vallée de Labat-de-Bun* avec celui d'*Arrens.* *

La vallée d'Azun, plus considérable que sa voisine de gauche, qui n'en est qu'un embranchement, va toujours se déployant jusqu'à *Aucun,* où elle apparaît dans toute sa beauté, sa fraîcheur et sa grâce; les superbes villages de *Marsous* et d'*Arrens* font suite à celui d'*Aucun.*

Aucun. Marsous. Arrens.

* Il faut une demi-heure de trajet dans un défilé tortueux, tour-à-tour sauvage et riant, et formé sur la rive droite du torrent par une immense muraille constituée par des couches inclinées et épaisses de marbre gris et de schiste argileux, pour parvenir dans le vallon de *Labat.* On trouve dans le bas fond quelques prairies et quelques champs; mais les pentes supérieures n'offrent que des pâturages couronnés çà et là par quelques bouquets de bois.

Les curieux vont dans ce vallon pour visiter le lac d'*Estaing;* ce lac, de médiocre grandeur et en forme de losange, offre une eau transparente et colorée d'un beau vert par les herbes qui en occupent le fond. La vallée remonte ensuite jusqu'au centre de la chaîne où se trouve la *Hourquette de Bun.*

On peut, mais à pied seulement, passer directement de cette vallée dans celle de Cauterets.

§ 68.

Chapelle de Pouey-la-Houn.

Arrens est le dernier village de la vallée, et bien que renfermant une population assez considérable, il n'offre point d'auberge, mais seulement des cabarets où l'on soulage plus la soif que l'appétit. Sur une colline au midi se présente la chapelle de *N. D. de Pouey-la-Huc* ou *Pouey-la-Houn*: c'est de là surtout que le coup d'œil est magnifique. Dans le lointain sont *Gaillagos* et *Arcizans;* au pied du monticule, *Aucun, Marsous,* et *Arrens* avec sa jolie plaine; tout autour des monts semés de granges et de troupeaux. Enfin, au sud, se dresse le *Pic de Midi d'Azun* avec sa coupole de frimas, et au nord d'ouest, celui de *Gabisos*, marquant la limite des vallées d'*Azun*, d'*Ossau* (val des Eaux-Bonnes), et d'*Asson*.

§ 69.

La chapelle de *Pouey-la-Houn,* ainsi appelée de la source qui coulait autrefois dans le saint lieu, * et du mot *Pouey,* ** donné

* *Houn* veut dire source.
** En latin, *podium*.

fréquemment dans les Hautes-Pyrénées à des lieux élevés, est placée sur le monticule, point extrême du vallon d'Arrens; l'esplanade qui en précède l'entrée, est plantée de châtaigniers et de noyers. C'est sous leur ombrage, qu'aux fêtes de la Vierge, les jeunes filles de l'endroit élèvent des autels votifs ornés de rubans et de fleurs.

L'intérieur de l'église se fait remarquer, comme celle de Bétharram, par la grande quantité de dorures qui la décorent; le sol non pavé est constitué par une roche de calcaire schisteux, et non, comme on le dit généralement, par du granit.

§ 70.

A partir de ce point, la vallée se continue encore dans un espace de plus de trois lieues; mais ce n'est plus qu'une gorge étroite parcourue par un torrent rapide et par un étroit sentier; c'est la direction que l'on suit pour arriver à la *Hourquette d'Arrens*, passage par lequel on communique avec le val de *Théna*, en Espagne; au bas de ce col et des hauteurs qui le dominent, est le lac de *Suyen*, fort considérable et très abondant en truites. Hourquette d'Arrens.

§ 71.

Cette vallée présente, depuis son embouchure jusqu'à *Arrens*, et même jusqu'au *Saut d'Avadé*, des roches de schiste argileux de transition à feuillets très minces, d'un gris verdâtre et d'une pâte très fine, du calcaire gris compacte, et du calcaire gris schisteux. Ce terrain se prolonge, dans la partie inférieure de la vallée de St-Savin, jusqu'à Cauteretz.

Route des Eaux-Bonnes à Cauteretz par la montagne.

La vallée d'Arrens est la route que l'on suit pour se rendre aux Eaux-Bonnes par la montagne, quand on vient de Baréges, de St-Sauveur, de Cauteretz. Arrivé à la chapelle, on passe derrière, et l'on s'élève par un joli chemin à travers des prairies jusqu'au sommet du chaînon latéral, qui au nord forme l'enceinte du bassin d'Arrens; puis on tourne un peu à l'ouest pour gagner le pied du pic de Gabisos. Dans ce trajet on a à franchir quelques mauvais pas et une solitude de bruyère et de mousse où nul chemin ne peut guider. Il faut avoir soin surtout de ne pas s'engager, en descendant le revers de la montagne d'Arrens, dans les profonds marais que forme, dans cet endroit, la fonte des neiges des montagnes supérieures. On arrive ensuite dans la partie la plus élevée de la gorge des Ferrières, qui, creusée par le torrent de *Louzoum*, vient déboucher entre Nay et Lestelle. Toutes les montagnes de la partie basse et de la partie moyenne de cette vallée, ainsi que toutes celles qui se trouvent à sa gauche vers Lourdes, ainsi que celles qui, à sa droite, s'étendent jusqu'aux embouchures et dans les parties basses des vallées d'Ossau et d'Aspe, sont formées de calcaire compacte de transition. La partie supérieure de la vallée d'Asson* offre, ainsi que le Pic de Gabisos, élevé de 1320 toises, qui la termine, du schiste argileux et du calcaire schisteux.

---

* La même que celle des Ferrières. C'est elle que l'on remonte quand, venant de Lourdes, on ne veut pas passer par la vallée d'*Azun*, pour se rendre aux *Eaux-Bonnes*, et que d'autre part on désire éviter le long détour que nécessite le parcours des grandes routes. Les chemins qui y conduisent débouchent, l'un au sud du séminaire de *Bétharram*, l'autre entre *Lestelle* et *Igon*.

§ 72.

Là se présentent deux passages menant aux Eaux-Bonnes ; ce sont deux brèches appartenant aux montagnes qui séparent les bassins des trois vallées d'*Azun*, des *Ferrières* et des *Eaux-Bonnes*. La brèche de droite porte le nom de col d'*Arbaze;* celle de gauche celui de col de *Tortes*. Le chemin par le premier col, est plus facile, mais plus long ; il conduit à Laruns; celui qui traverse le second est plus pénible, mais il conduit directement aux Eaux-Bonnes. (*Voyez, pour le reste du trajet*, p. 252.) Ce voyage peut être facilement effectué avec des chevaux ; il faut seulement descendre en quelques endroits.

CHAPITRE II.

VALLÉE DE CAUTERETZ.

Route de Pierrefite à Cauteretz. — Village de Cauteretz. — Bassin de la Raillère. — Embouchure des vallées de Lutour et de Marcadaou. — Pic du Bois. — Cascades de Cérizet, — du Pas de l'Ours, — de Boussès. — Pont d'Espagne. — Val de Jarret. — Val de Gaube; lac. — Vignemale. — Passage du val de Gaube dans la vallée de Lutour et dans la vallée d'Ossouë.

§ 73.

Embouchure et origine de la vallée.

Cette vallée, creusée par un des affluens du gave de Pau, débouche à l'ouest de la montagne de *Soulom*, faisant promontoire entre les deux gaves; elle remonte, en se bifurquant, jusqu'au pied du *Vignemale* et jusqu'au port du *Marcadaou*, qui verse dans la vallée de *Théna*, en Espagne. La route qui y conduit commence à droite de celle de

Luz, derrière l'auberge de *Pierrefite*, et franchit, par des rampes bien ménagées, l'élévation subite et considérable que prend, au-dessus de la vallée principale, cette gorge sauvage et resserrée. Le chemin taillé à pic et quelquefois en surplomb aux flancs schisteux * des montagnes de droite, s'élargit bientôt, tout en suivant la rive gauche du gave, dont on aperçoit les eaux bouillonnantes à travers le feuillage épais des noyers, des frênes, des aunes et des tilleuls. La rive droite, formée par les flancs de la montagne de Soulom, offre çà et là, au milieu des rochers qui les festonnent, de verdoyantes prairies ornées de bouquets d'arbres et de quelques métairies. A mi-chemin de Pierrefite à

* Toute la partie inférieure de la vallée de Cauteretz, c'est-à-dire, depuis Pierrefite jusqu'à la Raillére, appartient au terrain de transition; la roche dominante est le schiste argileux contenant des couches de calcaire compacte et de calcaire schisteux. Vers le pont de la Raillére se montre le granit, qui va se prolongeant jusqu'au Vignemale, dont il constitue les fondemens. La partie supérieure du val de Jarret appartient au terrain de transition : aussi trouve-t-on, en amont de la Raillére, des blocs calcaires roulés dans le lit du gave du Marcadaou.

Cauteretz, la route passe, au moyen d'un pont en bois fort insignifiant, sur la rive droite du torrent et au pied de la *butte* dite du *Limaçon*. A gauche est une assez jolie cascade.

§ 74.

Butte du Limaçon.

La butte du Limaçon est formée par un double éboulement de roches calcaires, séparées des montagnes de droite et de gauche, et dont les débris forment une sorte de chaos, au milieu duquel mugit le gave. Un bloc énorme attire surtout l'attention par sa masse et sa position presque verticale au milieu des eaux qui, en cet endroit, forment plusieurs chutes d'un bel effet. Le ravin qui près de là descend des hauteurs déchiquetées de *Cabaliros*, mérite aussi un coup d'œil pour sa sauvage et affreuse beauté.

L'industrie humaine a bien aussi quelques momens d'examen à réclamer des voyageurs; c'est elle qui, près de Pierrefite, a suspendu la route sur de simples saillies, et qui a fait sauter, au moyen de la mine, ces quartiers de roches devenues vacillantes faute d'appui, et qu'il a fallu soutenir par des murs de pierres sèches.

Bassin de Cauteretz.

Au-delà du Limaçon, la gorge devient plus spacieuse; en même temps le gave s'éloigne de la route; les champs ensemencés et les tertres couverts d'habitations deviennent plus fréquens : enfin apparaît l'étroit et pittoresque bassin de Cauteretz, formé par la réunion de *Cambasque*, descendu en bondissant des montagnes de droite, avec le gave de Cauteretz, formé au sud par les eaux des gaves de la vallée de *Marcadaou* * et de la vallée de *Lutour*.

§ 75.

Perraute, Péguère, Peyrénère.

Trois montagnes dominent et couvrent pour ainsi dire Cauteretz; ce sont, à gauche, *Perraute*, drapé de ses sombres et magnifiques forêts de sapins; au sud, *Péguère*, couronné de frimas et de sapins à son sommet, et les flancs couverts de hêtres; puis à droite *Peyrénère*, aux trois quarts cultivé et parsemé de jolies maisons jusqu'aux pelouses courtes et fines qui précèdent son pic trifurqué.

---

* Lui-même grossi du gave de Gaube.

D'autres montagnes se lient à celles-ci ; ainsi *Perraute* se continue au nord avec le *Lizey*, au midi avec l'*Hourmigas*, séparé de *Peguère* par le gave du Marcadaou ; celui-ci touche à *Cambasque*, premier échelon du *Mont-Né ;* derrière *Péyrénère* sont les hauteurs de *Sers*, joignant au-dessus de Saint-Savin le pic de *Cabaliros*.

Lisey, Hourmigas, Sers, Cabaliros.

§ 76.

Le village de Cauteretz est actuellement composé d'environ deux cents maisons ; les rues en sont étroites et mal pavées ; les maisons, surtout les nouvelles, fort élevées, interceptent le peu de lumière et de soleil que les montagnes y laissent descendre, d'où résulte, pour cette petite cité, un air de tristesse, que le mouvement continuel des étrangers ne saurait entièrement dissiper. Les habitations sont généralement bien tenues à l'intérieur ; quelques-unes même sont meublées avec luxe.

Village de Cauteretz.

La nourriture * n'y est pas beaucoup meil-

---

* Une journée de malade à Cauteretz, y compris le logement, la nourriture et les bains, revient,

leure qu'à Barèges; mais elle y est aussi fort chère, ainsi que les logemens.

§ 77.

Bassin de la Raillère. Embouchure des vallées de Lutour et de Marcadaou.

Au-delà de Cauteretz existe une sorte de défilé, formé par le rapprochement des bases des montagnes de Perraute et de Péguère; puis vient un nouveau bassin plus petit que le précédent; il est dû à la rencontre du gave, descendu au midi de la vallée de *Lutour*, avec celui du Marcadaou, grossi par celui du val de Gaube. Le chemin qui y conduit longe la rive droite du gave, puis le traverse à un quart de lieue de Cauteretz, et remonte vers la base obstruée d'attérissemens et de blocs granitiques de Péguère. Après avoir passé devant l'établissement de la Raillère, il va gagner le fond du bassin au pied du *Pic du Bois*, qui le termine et qui sépare l'embouchure de la vallée de Lutour, à gauche, de celle de la vallée de Marcadaou à droite.

---

terme moyen, de 10 à 12 francs. Les hôtels les plus renommés sont les *Hôtels de France* et *du Lion d'Or*.

§ 78.

Pour se rendre dans cette vallée, on traverse le gave du *Marcadaou* sur un pont de bois; puis on prend à droite, et on commence à gravir les rampes nombreuses du chemin, qui sillonnent le Pic du Bois. Sur cette route sont échelonnés les établissemens du *Petit Saint-Sauveur*, du *Pré*, la grotte de *Mauhourat*, la *Fontaine des Yeux*, l'antre fumant des *OEufs*, annoncé par le fracas des eaux de la *Cascade de Mauhourat*, qui en baigne le pied; enfin, sur un petit plateau se montre l'élégant édifice des *Bains du Bois*. Pic du Bois.

§ 79.

La vallée prend, à partir de ce point, un aspect sauvage et âpre : à gauche ne se montrent plus que des masses granitiques, entrecoupées de sapins; à droite, que le torrent et les flancs de Péguère, garnis de hêtres touffus mêlés à des sapins; au sud se dresse, au-dessus des bois, l'aiguille granitique de *Peyrelanz*. On traverse bientôt une clairière, et on touche à la cascade de *Cérizet*, dont on entend depuis long-temps le monotone rou- Cascades de Cérizet, du Pas de l'Ours, de Boussès.

lement; mais on la voit bien imparfaitement de la route. Pour la considérer de près, on descend sur un tapis de mousse, au milieu d'un nuage transparent de vapeur d'eau. Alors, on aperçoit le torrent tombant d'une hauteur considérable, et tout d'une masse, sur un énorme bloc de granit penché sur le sommet du ressaut, d'où il se précipite dans un abîme tortueux, caché sous les pieds du spectateur. Un peu au-delà sont deux autres cascades : celle du *Pas de l'Ours* et celle de *Boussès*. On dépasse enfin plusieurs clairières de l'aspect le plus gracieux, et l'on atteint le fond de la vallée, après environ deux heures de marche depuis Cauteretz.

§ 80.

Pont d'Espagne.

Là se trouve le beau site du *Pont d'Espagne*, presque au niveau des récits chaleureux qu'on en a fait.* Quant au pont lui-même, il

---

* La gorge qui s'ouvre à la droite du Pont d'Espagne porte le nom de val de *Jerret;* la route qui la remonte, en suivant la rive droite du gave du Marcadaou, conduit en Espagne par le port de *Cauteretz* ouvert à l'occident du Vignemale : elle est toujours

est formé par la réunion de quelques sapins de vingt à trente pieds de long, qui traversent le gave dans un lieu où il est étroitement et profondément encaissé par des roches granitiques coupées à pic, et à une profondeur de vingt mètres environ.

GORGE DE GAUBE. *

§ 81.

La gorge du val de Gaube s'ouvre directement au sud; le chemin qui y conduit est à gauche et en avant du Pont d'Espagne; il est frayé au milieu de roches brisées et de vieux sapins, dont les troncs vermoulus jonchent en plusieurs endroits le sol qui les a Gorge de Gaube.

---

belle jusqu'à la frontière. De là aux *Bains de Penticouse*, situés dans la vallée de *Théna*, elle présente quelques difficultés. La course entière de Cauteretz à ces bains demande environ six à sept heures. On n'est obligé de descendre de cheval que passé le port.

* La route se fait aujourd'hui facilement à cheval.

produits. La présence du *rhododendron* et du *pin rouge*, dont la tige colorée se distingue facilement, annonce qu'on est parvenu à une hauteur assez considérable. Enfin, après une heure de marche, à partir du Pont d'Espagne, on voit les sapins disparaître, et une pelouse, formée sur des éboulemens anciens, conduit, par un dernier ressaut, sur les bords du *lac de Gaube*.

§ 82.

Lac de Gaube.

Ce lac, le plus considérable de toute la chaîne, offre un spectacle peu imposant en face des masses de montagnes et de roches qui le cernent de toutes parts. Cependant, cette nappe d'eau azurée a une lieue et demie environ de circonférence. Pour apprécier son étendue, il faut descendre dans la barque du pêcheur, et glisser de niveau avec cette surface limpide, où se peignent si bien par un beau jour les objets d'alentour.

§ 83.

Cascade de Spumouse. Vignemale.

Au-delà du lac est une pelouse avec quelques sapins; au-dessus, la cascade de *Spu-*

mouse ;* puis, au fond du tableau, la masse énorme du Vignemale, projetée en avant par la blancheur de ses neiges et de ses glaces.

Pour approcher de sa triple sommité, il faut ou traverser le lac en bateau, ou le tourner à droite : on suit ensuite un sentier escarpé qui, de l'extrémité du lac, conduit au pied du glacier. Dans ce trajet d'environ une heure et demie, on franchit cinq ressauts successifs, donnant naissance à autant de cascades, dont la première ** est seule visible des bords du lac. Autant de vallons successifs séparent ces chaussées naturelles, et sont les réceptacles des débris des montagnes. Le granit qui domine depuis Cauteretz, et qui commence à se mélanger sur les bords du lac, disparaît ici et est recouvert par le calcaire alpin. Quelques lopins de verdure se montrent seuls sur les bords du gave, et donnent

---

* *Spuma*, écume. Le nom que porte cette cascade provient de la blancheur de ses eaux, teinte naturelle des torrens entretenus par la fonte des glaciers, et que l'on retrouve dans tout le cours du gave, examiné au-dessus du lac de Gaube.

** Celle de Spumouse.

quelque nourriture aux troupeaux, qui n'y passent que les deux mois les plus chauds de l'année.

§ 84.

Glacier du Vignemale.

Le *glacier du Vignemale* se montre enfin au bout d'une esplanade nivelée, percé à sa base de plusieurs arches, d'où sortent des ruisseaux. D'une inclinaison assez égale, il s'élève jusqu'au pied des murailles de la *Pique-Longue*, d'où, tournant à l'est, il monte, par des gonflemens crevassés ou des pentes de neiges très rapides, jusqu'au port d'*Ossouë*, et beaucoup plus haut dans les plis qui séparent les trois pennes.

Port d'Ossouë. Les trois pointes du Vignemale.

Les chainons latéraux se terminent à droite par le pic de *Chabarrou*, séparé du Vignemale par le port de l'*Oulette* versant en Espagne, à gauche par la pyramide de l'Araillé, également séparée du Vignemale par le port d'*Ossouë* conduisant à Gavarnie. Au fond se détachent les trois pointes du Vignemale. La plus à droite et la plus haute porte le nom de *El soum de la Coste;* elle est séparée de la seconde par un large et haut rocher qui forme une sorte de plateau élevé et un peu incliné.

Enfin, la troisième est dite le *petit Pic;* elle domine le col d'Ossouë, ouvert entre elle et l'Araillé.

§ 85.

On peut revenir du lac de Gaube à Cauteretz par la vallée de Lutour, ouverte entre l'Araillé, dépendance de *Pouey-Mourou,* et la suite des *Palomières de Gaube.* Le trajet de Cauteretz au lac de Gaube, et le retour par Lutour, demande environ dix heures. Une partie de la route ne peut être effectuée qu'à pied.

Traversée de Cauteretz à Gavarnie par le val de Gaube et la vallée d'Ossoué.

Un petit nombre de voyageurs passent du val de Gaube à Gavarnie, en franchissant le glacier et le port d'Ossouë, et en descendant ensuite cette vallée qui débouche au niveau du pont de *Barygui.* Cette course, que je n'ai pas encore faite, est une des plus pénibles que l'on effectue dans les Pyrénées : on peut compter sur douze heures de marche environ. Il faut, en outre, prendre plutôt deux guides qu'un seul, et les choisir sûrs et instruits, à moins qu'on ne veuille risquer de périr dans le trajet, comme cela est arrivé, il y a quelques années, à deux jeunes étrangers. *

---

* Les circonstances qui précédèrent et amenèrent cette double catastrophe n'ont jamais été parfaitement éclaircies. Les uns disent qu'ils sont morts de froid; les autres prétendent qu'ils ont été attaqués par des contrebandiers espagnols. Quelques-uns élèvent des doutes sur la moralité du guide; mais c'est certainement, à tort, car cette profession est exercée en général par des hommes d'une probité rigide, et d'un courage à toute épreuve. Les contrebandiers ne sont pas ordinairement de méchantes gens; beaucoup sont complaisans et hospitaliers. Il n'y a pas un voyageur dans les Pyrénées qui n'ait eu à se louer de leurs services. Je suis très porté à attribuer la mort de ces deux jeunes étrangers à l'ignorance du guide.

CHAPITRE III.

SOURCES ET ÉTABLISSEMENS THERMAUX DE CAUTERETZ.

Groupe du Sud. — Groupe de l'Est. — Vertus thérapeutiques.

Sources et Etablissemens du Sud. *

LA RAILLÈRE.

§ 86.

Cet établissement, le plus élégant de tous ceux de Cauteretz, a son entrée décorée d'un portique en marbre : un vestibule, au fond

* La position de ces établissemens se trouve précédemment indiquée dans la description de la vallée du Marcadaou.

duquel est la buvette, le divise en deux portions égales, chacune de onze cabinets de bains, dont quatre en marbre poli, précédés d'une pièce d'attente ; les autres sont moins beaux. Au milieu de l'aile gauche se trouve une salle à cheminée qui sert de point de réunion.

Douches.

Le n° 9 est le cabinet consacré aux douches. L'appareil propre à les administrer, comme ceux de tous les établissemens situés dans les Pyrénées, est mal disposé pour diriger convenablement la colonne de liquide selon les besoins du malade et la situation des parties qu'on désire soumettre à son influence ; la température de l'eau, sortant directement de la source, est mitigée par de la même eau refroidie dans un réservoir fermé. Les huit derniers cabinets de l'aile gauche reçoivent, pour cet usage, l'eau d'une source particulière, ou plutôt d'un filet de la source principale, moins minéralisé et moins chaud que la Raillère, et tenant le milieu pour l'énergie entre l'eau de cette source et celle du Petit Saint-Sauveur.

§ 87.

L'eau de la Raillère, examinée à la buvette, a une température de 38° 10 centésimaux. (Lemonnier, 2 novembre 1840). * Température.

Analysée par M. Longchamp, elle a fourni : Analyse.

(Eau : 1 litre.)

Azote	0,004
	gr.
Sulfure de sodium	0,019400
Sulfate de soude	0,044347
Chlorure de sodium	0,049576
Silice	0,061097
Chaux	0,004487
Magnésie	0,000445
Soude caustique**	0,003396
Barégine	traces.
Potasse caustique	traces.
Ammoniaque	traces.
	0,182748

* La température de l'eau des bains varie de 33 à 37° 50 centésimaux.

** La question de savoir si la soude est à l'état caustique ou à l'état de carbonate dans les eaux sulfureuses des Pyrénées, n'est pas encore jugée, malgré les travaux d'Anglada, de MM. Longchamp et Orfila. Il est vrai qu'un précipité, faisant effervescence avec l'acide acétique, se forme dans l'eau de baryte, quand on fait arriver dans cette eau les gaz que dégage de l'eau sulfureuse soumise à l'ébullition, préalablement chauffée à vaisseaux clos et traitée par de l'acide sulfurique; mais, suivant M. Fontan, le précipité pour-

§ 88.

Activité de l'eau de la Raillère comparée à celle des Eaux-Bonnes.

On a certainement exagéré l'activité de l'eau de la Raillère comparée à celle des Eaux-Bonnes, qui sont beaucoup plus riches en sulfure de sodium. Mais cette donnée populaire n'est pas, je crois, dépourvue de tout fondement, et j'en crois trouver l'explication dans la différence assez notable qui existe, quant aux propriétés *alcalines*, entre les Eaux-Bonnes et celles de la Raillère et de Mauhourat.

Action sur le sirop de violettes.

Les Eaux-Bonnes verdissent certainement moins fortement le sirop de violettes que celles de ces deux derniers établissemens; elles renferment donc moins de carbonate de soude, ou de soude caustique comme l'on voudra. La coloration verte est cependant ici beaucoup moins marquée que dans les établissemens de l'est et qu'à Barèges.

---

rait bien être, au lieu de carbonate de baryte, du sulfite de baryte; car ce dernier sel fait aussi effervescence, quand on le traite par l'acide acétique. Ce doute existant par rapport à la soude existe aussi relativement à la potasse.

Quant à la présence de l'ammoniaque, elle est due à la décomposition de la substance azotée, qui est tenue en dissolution dans les eaux sulfureuses : au moins, est-ce l'opinion de presque tous les chimistes qui se sont occupés d'analyse.

Tous les visiteurs ont remarqué et noté l'abondance avec laquelle se montrent à cette source la barégine et la sulfuraire. Substance grasse.

On boit l'eau de la Raillère depuis un jusqu'à trois et quatre verres. Rarement on doit aller au-delà. Doses.

L'eau de la Raillère répugne à beaucoup d'estomacs : quelques-uns même ne peuvent point du tout la supporter. On aide souvent à sa digestion par celle de Mauhourat. Elle pèse à l'estomac.

—

PETIT SAINT-SAUVEUR.*

§ 89.

Cet édifice peu considérable, et qu'à la grille en bois, qui en défend l'entrée aux curieux, on prendrait de loin pour une jolie basse-cour, renferme dix baignoires placées dans des cabinets d'une simplicité par trop rustique. La température de la source est à 33° centésimaux.** (M. Buron accuse

---

* Ou Plaa.

** Cette température a été prise par moi dans les premiers jours de novembre 1840, par une tempé-

seulement 32° 15, chiffre copié par M. Bertrand, dans son *Voyage aux Eaux des Pyrénées,* et par MM. Patissier et Boutron-Charlard, dans leur *Manuel des Eaux minérales)*; mais elle est exactement indiquée par M. le docteur Camus, *page* 91 de ses *Nouvelles Réflexions sur les Eaux de Cauteretz,* et par M. le docteur Fontan, *(Recherches sur les Eaux minérales des Pyrénées, tableau des températures).*

Rôle thérapeutique.

L'eau du Petit St-Sauveur est chauffée artificiellement, parce que, dit-on, la température en est trop faible. Passe encore si ce calorique d'emprunt lui était communiqué avec quelques précautions prises contre la décomposition, ou au moins l'altération des principes sulfureux ; mais je ne vois pas réellement la nécessité d'augmenter la température naturelle de cette eau, qui est appelée par la nature à jouer, au milieu de toutes les autres sources sulfureuses plus ou moins excitantes, le rôle de tempérante et d'émolliente. Si une mauvaise disposition des ca-

---

rature extérieure de 12° centésimaux, et au robinet le plus voisin de la source.

naux ou des cabinets occasionne une déperdition de calorique considérable, c'est à détruire ces causes qu'il faudrait, il me semble, employer l'argent dépensé en combustible.

—

LE PRÉ.

§ 90.

A droite du chemin, et un peu plus haut, s'élève sur les bords du gave, et fortement menacée par lui, la singulière bâtisse de l'établissement du Pré : on y trouve seize baignoires et une douche. La source fort abondante offre à la buvette une température de 47° 10 centésimaux. On traite dans cet établissement surtout des rhumatismes et des affections de la peau. Propriétés médicales.

—

ANTRE DE MAUHOURAT.

§ 91.

Un peu au-dessus est l'antre de Mauhourat, profond d'une douzaine de pieds, et creusé en entier dans le roc; des bancs en garnissent les côtés. Au fond coule, par un canal en bois, la source peu abondante et seulement usitée en boisson. Sa température a été trouvée par moi de 49° 75 centésimaux, température un peu inférieure à celle accusée par MM. Buron et Camus (50° centésim.)

Température.

On boit cette eau principalement dans les cas d'atonie des voies digestives, la dyspepsie et les flatuosités ; elle passe mieux que l'eau de la Raillère, et lui sert quelquefois de préparation ou d'adjuvant.

—

SOURCE DES YEUX.*

§ 92.

A trois pas au-dessus est la source des Yeux ; elle est fort peu abondante et découle d'un pan de maçonnerie situé à six ou sept pieds au-dessus du chemin, en formant dans son trajet une magnifique nappe verdâtre semée de beaux filamens blancs. La matière verdâtre est constituée par des oscillaires, la blanche par de la sulfuraire. Cette source,

* Ou de Bayard.

dans un état complet d'abandon, ne semble pas, au reste, mériter plus de soin que l'on n'en prend. Sa température a été trouvée, par moi, de 28 ° 50 centésimaux. Une remarque à faire, c'est que toutes les sources dites des *Yeux*, sulfureuses ou salines, sont toutes à *basses températures*, ce qui ne peut manquer de mettre sur la voie de la manière de traiter convenablement la plupart des affections de cet organe.

Toutes les sources dites des Yeux sont à faibles températures.

On est étonné, en voyant porter à cette source qui est si loin d'être sans reproche, surtout du côté de la propreté, le nom du héros sans peur et sans reproche; mais on apprend, quand on interroge les historiens de la contrée, que ce nom est emprunté à un M. Bayard, de Pau, qui y trouva la guérison d'une ophtalmie atonique. Cette source est excessivement peu chargée de principes sulfureux.

D'où lui vient son nom.

—

SOURCE DES OEUFS.

§ 93.

Plus haut, au milieu d'un amas de blocs granitiques entassés sur les bords du gave et dans une excavation d'où s'exhale une forte odeur sulfureuse, sourd d'une fissure de rocher la source dite des *OEufs*, sans doute parce que l'on pense que la chaleur de son eau est suffisante pour la cuisson de cet aliment.

Température.

Sa température a été trouvée par moi de 55° centésimaux, immédiatement à sa sortie de la roche. Du soufre se sublime et vient se déposer, malgré les courans d'air qui existent dans cet antre ouvert de toutes parts, sur le granit qui recouvre le point d'émergence de cette eau.

Abondance du principe sulfureux.

Cette source, d'un volume énorme et la plus fortement minéralisée, comme je m'en suis assuré à deux reprises différentes, de toutes celles qui appartiennent au groupe du sud, offrirait dans son exploitation des avantages considérables qui ne se rencontrent que dans peu de localités. Je veux parler de l'institution de bains et de douches de vapeurs à haute température. *

L'abondance de cette source enlève aussi

* Luchon seul pourrait offrir des bains et des douches de vapeurs à une température aussi élevée et fournis par une eau aussi fortement minéralisée.

la crainte de la voir disparaître au milieu des travaux que la trop grande proximité du gave rendrait de toute nécessité.

Nouveau mode d'administration

Je crois devoir signaler l'avantage qui résulterait dans l'emploi de bains de vapeurs de la sublimation du soufre, qui s'opère au point d'émergence de cette source, et qui doublerait l'activité de l'eau appliquée sous cette forme à la guérison des affections cutanées invétérées. On pourrait aussi tirer un parti favorable de la simple introduction dans le canal aérien, de cette vapeur d'eau et de soufre mélangés dans une foule d'affections catarrhales atoniques des organes de la voix et de la respiration. Il suffirait, pour tirer des eaux minérales sulfureuses ce parti nouveau, d'en faire arriver la vapeur dans la bouche par un tube de verre, comme dans l'aspiration de certains gaz, tels que le chlore, etc.

—

LE BOIS.

§ 94.

Cet établissement, plus élégant que tous ceux de la montagne, renferme quatre cabinets de bains, des simulacres de douche dans chacun et deux piscines.

Propriétés physiques et température.

L'eau du *Bois* est limpide et très onctueuse : aucune à Cauteretz ne charrie ni ne dépose une aussi grande quantité de barégine. Son odeur est forte, sa saveur un peu amère et douceâtre. Sa température, prise par moi presque à son griffon et avant son arrivée dans l'établissement, est de 44 60°. M. Camus accuse 46 25; c'est probablement qu'il a mesuré la température au griffon. M. Buron accuse 43 8; M. Fontan 42 45; parce qu'ils ont seulement expérimenté aux robinets des douches et des baignoires; puis il est fort probable que les sources de Cauteretz, comme celles des autres localités thermales, varient en température.

Rôle thérapeutique.

Cet établissement est en grand renom pour la cure des rhumatismes récens ou chroniques.

La source principale est celle des OEufs.

M. Camus s'étonne, dans ses *Réflexions sur les Eaux de Cauteretz*, p. 96, de ce que les eaux du *Bois* sont à une température inférieure à celles des sources de Mauhourat et du Pré, quoique leur émergence soit à une élévation de plusieurs toises plus considérable. Il considère ce fait comme contraire aux observations géologiques ; mais il ne réfléchit pas que toutes ces sources ne sont que des filets d'une seule et unique nappe d'eau minérale, et que leur température et leur minéralisation sont, en général, en rapport avec la distance et la position que le point d'émergence de chacune occupe par rapport au foyer principal. Or, nul doute que la source des *OEufs* ne soit ce foyer principal. Dès-lors, il est facile de se rendre compte du décroissement progressif et régulier de température des sources du Mauhourat, du Pré et du Petit St-Sauveur, en allant de haut en bas, et de celle de l'établissement du Bois, en se dirigeant dans le sens contraire. Quant à la température de la source des Yeux, elle est évidemment modifiée par des infiltrations qu'indiquent manifestement et sa faible minéralisation, et la présence des oscillaires que l'eau étrangère fait végéter. *

---

* M. François, ingénieur des mines, chargé par le ministre d'un travail sur les sources des Pyrénées, à qui je faisais part de ma manière de voir sur la distribution de calorique et de principes minéralisateurs de ce groupe de sources, me communiqua, relativement à ces faits, une interprétation encore plus large. Ne

Sources et Etablissemens de l'Est.

§ 95.

Les sources orientales, étagées presque en ligne droite sur les flancs de *Perraute*, appartiennent évidemment à la même nappe d'eau minérale. Les établissemens qui les renferment ne sont point tous placés à leur point d'émergence, par suite des travaux qui ont été exécutés pour descendre les eaux de plusieurs au pied de la montagne et à proximité des baigneurs.

—

ÉTABLISSEMENT DES ESPAGNOLS.

§ 96.

Quand on se dirige vers Perraute, on rencontre d'abord la baraque provisoire où

connaissant pas les raisons sur lesquelles il s'appuie pour justifier son opinion, et ne voulant pas d'ailleurs anticiper sur la publication de ses curieux et consciencieux travaux, je dois me borner ici au résultat unique de mes études propres.

l'on exploite l'eau de la *source des Espagnols*, sortie de la roche à environ 140 mètres plus haut. L'eau minérale est descendue au moyen d'un double canal en bois soutenu par des piquets, et construit d'après les données fournies par M. Orfila. Elle est reçue d'abord dans un réservoir d'une petite dimension, qui fournit directement à la buvette et à la douche, puis passe de là dans un autre réservoir, où elle est tempérée et beaucoup trop exposée à l'action de l'air. La température de cette eau, prise immédiatement à sa sortie du canal de descente, a été trouvée par moi de 44° 75. (Novembre 1840). Descente de l'eau de la source des Espagnols.

Cette eau est évidemment altérée dans le trajet qu'elle parcourt, car, outre qu'elle est loin d'agir sur les réactifs avec la même puissance qu'elle manifeste examinée supérieurement, j'ai trouvé flottant au milieu d'elle de véritables filamens de sulfuraire, production que l'on sait ne se former qu'avec le contact de l'air. Altération

Ce bâtiment provisoire renferme quatre baignoires et une douche. *

---

* Voyez, pour les affections auxquelles conviennent les eaux des sources de l'Est, les § 103, 104, 105.

ÉTABLISSEMENT BRUZAUD.

§ 97.

Le chemin, qui, prenant à gauche des Espagnols, longe le pied de la montagne, conduit aux établissemens de *Bruzaud* et de *Ricumiset*. Le premier, dont la source est située immédiatement au-dessous de Pause, à l'endroit où se voient encore les restes de l'ancien établissement, renferme treize cabinets, une buvette peu suivie, et une douche.

Température. Destruction ou altération partielle du principe sulfureux.

La température de l'eau, mesurée à la douche le 3 novembre 1840, était de 37 10° centésimaux. Il se produit donc une perte de chaleur d'environ quatre degrés, dans le trajet que cette eau parcourt de son point d'émergence à son lieu d'exploitation. Ce ne serait rien, si le principe sulfureux n'était en même temps, en majeure partie, altéré et détruit. En effet, cette eau classée comme la plus sulfureuse de Cauteretz, par M. Longchamp, l'est actuellement moins que tous les établissemens de cette localité, à l'exception du Petit St-Sauveur et de Rieumiset, qui ne l'est pas du tout, comme tout le monde le sait. Des réparations ont été faites cependant, il y a peu d'années, au canal de conduite de ces eaux.

—

SOURCE DE RIEUMISET.

§ 98.

Propriétés physiques et température.

Cet établissement, le plus rapproché de Cauteretz après la baraque des Espagnols et celui de Bruzaud, occupe l'extrémité d'une prairie qui porte ce nom. Le bâtiment, qui sert à l'exploitation de la source, élégant et commode, renferme douze cabinets de bains.

L'eau de la source est limpide et sans odeur; sa saveur est douceâtre. Les canaux par lesquels elle passe, et les pierres sur lesquelles elle tombe, offrent une substance verdâtre, que je n'ai pas examinée au microscope; sa température est de 28 75° centésimaux, selon M. Camus.) *

* Je n'ai pas pu prendre cette température le 3 novembre 1840; l'établissement étant alors fermé, et le chiffre par moi obtenu l'année précédente, a été égaré.

Action destructive de cette eau.

Cette eau ne renferme pas les plus légères traces de principes sulfureux, et se distingue par une vertu altérante et dissolvante, qui lui est particulière; elle attaque et pourrit le lin, le linge et le bois, dans un temps très court, et les ciments de toute espèce. On n'a pas su encore lui faire un réservoir qui ait pu la contenir parfaitement. M. Camus, propriétaire de cette source, se demande si cette activité destructive tient au chlorure de calcium que cette eau renferme, à ce qu'il paraît, en quantités notables. Je pourrais répondre presque affirmativement, car il y a long-temps que j'ai remarqué l'action destructive exercée sur les substances organiques par les sources fortement chlorurées.

C'est probablement à ces proportions assez fortes de chlorure de calcium, que sont dus les succès obtenus, par l'emploi de cette eau, dans les ophtalmies strumeuses et les ulcères de même nature. Je suis d'autant plus enclin à adopter cette opinion, au reste si bien d'accord avec les données ordinaires de la thérapeutique, que les mêmes faits se passent à Bagnères-de-Bigorre.

---

§ 99.

Rampe conduisant aux établissemens situés sur le versant de Perraute.

Si l'on prend le chemin qui s'ouvre à droite des Espagnols, on arrive bientôt, par de rampes nombreuses * et assez douces, à l'établissement de *Pause-Vieux*.

—

PAUSE-VIEUX.

§ 100.

L'établissement est dans un état de véritable décrépitude, ce qui n'est pas malheureux au reste; car il en résultera un aménagement nouveau de la source; il renferme onze cabinets de bain, une buvette et une douche. La température de l'eau (Lemonnier, 2 novembre 1840), la température Température.

* C'est à l'éloignement et aux difficultés de terrain qui séparent les établissemens de Cauterelz, qu'est probablement dû l'ancien proverbe béarnais : *A Cauteretz qu'at anets déberse* (A Cauteretz on fait la digestion.)

extérieure étant à 10°, était prise au robinet de la douche de 43 25 (chiffre probablement trop faible, par suite de l'éloignement de la source, ou par toute autre cause). En effet, tous les observateurs admettent une température d'environ 46 degrés. (M. Arago 46 3/10.— M. Fontan 35.— M. Camus 36 à 37 Réaumur, c'est-à-dire, 45 à 46 25° centésimaux.)*

PAUSE-NEUF.

§ 101.

Sur la même esplanade se trouve l'établissement de *Pause-Neuf*, destiné à l'exploitation d'une source dont le point d'émergence est immédiatement situé au-dessous de l'établissement de César. Mais, par une étourderie inconcevable, on éleva l'édifice avant d'avoir tout fait pour l'aménagement de la source et s'être assuré de son niveau, de telle sorte

* Une déperdition de calorique serait-elle survenue à la suite des travaux exécutés à la source des Espagnols?

que les baignoires sont de trois ou quatre mètres au-dessus, et que ce n'est qu'à l'aide d'une pompe, que l'eau nouvelle peut y aboutir.

La température de cette eau, prise par moi le 2 novembre 1840, à sa sortie du pan de maçonnerie qui récèle le griffon de la source, est de 46 10° centésimaux; elle paraît plus chargée de principes sulfureux que celle de la source de Pause-Vieux, et être presque identique pour la saveur, l'odeur et le goût avec celle de César, dont elle n'est qu'un filet descendant.

Température. Propriétés physiques et chimiques.

Cette source offre, sur les parois du canal en bois qui la conduit dans un réservoir situé à quelques pas, et à l'endroit où cette eau filtre continuellement, une couche épaisse de filamens blancs, de sulfuraire et des plaques vertes d'oscillaires d'une teinte très agréable.

Sulfuraire. Plaques d'oscillaires.

—

*

CÉSAR.

§ 102.

L'établissement de *César* n'est qu'une vieille masure, admise comme étant de construction romaine. Deux cabinets de bains et un cabinet à douche, espèce de souterrain où la source tombe en masse, remplacent l'ancienne piscine voûtée. La température de l'eau de cette source est (le 3 novembre 1840) de 48 15° centésimaux. Sa saveur et son goût sont franchement sulfureux. Elle n'est pas sensiblement gazeuse, non plus que toutes celles du même groupe. Elle forme un dépôt assez abondant de barégine. Cette eau semble agir sur la peau avec certaine rudesse; c'est la seule que l'on exporte sous le nom d'eau minérale de Cauteretz. C'est donc *cette eau reconnue plus excitante que celle de la plupart des sources de Barèges, que l'on fait boire dans les grandes villes aux individus attaqués de phthisie pulmonaire au premier degré, de névroses pulmonaires ou gastriques*, etc., comme si la guérison dépendait uniquement de l'*étiquette mise sur la bouteille.* Mais *à distance tout se confond*, et de ce que l'usage des eaux de la Raillère est efficace dans ces circonstances, on en conclut hardiment que toute eau venant de Cauterets doit jouir des mêmes propriétés.

De toutes les sources du groupe de l'est, César me semble la plus chargée de principe sulfureux, mais il est vrai que je n'ai examiné celle des Espagnols que descendue au bas de la montagne. *

§ 103.

Cauteretz est la métropole des eaux sulfureuses des Pyrénées.

Cauteretz joue, par rapport aux eaux sulfureuses, le même rôle à peu près que Bagnères-de-Bigorre, par rapport aux eaux salines. La valeur des eaux de ces deux localités résulte principalement, en effet, d'une variété étonnante, et bien précieuse en thérapeutique, de température et de minéralisation; elles offrent aussi, en raison

* MM. Longchamp et Fontan ont trouvé le principe sulfureux, en proportions un peu plus fortes, dans les eaux des Espagnols, examinées à la source, que dans celles de César. En cela je crois qu'ils se trompent.

des différences de niveau, une admirable facilité pour l'administration des douches. Mais tandis que toutes ces ressources sont sous la main à Bagnères, il faut les aller chercher à Cauteretz à des distances considérables.

Je regarde Cauteretz, bien que ses eaux n'aient pas de spécialité thérapeutique déterminée et qui lui soit particulière, comme devant, pour les raisons plus haut énoncées, acquérir une importance et une renommée encore bien plus étendue que celle dont il jouit déjà. Ces eaux conviennent, en effet, à un nombre bien plus considérable de malades que celles de Bonnes, de Barèges, de St-Sauveur.

§ 104.

Effets physiologiques.

Chez l'homme sain, suivant M. Buron, les bains du Petit St-Sauveur et de Rieumiset exercent une légère action tonique, qui s'adapte bien à l'état de santé : la boisson modérée de la Raillère et de Mauhourat développe l'appétit, active les fonctions digestives et la sécrétion de l'urine. Les bains de Pause, de César, des Espagnols, du Bois, du Pré, de la Raillère, et même de Bruzand, déterminent le plus souvent une irritation trop vive, qui s'annonce par des lassitudes générales, la perte de l'appétit et du sommeil.

Effets thérapeutiques.

Chez l'homme malade, ils produisent, au contraire, d'heureux résultats dans la plupart des affections chroniques, soit en provoquant l'expectoration par la boisson, soit d'abondantes sueurs, en combinant celle-ci avec les bains.

Ces phénomènes sont ceux qui se manifestent chez les personnes qui sont soumises à un traitement par les eaux sulfureuses un peu fortement minéralisées. Ce n'est donc pas la peine de s'y arrêter, autrement que pour faire remarquer que si une *irritation trop vive* est facilement développée sous l'influence de la plupart des eaux de Cauterets, chez l'individu bien portant, il en doit être de même; mais avec *beaucoup plus d'énergie et conséquemment de danger* chez les individus prédisposés pathologiquement à l'irritation. Il est bon de faire observer aussi qu'il ressort des témoignages précédens, de même que de ceux de presque tous les malades traités à Cauteretz, qu'une certaine propriété *excitante, irritante* même, existe en dehors de celle exercée par le principe sulfureux, dans les eaux de Cauteretz, sur tout dans les sources de l'est, puisque nous voyons des eaux telles que celles de Bruzaud (c'est-à-dire aussi peu minéralisées qu'elles le sont* à leur arrivée dans l'établissement actuel) susceptibles de produire des phénomènes aussi caractérisés que ceux que rapporte l'inspecteur. L'eau de César même, la plus minéralisée de toutes celles de Cauteretz, ne semble pas pouvoir être uniquement redevable de toute l'énergie qu'elle possède à l'abondance de son principe sulfureux. *(Voyez le* § 88, *relatif aux eaux de la Raillère*, p. 330.)

§ 105.

Voici actuellement les propriétés attribuées spécialement aux eaux de chaque source.

Rôle thérapeutique de l'eau de la Raillère.

L'eau de la Raillère, en boisson, est administrée dans les catarrhes bronchiques, les

* Malgré les travaux récens que le canal de conduite des eaux a nécessités.

laryngites chroniques, la première période de la phthisie pulmonaire, dans les névroses pulmonaires et dans les gastralgies. Comme le dit Bordeu, elles valent autant que les Eaux-Bonnes, lorsqu'il y a dans la poitrine un certain relâchement, un *embourbement* des humeurs. Mais les Eaux-Bonnes, comme plus douces (quoique plus riches en principe sulfureux), conviennent mieux dans les poitrines sèches, lorsqu'il y a des tubercules secs. Ce que dit Bordeu pour les maladies de poitrine, on peut le dire également, je crois, pour les affections du ventre. Les eaux de la Raillère ne conviennent que dans les cas d'atonie.

Rôle thérapeutique de l'eau de Mauhourat.

L'eau de Mauhourat est uniquement prise en boisson. On l'emploie principalement dans les affections chroniques des voies digestives; elle passe plus facilement que l'eau de la Raillère, et semble avoir une action élective sur les reins et sur la vessie. On la dit plus *diurétique* que toutes les autres de Cauteretz.

Quelques personnes la regardent comme étant plus forte que celle de la Raillère : je crois que c'est une erreur, car la vertu diurétique se lie généralement à une assez faible minéralisation et à des propriétés médiocrement énergiques. Quand l'eau de la Raillère pèse, on a l'habitude d'aider à sa digestion par la boisson de la source qui nous occupe.

Rôle thérapeutique de la source de Bruzaud.

On boit bien peu à Bruzaud ; on le fait quelquefois dans le but d'obtenir un effet purgatif, lorsqu'il est besoin de dissiper des engorgemens abdominaux ; mais on s'éloigne alors du véritable rôle thérapeutique des eaux sulfureuses, ces affections étant du ressort, si je puis m'exprimer ainsi, des eaux salines.

Rôle thérapeutique des eaux des Espagnols, de Pause et de César.

Les eaux de Pause, de César, des Espagnols sont données à peu près dans les mêmes circonstances où sont administrées les eaux de Barèges.

(Note.) Je crois devoir avertir qu'une erreur s'est glissée, page 336, relativement à la température de la source des OEufs. Cette erreur est, au reste, relevée dans le tableau suivant.

TABLEAU DES SOURCES DE CAUTERETZ,

RANGÉES D'APRÈS LEUR DEGRÉ DE CHALEUR.

NOMS DES SOURCES.	BURON.	FONTAN. — 21 septembre 1835.	LEMONNIER. — 2 et 3 novembre 1840.
Source des OEufs....	55° c.	»	54 55° centi., source.
Mauhourat.	50 0	49 65° source.	49 75 source.
César.............	48 5	48 05 robinet.	48 15 source.
Espagnols (en haut).	48 5	»	»
—— (en bas)..	»	45 25 buvette.	44 75 à la sortie du canal.
Pré...............	47 5	47 15 buvette.	»
Pause-Neuf.........	»	45 60 douche.	46 10 source.
Pause-Vieux.... ...	45 0	45 00 source.	43 25 douche.
Raillère...........	38 5	39 25 réserv.	38 10 buvette.
Bois...............	43 8	42 45 douche.	44 60 presque au griffon.
Bruzaud...........	40 0	44 70 source.	37 10 douche.
Petit Saint-Sauveur..	32 5	33 00 robinet.	33 robinet le plus près de la source
Rieumiset.....	30 0	25 25 robinet.	»
Source de Bayard....	»	»	28 50 source.

* Des différences assez notables existent entre ces trois relevés de température : beaucoup ne sont cependant qu'apparentes, et tiennent uniquement à la distance plus ou moins grande de la source à laquelle les observations thermométriques ont eu lieu.

Voici dans quel ordre je range ces sources d'après leur action proportionnelle et comparée sur l'argent. (*Voyez la note de la page* 231.)

César.	OEufs.
Pause-Neuf.	Pré.
Pause-Vieux.	Bois.
La Raillère.	Mauhourat.
Espagnols (à la baraque provisoire en bas). Cette eau est bien plus chargée à la source.	Bruzaud.
	Petit St-Sauveur.
	Bayard.

Quantités de sulfure de sodium trouvées par MM. Longchamp et Fontan.

LONGCHAMP.		FONTAN.	
Bruzaud.......	0,0385	Espagnols.....	0,0205
Espagnols.....	0,0334	César.........	0,0192
César.........	0,0303	Pause-Neuf....	0,0162
Pause.........	0,0303	Pause-Vieux...	0,0157
La Raillère....	0,0194	La Raillère....	0,0144
Pré...........	0,0159	Pré..........	0,0103
Bois..........	0,0140	Bois..........	0,0081
Mauhourat.....	0,0124		
Petit St-Sauveur	0,0121		

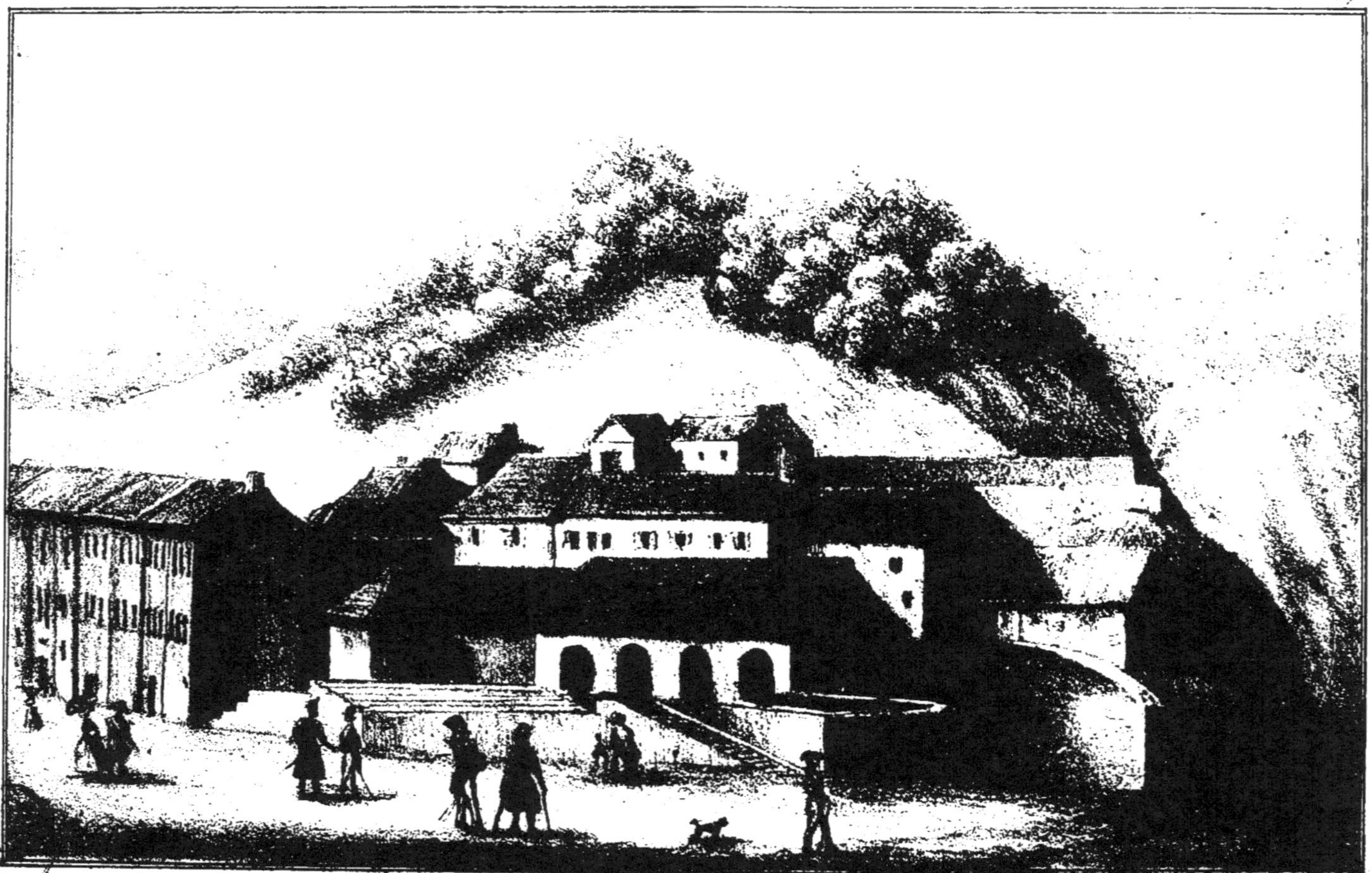

CHAPITRE IV.

GORGE DE BARÈGES OU VALLÉE DU BASTAN.

Route de Luz à Baréges.— Baréges ancien.— Baréges actuel. — Lavanches. — Découverte des eaux. — Température des sources et des bains.— Propriétés physiques, chimiques et médicales des eaux. — Établissement Barzun. — Note sur la glairine et la sulfuraire. — Partie supérieure de la vallée du Bastan. — Route de Baréges au port du Tourmalet et au Pic du Midi. — Passage de la vallée du Bastan dans la vallée de Campan ou de l'Adour. — Route par la montagne de Baréges à Bagnéres-de-Bigorre et à Bagnéres-de-Luchon.

§ 106.

La gorge de Barèges, étroite et resserrée comme toutes les vallées ouvertes dans la direction de la chaîne, naît comme le *Bastan* qui l'a creusée, et dont elle est le lit agrandi sur le versant occidental du contrefort qui la sépare de la vallée de l'Adour ; elle communique avec cette dernière par le *port du Tourmalet,* haut de 2177 mètres.* Longue d'environ trois lieues et demie, elle offre, quoiqu'on en dise, un aspect assez pittoresque, surtout vers sa partie inférieure. Ainsi, en montant de Luz, on trouve sur la droite les frais ombrages de *Betpouey* et du vallon de la *Justé.* A gauche mugit le Bastan, au milieu de prairies couvertes de bouquets de frênes et de quelques petits moulins. Les douces teintes de ce paysage contrastent agréablement avec les tristes et sévères escarpemens de *Vicy,* situé sur la rive droite du torrent. Ce n'est guère que vers les trois quarts du chemin de Luz à Barèges, à la hauteur de la butte de *St-Justin,* que le côté méridional de la vallée voit sa verdure et ses ombrages sensiblement diminuer, pour expirer plus haut, vers les anciens *Bains de Pontis,* sous un fleuve de blocs presque tous granitiques, précipités et roulés par les eaux descendues des flancs de Néouvielle.

Betpouey. Vallon de la Justé. Vicy. Butte de Saint-Justin. Bains de Pontis.

---

* *Annuaire du Bureau des Longitudes.*

Au-delà apparaissent quelques bouleaux, sentinelles avancées du bois protecteur qui garnit les flancs de l'*Ayré*, * et défend le village contre les avalanches.

A gauche s'étend, à partir de la *butte de St-Justin*, l'affreuse et triste *montagne de Sers*. Ici point de gazon ni d'arbres, une roche nue et pelée, sillonnée et minée par les pluies et les avalanches, repousse l'œil par sa monotonie. Montagne de Sers.

§ 107.

Le nom de *Barèges*, ou de *Baretge*, comme on le prononce dans le pays,** servait autrefois, et bien avant la découverte des eaux qui portent actuellement ce nom, à désigner tout le haut de la vallée parcourue par le *gave de Pau*, depuis *Gavarnie* jusqu'au *pont de Villelongue*, situé à l'entrée de la gorge de *Pierrefite*. Ce pays formait une sorte de petite république composée de dix-sept paroisses, et divisées en quatre cantons ou vics. Ancien pays de Barèges.

* Ermitage à Colas.

** Ce nom vient, dit-on, du mot celtique *basto* ou *baste*, qui signifie un lieu caché.

Dans ces paroisses n'étaient pas comptés les villages de *Gèdre* et de *Gavarnie*, qui faisaient partie de *Luz*, ni le *bourg des bains*, qui n'était annexé à aucune paroisse. Aujourd'hui ce bourg dépend de la commune de *Betpouey; Gavarnie et Gèdre* sont encore compris dans la commune de *Luz*, et administrés par des adjoints.

Le nom de *Barèges* est tellement inhérent à la vallée entière, que l'on voit encore beaucoup de ses habitans désigner les *eaux de Barèges* par le nom de l'ancien canton dans lequel elles étaient situées, et dire les eaux de *La-Batte-Sus*. Ce petit état démocratique, quoique sous la dépendance des vicomtes de Lavedan, s'administrait par des élus du peuple, qui, en outre, se réservait le droit d'approuver ou de rejeter les lois faites par ses représentans.

§ 108.

Village de Barèges.

Barèges est un village composé d'une soixantaine de maisons, formant sur la rive gauche du Bastan et entre ce torrent et le pic d'Ayré, une seule rue longue et étroite. Quelques-unes de ces habitations sont presque élégantes, et la plupart sont propres, au moins à l'extérieur. Quant à l'intérieur, il est partout peu soigné et souvent voisin de la malpropreté. Il faut avouer cependant, à la louange du pays, que des améliorations notables, sous ce rapport, se réalisent à chaque saison, et que Barèges sera, d'ici à quelques années, presqu'aussi propre, sinon aussi joli que St-Sauveur et Cauteretz.

L'étranger qui parcourt Barèges pour la première fois est étonné de voir des intervalles considérables séparer quelques maisons, dans un lieu où l'espace semble être accordé à l'homme avec tant de parcimonie; mais un regard jeté au nord sur la montagne de *Midaü* et au midi sur celle d'*Ayré*, explique cette apparente incurie des habitans.

§ 109.

Lavanches.

On voit au-dessus et en face de ces intervalles occupés seulement par des baraques en bois, durant la saison des eaux, les ouvertures des affreux ravins d'où descendent ces lavanches terribles qui, plus d'une fois, ont renversé et englouti des maisons, et qui, chaque printemps, semblent suspendre sur Barèges une destruction certaine; mais une étude continuelle et religieuse de la marche des avalanches a pu permettre aux habitans de signaler les points du village que la nature menace, et ceux qui, voisins de ces lieux redoutés et comme frappés de malédiction, jouissent néanmoins d'une sécurité complète.

Ravins.

Heureusement aussi la nature vient tous les jours au secours du travail et de l'intelligence de l'homme, et deux (ceux de *Couradje* et d'*Egat*) des quatres ravins qui descendent sur Barèges au nord, semblent moins redoutables ; déjà même le ravin supérieur, celui d'*Egat*, voit ses flancs se couvrir d'une verdure, témoignage non équivoque d'habitudes moins fougueuses.

Le ravin du centre, celui de *Midaü*, offre le plus de dangers et donne le plus d'inquiétudes, car cette gouttière, de toutes la plus rapide et la plus directe, verse sur le village sous un angle de 45 degrés, et d'une élévation de 1200 mètres.

La position de Barèges à 1241 mètres * d'élévation absolue, au sein des montagnes,

---

* Bains. — *Annuaire du Bureau des Longitudes*.

est loin d'en faire un séjour d'agrément et de plaisir. Tout ce qui fait le charme de la vie bourgeoise et fashionnable y manque absolument : on n'y trouve ni bals, ni société nombreuse, ni concerts, ni parties de plaisir. Les vivres y sont rares et de qualité inférieure ; mais en revanche ils y sont fort chers, ainsi que le logement. * On ne saurait se promener sans monter ou descendre, et cet inconvénient n'est pas même racheté par beaucoup d'agrément ni de variété dans ces ascensions perpétuelles. Malgré cette description exacte, mais peu attrayante, Baréges est loin, selon moi, de justifier les horribles tableaux que l'on en a tracés ; et cette nature sauvage et sévère a bien quelque attrait pour des yeux habitués à contempler des pays de plaine et à se reposer sur des scènes pastoralement ennuyeuses.

Genre de vie, promenades.

* Une journée de malade à Baréges revient, terme moyen, y compris le logement, la nourriture, le bain et les porteurs, de 9 à 10 francs. La saison commence au mois de juin et finit au mois d'octobre. Le nombre des étrangers qui y séjournent chaque été est d'environ 1000 à 1200, dont 400 appartiennent à l'armée.

§ 110.

Découverte des eaux.

La découverte des eaux de Barèges remonte à plusieurs siècles ; mais les habitans du pays en usèrent seuls pendant long-temps. Elles ne commencèrent à jouir d'une réputation étendue que sous le règne de Louis XIV, époque à laquelle Mme de Maintenon y conduisit le jeune duc du Maine. Elles fixent l'attention du gouvernement, en 1735, et l'ingénieur Polard fait alors exécuter la route qui conduit de Tarbes à Barèges, par Lourdes, Pierrefite et Luz.

Captation des sources.

Cependant le fontainier Chevillard, aidé des conseils de Polard, réussit à capter les sources, et fonde les *bains de l'Entrée, du Fond, de Polard,* la *buvette* et les *douches.* Les *bains de la Chapelle,* les *bains neufs* furent contruits depuis ; enfin, le *bain Dassieu,* tout moderne, a pris le nom de l'inspecteur de ce nom. Quant aux piscines, deux furent établies d'après les avis de l'ingénieur Moisset, chargé de retrouver les sources de la Chapelle et de l'Entrée, qui, en 1777, avaient disparu. La piscine civile ne date que de trois ou quatre ans.

§ 111.

Les sources actuelles de Barèges portent encore les mêmes noms qui leur avaient été autrefois donnés. Ce sont : Sources actuelles.

TEMPÉRATURE.					
NOMS DES SOURCES.	BALLARD.	LONGCHAMP	FONTAN.		LEMONNIER 2 novem. 1840.
La Chapelle...	31 25	28 45	31 80	31 75	31 25
L'Entrée......	38 75	42 00	40 30	40 40	39 00
Le Fond......	35 00	36 25	36 00	36 50	36 00
Polard........	37 50	38 20	37 30	38 55	37 25
Dassieu.......	33 12	33 00	34 30	35 00	34 00
Grande douche*	43 75	44 38	44 75	44 75	43 80
Buvette.......	42 00	42 05	»	»	43 00
Petite douche..	»	»	»	»	42 50
Bains Neufs...	36 75	»	37 15	36 50	37 10

* La grande douche, la buvette et la petite douche sont alimentées par une même source, celle dite du *Tambour*.

Abaissement de température.

Suivant Ramond (page 22 de ses *Observations)*, la température de la source la plus chaude de Barèges serait d'environ 39° du thermomètre de Réaumur, c'est-à-dire de 48 75° du thermomètre centigrade. Elle aurait donc diminué d'environ 4 à 5 degrés depuis une cinquantaine d'années; ce qui semble incroyable, d'autant que Campmartin, dont les observations sont antérieures à celles de Ramond, la porte seulement à 45°. Il est à remarquer cependant que Campmartin accuse 36 25°, comme la température des sources les moins chaudes de Barèges : ce qui indiquerait une diminution de chaleur survenue dans ces dernières; car la température de la source de la Chapelle est seulement de 31 25°.

§ 112.

Analyse.

L'eau de la buvette, analysée par M. Longchamp, a offert les substances suivantes :

(Eau : 1 litre.)

Azote........................	0,004

	gr.
Sulfure de sodium..............	0,042100
Sulfate de soude...............	0,050042
Chlorure de sodium............	0,040050
Silice.........................	0,067826
Chaux................	0,002902
Magnésie.....................	0,000344
Soude caustique *............ .	0,005100
Potasse caustique	traces.
Ammoniaque..................	traces.
Barégine......................	traces.
	0,208364

Voici les quantités de sulfure de sodium trouvées par MM. Longchamp et Fontan,** dans les eaux des différentes sources de Barèges. (EAU : 1 litre.)

LONGCHAMP.		FONTAN.	
Grande douche.	0,0498	Grande douche.	0,0157
Bains de l'Entrée	0,0393	Bains de l'entrée	0,0218
— du Fond..	0,0270	Bains Polard...	0,0071
— Polard...	0,0270		
— Dassieu..	0,0245		

* Relativement à la présence de la soude et de la potasse, voir la note, page 329.

** Voyez, relativement à la grande différence qui existe entre les nombres donnés par M. Longchamp et M. Fontan, la page 99 des *Recherches sur les Eaux des Pyrénées*, publiées par ce dernier chimiste.

Les analyses précédentes ne fournissent de renseignemens ni sur la quantité de sulfure de sodium de l'eau des Bains Neufs, ni sur celle de l'eau de la source de la Chapelle.

Sources rangées d'après la force de leurs eaux.

D'après les essais par les réactifs auxquels je me suis livré, je placerais l'eau des Bains Neufs, par sa richesse en principes sulfureux, immédiatement après la source du Tambour. Quant à l'eau de la source de la Chapelle, des circonstances particulières m'ont empêché de l'examiner; et comme je me suis imposé la loi de ne parler que de ce que j'ai pu contrôler, je garderai sur ce point le silence. Voici donc l'ordre dans lequel, *à températare égale* et suivant leur énergie*, seraient, d'après moi, rangées les eaux des différentes sources de Barèges :

* Comme je l'ai noté (page 19), il existe deux élémens d'action dans les eaux, et la force ou la faiblesse d'une eau dépend de la moyenne qui résulte de l'énergie de chacun de ces élémens d'action. C'est ainsi, par exemple, que, suivant M. Ballard, le bain Polard, moins minéralisé, mais plus chaud que le Bain Neuf et le Bain de l'Entrée, est cependant plus excitant.

Grande douche.	Bains du Fond.
Buvette. *	— de Polard.
Bains Neufs.	— Dassieu.
— de l'Entrée.	

On voit que ces résultats sont, quant aux sources dont il est question plus haut, identiques avec ceux fournis par MM. Longchamp et Fontan. **

Terrains où se trouvent les points d'émergence des sources

Les sources de Barèges ont leur point d'émergence dans un terrain formé de bandes perpendiculaires de schiste argileux, de calcaire et de feldspath, immédiatement placé sur le granit, et recouvert par des attérissemens formés de débris granitiques schisteux et calcaires, etc.; elles appartiennent

* L'eau de la Buvette est certainement moins riche en principe sulfureux que celle de la Grande Douche, bien que provenant de la même source. Cela tient à des circonstances particulières et d'aménagement.

** Je n'ai pas la prétention de donner à des essais faits rapidement l'importance que méritent les travaux plus méthodiquement et plus habilement conduits de ces deux observateurs; cependant je n'hésiterais pas à contredire ces résultats, si les miens en différaient; car l'expérience de tous les jours me prouve qu'il faut en toute matière, mais *surtout en fait d'eaux minérales*, en appeler presque toujours à son *propre et libre examen.*

évidemment toutes à la même nappe d'eau minérale, et ne sont que différens filets échappés de la source mère.

La mobilité des matériaux composant ces attérissemens est une condition bien défavorable pour l'exacte captation des sources, et explique la facilité avec laquelle quelques-unes ont, à plusieurs reprises, disparu, et sont journellement exposées à des diminutions notables dans la quantité d'eau qu'elles fournissent.

Établissement thermal.

L'établissement thermal est dans un véritable état de barbarie ; je ne veux donc pas me livrer au détail de ses nombreux défauts, d'autant que sa prochaine reconstruction rendrait cette critique sans but et sans objet. Disons seulement que le nombre des cabinets de bains est de seize, et qu'ils sont affectés à l'administration des eaux de chacune des sources dans l'ordre suivant :

Source de la Chapelle	N° 1, 2, 3	Température à 30° cent.
Source Jahan (perdue.)	N° 4	»
Bains-Neufs. .	N° 5, 6	Température à 36 25° cent.

Bains de l'Entrée.	N° 7 8	Température pouvant varier de 30° cent. à 27 50, par la possibilité de mélanger à l'eau de cette source celle d'un filet provenant de la source de la Chapelle.
Du Fond.....	N° 9 10 11	Température à 33 75° cent.
Polard.......	N° 12 13 14 15	Température pouvant varier de 32 50° cent. à 36 25, par la possibilité de mélanger à l'eau de cette source celle d'un filet provenant de la source Dassieu.
Dassieu......	N° 16	Température à 27° cent.

Il existe en outre dans l'établissement trois piscines, l'une attribuée aux militaires, l'autre au service civil, la troisième aux pauvres.

La température de la première est de 36° 50 cent.; celle de la piscine civile est un peu inférieure ; enfin celle de la piscine des pauvres est à environ 34° 50 cent.

L'eau de ces piscines a une légère teinte jaune, verdâtre, due à une altération du principe sulfureux. * Teinte verdâtre de l'eau des piscines.

* Par suite de l'accès limité de l'air, l'acide sulfhydrique est décomposé; son hydrogène se porte sur l'oxigène de l'air pour former de l'eau. Le soufre, mis

Avantages et inconvénients des piscines.

J'ai énuméré et prouvé ailleurs (*page* 83) les inconvéniens inhérens aux bains pris dans des piscines ; il est cependant nécessaire de revenir encore ici sur cette question. Les partisans des piscines prétendent que le malade y est exposé à moins d'alternatives inévitables de trop de chaud ou de trop de froid, que dans les baignoires. A cela je réponds que cet inconvénient dépend uniquement de ce qu'à Barèges l'eau est si peu abondante, qu'on ne la peut laisser couler pendant la durée du bain. Or tout le monde sait que la pénurie d'eau est une des plaies de Barèges ; mais il ne faut rien en conclure

---

en liberté, se combine avec le sulfure de sodium, et le fait passer à un état de sulfuration plus avancé, qui colore l'eau en jaune-verdâtre.

Je raisonne ici dans l'hypothèse actuellement admise, que le principe sulfureux contenu généralement dans les eaux sulfureuses, est un sulfhydrate sulfuré de sodium. Ce fait, admis pour certaines eaux par Anglada, a été reconnu vrai pour toutes par M. Fontan, qui, avec beaucoup de talent, a su appliquer à la détermination de la nature du principe sulfureux des eaux minérales sulfureuses, les résultats d'expériences faites par les illustres chimistes Thénard et Berzelius sur les sulfures, les sulfhydrates et les sulfhydrates sulfurés.

de défavorable, d'une manière générale, sur les avantages du bain pris isolément. On ne peut obtenir, il est vrai, dans un cabinet, une atmosphère de vapeur pénétrant facilement la peau, avant et pendant l'immersion, et continuant à entretenir une douce transpiration à la sortie du bain. Ajoutons que cette atmosphère agit non seulement sur la peau, mais qu'elle pénètre aussi dans les voies respiratoires, et que le principe sulfureux est ainsi administré *à la fois par deux surfaces fort étendues*, et dont la dernière offre une grande facilité à l'absorption. Mais cet avantage en est-il un pour tout le monde? En est-il un pour la moitié ou le quart des baigneurs? C'est ce dont il est permis de douter. Car tel a besoin d'un bain liquide, qui se passerait fort avantageusement d'un excitant aussi puissant que l'est un bain de vapeurs. On cite les *cas de guérisons* obtenues par l'emploi des piscines; je serais curieux, moi, de connaître exactement le nombre des *baigneurs qui s'en sont trouvés plutôt mal que bien?*

Je crois que l'administration simultanée d'un bain liquide et d'un bain de vapeurs doit être tout-à-fait facultative, et je ne vois rien de facile comme de faire arriver, *à volonté*, dans un cabinet de bain de la vapeur d'eau sulfureuse; une fois cette amélioration obtenue, où seraient encore les avantages des piscines sur les baignoires?

Si l'on dit que la pénurie d'eau à Barèges, rend dans cette localité l'usage des piscines nécessaire, je me garderais d'élever la moindre critique, *car dans le besoin on agit comme on peut;* mais il ne faut pas se faire un mérite de ce qui n'est qu'une dure et pénible nécessité.

Les eaux de Barèges, dit M. Ballard,* sont *essentiellement stimulantes;* elles agissent toujours en développant un mouvement fébrile dans l'économie.

§ 113.

Effets physiologiques.

Dans l'état de santé, leur action se fait remarquer par une augmentation de chaleur générale, accompagnée de sécheresse et d'une acidité particulière de la peau. Le pouls de-

---

* Beaucoup de renseignemens sur Barèges et sur ses eaux ont été puisés par moi dans l'excellent ouvrage de ce savant médecin.

vient plus fort et plus élevé ; les sécrétions sont diminuées ; le sommeil est troublé par des rêves voluptueux ; l'appétit disparaît jusqu'à ce que l'habitude fasse cesser peu à peu ces phénomènes, ou que la nature elle-même ait rétabli l'équilibre par un mouvement sur le gros intestin ou par des sueurs abondantes. Après cela, l'appétit revient, la transpiration s'établit par tout le corps, les forces augmentent jusqu'à des limites, que cependant l'on ne doit pas tenter de dépasser. Cet état se développe rapidement chez les tempéramens sanguins athlétiques et chez les personnes dont le système nerveux est très impressionnable ; les sujets faibles et délicats, à prédominance lymphatique, les supportent beaucoup plus facilement, et même quelquefois sans éprouver les phénomènes qui viennent d'être signalés.

Effets thérapeutiques.

Dans l'état de maladie, ces eaux puisent leur action dans la production d'un véritable état fébrile, et ne guérissent qu'en faisant passer à l'état aigu des affections chroniques.*

---

* Ces eaux sont même, suivant M. Gasc, d'autant plus efficaces, que les maladies sont plus anciennes :

On a dit qu'elles agissaient en provoquant une crise par les sueurs. François Bordeu ne pensait pas qu'elles fussent nécessaires; il a vu beaucoup de crises de cette espèce ne point amener la terminaison des maladies, tandis que beaucoup d'autres guérissent sans crises. M. Ballard a été à même de faire la même observation; mais il a cru remarquer aussi que les guérisons obtenues sans exacerbation de symptômes devaient plutôt être considérées comme palliées que comme guéries radicalement : ainsi, dit-il, les rhumatismes qui ont disparu peu à peu sans éprouver de recrudescence, les affections de la peau qui se sont dissipées peu à peu sans augmentation première de leurs symptômes, et pour ainsi dire effacées par l'action dissolvante de l'eau, sont sujettes à récidives.

Spécialité des eaux de Barèges.

La véritable spécialité des eaux de Barèges consiste dans la guérison des *plaies fis-*

---

ainsi dans le rhumatisme articulaire, si on fait prendre les bains à une époque trop voisine de l'état aigu, on risque d'en renouveler les accès et d'en retarder la guérison. Il en est de même des affections dartreuses; ce ne sont pas toujours les plus récentes qui cèdent le plus vite à l'emploi des eaux de Baréges.

tuleuses, suite de blessures par les armes à feu ou entretenues par la présence d'un corps étranger quelconque. Leur réputation, sous ce rapport, est faite dans le monde entier, et aucune autre eau ne peut leur être même comparée quant à l'efficacité pour le traitement de ces affections : ce sont les *eaux d'arquebusades* par excellence, et la réputation des Eaux-Bonnes, consacrée autrefois par cette dénomination, ne s'est conservée en face de Barèges qu'en lui abandonnant son antique gloire pour en revêtir une nouvelle, qui seule, mais avec justice et vérité, l'a sauvée du naufrage.

On recommande encore, et avec raison, les eaux de Barèges dans les *affections de la peau;* mais elles ne sont pas sous ce rapport, il faut le dire, à la hauteur de celles de Luchon, ni peut-être même de celles de Cauteretz, qui offre pour le traitement de ces affections son admirable variété de température et de minéralisation.

—

ÉTABLISSEMENT BARZUN.

§ 114.

A dix minutes de distance, en aval de Barèges, se trouve, sur la rive droite du Bastan, le point d'émergence d'une source sulfureuse, au moins aussi riche en azote que les Eaux-Bonnes. Cette source, nouvellement exploitée dans un établissement construit presque dans le lit du torrent, a une température de 29 75° centésimaux (1 novembre 1840). Elle est riche en principe sulfureux, et mérite de la part des médecins une attention particulière ; car elle deviendra, d'ici à peu d'années, une des buvettes d'eau sulfureuse les plus renommées des Pyrénées.

Rôle thérapeutique de la source de Barzun.

Elle jouit déjà, dans la vallée et parmi la clientelle de Barèges, d'un crédit mérité dans le traitement de beaucoup d'affections qui, tout en réclamant l'emploi d'eaux sulfureuses, ont cependant à redouter l'énergie trop active des eaux de Barèges, surtout prises en boisson. Grâce à ses qualités gazeuses, elle passe facilement, et redonne, sans les exciter, quelque vigueur, quelque ton à des estomacs débilités. On m'a assuré avoir combattu avec succès, par son emploi tant intérieur qu'extérieur, un grand nombre de leucorrhées anciennes. Je crois qu'il serait possible de tirer fréquemment parti de la température naturelle de cette eau pour modérer des flux muqueux trop copieux, ainsi que des métrorrhagies chroniques abondantes, surtout lorsque ces affections sont plus dépendantes encore d'un défaut d'excitabilité et d'énergie fonctionnelle que d'un état anémique qui, prononcé, réclame positivement l'emploi des eaux ferrugineuses.

Beaucoup d'affections chirurgicales, telles que entorses, fistules, caries, ulcères compliquées d'inflammation, y trouveraient aussi des bains locaux et des douches à une température convenable. Quelques affections de la peau, le *prurigo* par exemple, se trouveraient bien de sa température naturelle.

C'est avec un sentiment pénible que l'on voit l'état précaire de cet établissement menacé d'un côté par le Bastan, et de l'autre par un ravin, par où en printemps se déchargent des avalanches. C'est une véritable citadelle, un véritable fort élevé contre les eaux, que l'établissement Barzun. Malheureusement il y a encore beaucoup à faire pour compléter le système de défense que son propriétaire voudrait élever, et pour l'établissement duquel le gouvernement devrait bien accorder quelques fonds. Mieux vaudrait encore désintéresser le propriétaire, et réunir cet établissement à celui de Barèges.

Note sur la Glairine et la Sulfuraire.

L'eau de l'établissement Barzun possède en grande abondance la substance azotée tenue en dissolution dans toutes les sources, et découverte par Lemonnier (1747) dans les eaux de Barèges. On la voit se déposer en quantité notable dans les baignoires où l'eau séjourne pendant quelques jours. Elle précipite, comme l'a noté Lemonnier, sous forme de flocons gélatineux semblables à du frai de grenouille. Telle est, à n'en pas douter, l'origine et le mode de formation de la substance amorphe qui revêt, en couches plus ou moins épaisses, les conduits et les parois des réservoirs qui contiennent des eaux sulfureuses. Il faut dire cependant que ces flocons gélatineux ne sont jamais plus abondans que lorsqu'ils se trouvent audessous de la substance filamenteuse, désignée par M. Fontan sous le nom de *sulfuraire;* ce qui fait penser à quelques observateurs que la substance gélatineuse (glairine) pourrait n'être que le résultat de la décomposition de la première. Mais cette superposition de la sulfuraire aux flocons de glairine s'explique facilement : les filamens de la conferve forment une espèce de réseau, dans les mailles duquel se dépose

§ 115.

Le chemin qui remonte la vallée jusqu'au Tourmalet serpente entre le gave et les mon- Vallée du Bastan au-dessus de Barèges.

---

naturellement la matière azotée tenue en dissolution dans l'eau. C'est un phénomène analogue à la clarification des vins par la colle de poisson.

Ainsi donc, les eaux sulfureuses ne présentent que deux substances : l'une amorphe non organisée, visible seulement quand elle est déposée en couches et en flocons, et dont l'état primitif a été découvert par Lemonnier; l'autre, qui ne se développe que sous l'influence de l'air et dans certaines limites de température, est une véritable conferve, découverte par M. Fontan.

Que les personnes étrangères à ces travaux et imbues des idées erronnées de quelques observateurs, ne persistent donc plus à appeler *soufre* ou *minéral* le dépôt des eaux sulfureuses, et surtout qu'elles ne jugent plus de la *force* des eaux par l'abondance de la glairine qui en est précipitée. Il est fort douteux même que la présence de la glairine donne à quelques eaux sulfureuses leur qualité onctueuse.

Que le public sache bien aussi que la substance connue sous le nom de *barégine*, est la même que celle désignée par Anglada sous celui de *glairine*. Qu'on se décide à venir à Barèges, ou à y envoyer du monde, *pour de solides raisons, et non pour y trouver plutôt qu'ailleurs de la barégine*. Car pour beaucoup de personnes la barégine est de l'extrait d'eau de Barèges, c'est la partie active des principes minéralisateurs.

tagnes méridionales. Ces montagnes escarpées et arides, surmontées de pics aigus et décharnées, forment le degré le plus bas d'un amas de rochers primitifs, qui paraît occuper tout l'intervalle que laissent entre elles les vallées d'Aure et de Gavarnie. La route qui suit la rive gauche du gave est traversée par deux torrens roulant dans leurs eaux des blocs de gneiss et d'un granit recouvert à sa surface de bandes saillantes croisées en tout sens. Le premier, celui de *Lieuz,* sort de plusieurs petits lacs situés au pied de Néouvielle, et descend de ce désert par plusieurs filets d'eau dans une gorge étroite dominée à droite par le pic d'*Ayré,* à gauche par la *Piquette* ou pic d'*Ereslids.* Le second, celui d'*Escoubous,* se présente à mi-chemin du Tourmalet, et coule d'un large vallon où des pelouses semées de nombreux débris granitiques se relèvent et s'étagent jusqu'aux escarpemens d'*Ereslids* et de *Caubère;* vers l'extrémité de ce vallon, une barrière de rochers, que traverse et ronge une belle cascade, constitue la digue naturelle du lac d'Escoubous.

La rive opposée du gave présente un aspect tout différent : des éboulemens produits par la chute et la décomposition des roches feuilletées qui forment de ce côté les montagnes, sont recouverts par une verdure uniforme et triste, coupée çà et là par des ravins; quelques habitations marquent la partie de ces pentes qu'il est possible de cultiver, et qui donne au montagnard un peu de seigle et d'orge. De petites huttes sont dispersées dans les pâturages plus élevés et plus stériles.

§ 116.

Après la gorge d'Escoubous, on arrive bientôt au pied du Tourmalet par un chemin frayé entre le gave et la file de montagnes surmontées par les pics de *Campana*, de *Caubère* et d'*Espade*, que l'on prendrait pour les trois sommets d'une seule et même montagne. A gauche est le *Couret d'Onchet*, dont on suit les rives quand on veut gravir le Pic du Midi.* Laissant à gauche la pente herbeuse, où serpente le sentier qui y conduit, on traverse le couret, et l'on monte en

Couret d'Onchet. Chemin du Pic du Midi. Tourmalet.

* Voyez, pour l'ascension de ce pic, le § 138.

zig-zag sous les menaçantes aiguilles d'Espade, qui n'est séparé du pic du Tourmalet que par le col que l'on atteint après une demi-heure de marche à partir des premières rampes. Une fois sur la plate-forme qui constitue le point de partage entre le versant occidental et celui du levant, l'œil plane sur les vallées du Bastan et de l'Adour; il compare la tristesse et la pauvreté de la première à la fraîcheur et à la richesse de la seconde. Si d'un côté le regard découvre a peine le ravin, où derrière Ereslids se cache Barèges et la tête arrondie de la Butte de Sers; de l'autre, il plonge difficilement sur les fonds de Gripp, masqués en partie par les saillies latérales garnies de sapins.

§ 117.

Aperçu géologique sur la vallée.

La vallée du Bastan est tout entière ouverte dans le terrain primitif et dans un dépôt de schiste micacé qui, commençant auprès du *pic d'Arbizon*, décrit un demi-cercle autour de la protubérance granitiqne de *Néouvielle*, à laquelle se rattachent les montagnes d'*Aiguecluses*, d'*Escoubous* et de *Lieuz*, et constitue, soit au nord, soit au midi, toutes les montagnes qui bordent la gorge de Barèges, pour aller se terminer dans la vallée de Cauteretz. A ce dépôt appartiennent les pics d'*Espade*, du *Tourmalet*, du *Midi de Bigorre*, la *Campana de la Vaque*, *Caubère*, le pic *d'Ereslids*, le *pic de Bergons*, le *pic du Midi* et le *pic du Mont-Aigu*.

Il est à remarquer que le côté sud de la vallée du Bastan est occupé par une bande fort épaisse de trapp primitif, * divisée en couches alternant avec toutes les roches qui entrent dans la composition du terrain de schiste micacé ; c'est à cette particularité que sont dues les pentes raides, interrompues par des escarpemens, sillonnées par une multitude de ravins et jonchées de débris, qui cependant se recouvrent promptement de gazon, ainsi que ces arêtes aiguës et cet état de ruine et de dégradation que l'on remarque au sud de la vallée qui nous occupe. Ces formes, cet aspect sont occasionnés par les

* Les principales roches de ce terrain sont le *grunstein compacte* et le *feldspath* compacte. La disposition par couches de diverses couleurs de ces deux roches, variant du vert noir au gris de cendre, donne à leur ensemble un aspect singulier et comme rubané.

nombreuses fissures dont le trapp et le calcaire sont traversés, lesquelles favorisent singulièrement l'action destructive des eaux et provoquent souvent des éboulemens, fréquens surtout à l'époque du dégel.

La grande richesse des montagnes de Barèges, en espèces minérales, est due à la présence de cette bande trappéenne. Ces richesses consistent en quartz, feldspath, grenat, axinite, trémolithe, épidote, pyroxène, préhnite, stilbite, harmatôme, idocrase, mica, abeste, amiantoïde, fer sulfuré, graphite, nickel arsenical et cobalt gris.

CHAPITRE V.

VALLÉE D'HÉAS.

§ 118.

Débouché de la vallée d'Héas ; son entrée jusqu'au bassin de Prat.

La vallée d'Héas débouche à la gauche de celle de Gèdre à Gavarnie, et, remontant au sud-ouest, elle se termine au cirque de *Troumouse,* situé à la gauche de celui de Gavarnie. Le chemin qui y conduit, en venant de Luz, est celui de *Gèdre-Dessus,* ouvert à gauche, un peu avant d'arriver à Gèdre. On joint bientôt la rive droite du gave d'Héas, que l'on voit beaucoup au-dessous, traversant sous la verdure l'étroite tranchée par laquelle il arrive à l'ancienne grotte. La route est ombragée de frênes, d'ormes et d'érables, et les alentours sont rians et frais jusqu'à l'embouchure (à gauche) de la gorge de *Cambiel*, qui conduit au port d'Aure, élevé de 1333 toises, en se dirigeant à l'est au pied du Pic-Long. On passe sur un pont le torrent de *Cambiel*, descendu des hauteurs de même nom, et l'on entre dans une gorge des plus tristes et des plus arides.

Bassin de Prat.

Long-temps on chemine par un sentier à peine tracé contre les rapides éboulemens descendus de la base du *Cambelong;* en face se montrent les escarpemens du granit à bandes, sur lequel repose la masse calcaire du *Coumélie*. Cette espèce de boyau se termine au petit vallon de *Prat*, formé par la rencontre de la vallée d'*Estaubé*, à droite, et par les attérissemens du torrent qui la parcourt, et qui, en raison du ressaut considérable que présente cette vallée tracée tout entière sur le dos de la protubérance granitique, offre en cet endroit une chute considérable.

Bassin d'Héas. Chaos de la vallée d'Héas. Caillou de l'Araillé.

Le bassin de Prat donne bientôt accès dans celui où se trouvent la chapelle et le hameau d'Héas, à 752 toises d'élévation, suivant Ramond, et à 750, suivant Charpentier. Ils sont séparés par des ruines granitiques amoncelées, qui semblent provenir des montagnes dont elles couvrent les flancs; néanmoins la tradition les fait descendre du pic d'Héas et remonter sur le côté opposé en raison de la rapidité de leur chute. Au milieu de cette espèce de chaos, beaucoup plus vaste et plus imposant que celui de Gavarnie, se distingue un énorme bloc de granit connu des montagnards sous le nom de *Caillou de l'Araillé;** c'est sur lui, disent les dévots, que la Vierge se reposa pour présider à la construction de la chapelle.

Ancien lac ; sa formation ; son écoulement. Pèlerinages.

Un peu au-dessus de ce roc, se trouve l'emplacement de l'ancien lac formé par l'épanchement du torrent dont le cours fut barré par la chute et l'accumulation des débris dont nous venons de parler; cette vaste nappe d'eau, dont l'existence ne remontait qu'à 1650, fut balayée par une autre révolution en 1788. A l'époque du 15 août et du 8 septembre, une foule d'hommes, de femmes et d'enfans, tous chantant des cantiques, accourent en ce lieu de toutes les vallées voisines. La première station est au bloc révéré, dont ils cherchent, à coups de marteau, à séparer quelques petits morceaux regardés comme des reliques; ils se dirigent

* Ou de l'*Arayé*, comme l'écrit Ramond : *Arayé* étant, dit-il, dans le langage du pays, le nom générique de tous les monceaux de rochers écroulés.

ensuite vers la chapelle, et s'approchent, en faisant mille génuflexions, d'une statue de la Vierge, exposée à la ferveur publique : tous l'embrassent sur les deux joues, et lui passent et repassent la main sur le dos de la tête aux pieds. Les femmes, plus familières, la prennent entre leurs bras et lui font mille caresses comme à un enfant. Cependant les sacristains portent des chapelets et des anneaux au bout de bâtons, les passent et repassent, pour les bénir, sur la figure de la grande statue de la Vierge placée au-dessus du maître-autel, et les distribuent ensuite à la dévote assistance. Les hommes emploient la nuit à boire, les garçons et les filles à se livrer à des jeux plus ou moins innocens. Le lendemain matin on communie à la messe et l'on s'en retourne processionnellement comme on est venu.

§ 119.

Chapelle d'Héas.

La chapelle d'Héas est bâtie en forme de croix, surmontée d'un petit dôme. Au-dessus de la porte d'entrée est une espèce d'attique, dans laquelle on voit une statue de la Vierge tenant l'Enfant Jésus dans ses bras. L'intérieur offre quelques peintures grossières. Sur le principal autel est une statue de la Vierge, couverte d'un manteau brodé en or et en argent, et coiffée d'un capulet rouge comme celui des femmes du pays.

Le triste bassin d'Héas a été formé par les attérissemens provenant du torrent qui débouche, à l'est, de la gorge d'*Aguila*. Cette gorge sert de passage entre cette vallée et celle d'Aure, mais presque uniquement aux époques de pèlerinage.

CIRQUE DE TROUMOUSE.

§ 120.

Gorges de Touyères et des eaux de Maillet.

La vallée, à partir de ce point, peut encore avoir deux lieues d'étendue. A gauche, on aperçoit la tour aiguë de *Lieuzaube*, s'élançant comme un clocher des flancs de la montagne d'Aguila; au fond se montre la montagne de Troumouse avec ses étages de gazon et de noires murailles drapées de blanc. La vallée se termine à une houle de verdure, nommée *Combe du Four*, donnant accès dans deux gorges, l'une à gauche, dite de *Touyères*; l'autre à droite, plus courte, dite des *Eaux de Maillet,* qui conduisent : la première, dans la partie orientale ; la seconde, dans la partie occidentale du cirque. On gravit ensuite le plateau qui sépare les deux embranchemens et qui remplit tout le fond du cirque.

Cirque de Troumouse.

Cette enceinte environne une aire immense, qui a plus de deux lieues de circuit; le sol est formé par une continuité d'ondulations et de petites buttes revêtues de pelouse, mais toutes ces inégalités disparaissent sous les masses du pourtour. L'œil n'aperçoit qu'une plaine de verdure, dont la fraîcheur est relevée par l'aspect sévère des noires murailles que dominent les glaciers. L'enceinte de rochers occupe environ les 4/5 du cercle ; elle est terminée, à gauche, par la montagne d'Aguila, nue, uniforme et sans verdure, surmontée par la tour des Aiguillons ; à droite, par la montagne d'Héas qui se prolonge uniformément depuis le cirque jusqu'à l'angle méridional de la vallée d'Estaubé. Le fond du tableau est occupé par la montagne de Troumouse, élevée de 600 toises; au-dessus de cette arène, des deux côtés du glacier, sont les deux aiguilles nommées *Sœurs de Troumouse.*

Au couchant et près de la source du torrent de Maillet, est un passage toujours très difficile et souvent dangereux, qui conduit au plus haut de la crête, et de là dans la vallée de Béousse, en Espagne ; c'est le port de la *Canau*, ainsi nommé parce qu'il forme une véritable gouttière servant à l'écoulement de torrens, de lavanches et de débris échappés des sommités voisines. Il faut deux heures pour y monter. On y jouit d'une magnifique vue sur le Mont-Perdu et sur la plaine de la Cinca, en Espagne. Port de la Canau.

VALLÉE D'ESTAUBÉ.

§ 121.

La vallée d'Estaubé a son embouchure dans celle d'Héas, un peu avant le bassin de la Chapelle ; elle est dominée, à droite, par le Coumélie, dont elle longe la base orientale ; à gauche, par la montagne d'Héas, dont le sommet est appelé par quelques-uns pic des *Agudes*. Elle se termine au pied des hauteurs qui servent de sous-bassement au Mont-Perdu ; son fond s'élève, dès son entrée, à 902 Embouchure de la vallée.

toises au-dessus du niveau de la mer; la partie inférieure, creusée dans le calcaire, offre un aspect repoussant.

Cirque d'Estaubé.

Le sentier qui la parcourt est pénible et a reçu le nom de *Passet des Glouriettes*; * bientôt se montre le granit, et alors l'espace s'élargit, la nature devient riante et gracieuse; des bassins de plus en plus étendus présentent de magnifiques pâturages habités par de nombreux troupeaux. Le troisième bassin est occupé par le cirque beaucoup moins considérable que ceux de Gavarnie et

* Dès l'entrée du défilé nommé *Estret d'Estaubé*, on aperçoit quelques portions des murailles d'Estaubé et un des points les plus remarquables de leur enceinte, le glacier de *Tuque-Rouye*, laissant voir par sa haute brèche le dernier étage du Mont-Perdu. C'est ce glacier que franchit deux fois Ramond pour atteindre le sommet du Mont-Perdu, qui, cette dernière fois encore, lui échappa. Il faut lire dans l'ouvrage même de cet intrépide explorateur des Pyrénées, les dangers et les fatigues auxquels il fut exposé, ainsi que ses compagnons, durant cette effrayante ascension sur des pentes glacées, dont l'inclinaison variait de 35, 40 et même 60 degrés. A son second voyage, il fut obligé de se tailler des degrés dans la glace à coups de hache, et de marcher sur une arête de glace posée entre deux précipices et où ils faisaient treize pas en vingt minutes.

de Troumouse. Ce cirque offre dans son côté gauche deux passages commandés par le pic d'Estaubé, qui voit à gauche le *Port Vieux*, et à droite le *Port de Pinède* moins élevé. Tous les deux sont difficiles et peu fréquentés; ils versent dans la vallée de Béousse, en Espagne.

Ascension au Pimené.

On se rend surtout dans cette vallée, l'une des plus pastorales des Pyrénées, pour gravir le *Pimené*, beaucoup plus accessible de ce côté que par la vallée de Gavarnie. La vue dont on y jouit est presque aussi étendue que celle qu'offre le Pic du Midi. On a sous ses pieds les deux vallons d'Estaubé et de Gavarnie, et leurs cirques majestueux; au midi surgissent le Marboré, flanqué de ses tours, et le Mont-Perdu, géant de tous les monts d'alentour. Au couchant se montrent la vallée d'Ossoue, Vignemale et son glacier; au levant et du nord au sud paraissent le Pic du Midi, Néouvielle et le cirque d'Héas; enfin au nord, le Pic-Long et le Coumélie, dont l'élévation semble bien peu considérable.

Brêche d'Allanz.

On peut, du Pimené, descendre à Gavarnie par la brêche d'Allanz.

Aperçu géologique.

La vallée d'Estaubé, déjà remarquable par l'austère simplicité de son dessin général, ne l'est pas moins sous le rapport géologique; ainsi le granit grossier, qui porte la cime calcaire du Coumélie et se prolonge sous toutes les montagnes qui le suivent, y est recouvert par des cornéennes surmontées de calcaire compacte de transition, recouverts eux-mêmes par d'autres calcaires plus grossiers et divisés en couches plus minces; puis viennent encore quelques grès, et enfin se montrent les couches du terrain crétacé dont se compose le Mont-Perdu. Ainsi donc une succession de roches qui, tout autre-part, emporterait l'idée d'un décroissement graduel des hauteurs, se lie sans cesse ici avec une augmentation successive et continue d'élévation. Mais en même temps l'on doit remarquer que le granit, au lieu de disparaître entièrement au fond de la vallée, s'y montre sans cesse, preuve de la puissance de son amas en ce lieu, et sur la bande méridionale de l'axe granitique central constitué ici par le Pic-Long et Néouvielle : on dirait que lors du soulèvement du granit, cette substance s'est étendue bien plus au midi qu'au nord.

LIVRE V.

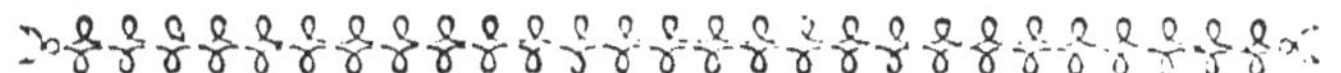

COURS SUPÉRIEUR DE L'ADOUR.

(HAUTES-PYRÉNÉES.)

Tarbes. — Bassin de Bagnères. — Vallée de Campan. — Pic du Midi.

CHAPITRE I.

ROUTE DE TARBES A BAGNÈRES-DE-BIGORRE. — BASSIN DE BAGNÈRES.

§ 122.

Tarbes et Pau * sont les clefs des établissemens thermaux des Hautes et Basses-Pyré-

---

* Tarbes, chef-lieu du département des Hautes-Pyrénées, offre journellement des communications directes avec Bordeaux, Toulouse, Pau, Bayonne, Auch, Agen, Bagnères-de-Luchon, Baréges, Cauteretz, St-Sauveur, Bagnères de-Bigorre, etc., etc.

nées; c'est à ces deux villes qu'aboutissent les voyageurs qui, dès le commencement de l'été, viennent de toutes les parties du monde chercher la santé et le plaisir dans nos montagnes. Quoique dépourvues de sources thermales, ces deux cités voient dans leurs murs plus de *baigneurs* et de *buveurs d'eaux* minérales qu'aucune autre localité de France ou de l'étranger. Si jamais la monographie de cette partie si intéressante de la société s'effectue, c'est à Tarbes ou à Pau qu'un travail aussi varié et aussi étendu devra prendre une légitime naissance. A ne voir que la belle place *Maubourguet*, à Tarbes, pendant la saison des eaux, on se croirait dans un des quartiers les plus populeux de Paris; c'est un mouvement et un bruit perpétuel; ce ne sont que diligences, chaises de poste, cabriolets, chevaux et piétons de tous les pays, se heurtant et se croisant dans tous les sens.

Si Tarbes est le *pied-à-terre* des baigneurs, il le mérite par ses nombreuses communications ouvertes dans toutes les directions; puis, pour le dire en passant, le voisinage de la *cité thermale* (de Bagnères-de-Bigorre) vient bien un peu en aide à cette affluence. Quel est le baigneur, même dirigé par son médecin vers d'autres eaux pyrénéennes, qui ne veuille, soit en allant, soit au retour, visiter une ville dont la réputation *médicale* et *mondaine* est proverbiale depuis des siècles?

§ 123.

Route de Tarbes à Bagnères.

La route qui de Tarbes monte à Bagnères, traverse une des plus belles plaines qu'il soit possible de voir, et pour la perspective qu'offrent les montagnes, et pour la richesse et la variété de la plaine elle-même. A mesure que l'on avance, les coteaux voisins augmentent d'élévation, en même temps les prairies et les arbres humectés par une plus grande quantité d'eau, prennent cette teinte d'un si beau vert qui n'appartient qu'aux pays de montagnes, et qui fait envie à l'Angleterre; bientôt des ruisseaux d'eau vive coulent à pleins bords sur les deux côtés de la route, et l'œil commence à plonger dans le fond noirâtre de la vallée. C'est en contemplant ces cultures variées et auxquelles la différence de température donne, dans un si court trajet, des aspects si divers, que l'on traverse les huit villages suivans : *Laloubère*, précédé par le château de *Palaminy*, et offrant vers l'ouest le cirque magnifique où ont lieu chaque année les courses de chevaux. Non loin se trouve le château d'*Odos*, où mourut, en 1549, Marguerite de Valois, sœur de François Ier; ensuite viennent les villages de *Horgues*, de *Momères*, de *St-Martin*, d'*Arcizac*, patrie de *Mesclin*, le héros des *Landes Maurines*. Entre ce dernier village et celui de *Montgaillard*, existe une côte bordée à gauche par un bouquet de bois; c'est sur le chemin qui longe ce mamelon boisé et rejoint la grande route à ses deux extrémités, que fut tué, il y a deux ans, par l'imprudence d'un cocher, l'illustre et infortuné violoniste Lafond. Après Montgaillard * sont *Trébons*, traversé par l'Oussouet, descendu, en creusant la vallée du même nom, du pied du *Mont-Aigu*, et *Pouzac*, patrie du général Laffaille, dominé à droite par le *Camp de César*, à gauche par la *Serre d'Ordizan*.

---

* A un demi-quart de lieue de ce village, en remontant vers Bagnères, s'ouvre un vallon, séparé par un petit col de la vallée de Lourdes. La route qui le traverse sert aux fréquentes communications qui ont lieu entre Bagnères et les établissemens thermaux des Hautes et Basses-Pyrénées.

§ 124.

Une demi-lieue plus au sud, apparaissent les blanches maisons de *Bagnères*, située à la jonction du petit ruisseau et du petit vallon de *Salut* avec l'*Adour* et la plaine de *Tarbes*. Bassin de Bagnères

---

BASSIN DE BAGNÈRES.

§ 125.

L'usage ne veut pas qu'au-delà de Bagnères, du côté des montagnes, on soit dans une vallée; le bon sens, d'un autre côté, dit manifestement que l'on n'est pas dans une plaine; alors on est dans un bassin; mais à ce bassin il faut un nom, et justement il n'en a pas, bien que forcément nous lui en donnions un ici.

Au sortir de Bagnères, on a à droite une série de basses collines où sont dessinées les *Allées Maintenon*, autrefois fréquentées, aujourd'hui totalement abandonnées. A gauche se montre un bassin d'un mille de largeur environ, remarquable par sa fertilité et dominé au levant par les hauteurs nommées

Palomières de Gerde et *d'Asté*, du nom des deux villages assis à leur pied ; le premier, presque à la porte de Bagnères ; le second, à l'entrée de la gorge qui conduit au pic de l'Hyéris, si visité des amateurs qui veulent, à peu de frais, jouir d'une vue presque aussi étendue que celle que procure une ascension au Pic du Midi, et prendre en même temps un aperçu des hautes régions. (*Voyez sa description*, § 135.)

§ 126.

Pont de Gerde. Médous.

A la distance d'un kilomètre, on trouve le pont de Gerde jeté sur l'Adour, dont la route suit la rive gauche ombragée de magnifiques peupliers. A la distance de trois mille mètres se montre, sur le côté droit et au pied de la montagne qui domine Salut, l'emplacement de l'antique *Capucinière de Médous*, but de promenade fort recherché à cause de son voisinage de la ville et de la beauté, de la limpidité, de l'abondance d'une source dont la chute et le volume sont actuellement utilisés pour faire mouvoir une scierie à marbre.

Baudéan.

Un peu au-delà on rencontre le pont d'Asté, et l'on touche bientôt aux premières maisons du village de *Baudéan*, patrie de l'illustre chirurgien *Larrey*.

A partir de ce village, le point de vue change entièrement; le côté droit de la vallée, jusque là insignifiant, commence à se couvrir de pâturages, et à offrir ces longues pentes vertes qui font le charme de la vallée de *Campan*, tandis qu'à gauche se dresse, pour ne plus cesser, cette aride muraille calcaire qui s'étend jusqu'à *Sainte-Marie*.

§ 127.

Débouché du vallon de Serris.

Avant d'entrer à Baudéan, la route traverse, sur un pont, un petit cours d'eau qui indique l'embouchure et le chemin du charmant vallon de *Serris*, ouvert à droite dans le haut plateau des plaines d'*Esquiou*, situé à l'ouest des montagnes qui dominent *Salut*. *(Voyez* § 133.)

§ 128.

Débouché de la vallée de Lesponne.

Un autre cours d'eau plus considérable, l'*Adour de Baudéan*, descendu du *Lac Bleu* et du pied des montagnes de *Bizourtère*, annonce au-delà de Baudéan, entre ce village et celui de Campan, l'entrée d'une vallée plus considérable, dont le sommet entame le chaînon qui lie le Pic du Midi au Mont-Aigu. C'est la vallée de *Lesponne*.

§ 129.

Ancien prieuré de Saint-Paul.

Au-delà se montre, sur une butte de gazon et au pied de la montagne d'*Artigue d'Arré*, la charmante habitation de *Saint-Paul*, dite aussi *Prieuré de Saint-Paul*, fondée par l'abbé Torné, ancien prédicateur de Louis XV, et évêque constitutionnel de Bourges.

Bourg de Campan.

On arrive enfin au bourg de *Campan*, plus considérable que gracieux, et décoré à son entrée d'une fontaine publique qui, sans doute, fait par son style l'admiration des habitans; mais dont le seul mérite, pour les étrangers, est de fournir une eau fraîche et pure. C'est au-delà que commence la fameuse vallée à laquelle Campan a donné son nom. On peut remarquer, avec quelque surprise, la cessation de la culture du maïs dans les environs de ce bourg. Cette plante si précieuse, destinée à fournir au pauvre sa nourriture presque unique, ne trouve plus ici pour prospérer une chaleur suffisante.

CHAPITRE II.

VALLÉE QUI DÉBOUCHE DANS LE BASSIN DE BAGNÈRES, AU NORD DE CETTE VILLE.— CHEMIN DE LABASSÈRE ET DE LA FONTAINE SULFUREUSE DE MÊME NOM.

Elysée-Cottin. — Sarraméa. — Route de Bagnéres à Lourdes par la vallée de Castelloubon. — Retour de la Fontaine Sulfureuse de Labassére à Bagnéres, par les plaines d'Esquiou, les vallons de Serris ou de Lardezen et la vallée de Lesponne.

VALLON DE LA GAILLESTE.

§ 130.

Le petit vallon de la *Gailleste*, creusé entre le *Mont-Olivet* au sud, et les coteaux que termine, sur *Pouzac*, le *Camp de César*, est la voie ordinairement suivie pour aller

Route de la fontaine sulfureuse de Labassère.

visiter la *Fontaine Sulfureuse de Labassère*. La route qui y conduit est la même que celle de la *Fontaine Ferrugineuse*, seulement, au lieu de gravir, après avoir traversé le pont de la marbrerie Graciette, les premières rampes tracées sur le *Mont-Olivet*, on suit à droite le chemin qui contourne exactement la base de cette montagne.

Bientôt la route domine le petit ruisseau de la *Gailleste*, dont on remonte la rive droite sur une longueur d'un quart de lieue environ. Ici se présentent : à gauche, un moulin et un chemin ; * à droite un sentier assez large,

---

* Le chemin de gauche est celui du petit vallon de *Sarraméa*, creusé par le ruisseau de même nom, descendu des pâturages d'Esquiou. A la distance d'environ 300 mètres du moulin, vient déboucher dans le ruisseau de Sarraméa, celui de *Cot-de-Ger* ou de l'*Elysée-Cottin*, remontant à la base de la montagne du *Casque de Mouly*, toujours en vue en allant de Bagnères à Labassère. La meilleure manière de ne pas s'égarer serait, pour arriver à l'Elysée-Cottin, de suivre cette direction et de remonter le cours de ce dernier ruisseau, puisque l'Elysée n'est que le lit même du torrent; mais le chemin est mieux tracé par en haut, § 132.

Le sentier de droite conduit à *Labassère-Debat*, situé sur le versant oriental de la vallée de l'*Ous*-

tandis que la grande route, que l'on a jusque là suivie, traverse le ruisseau qui fait tourner le moulin et gravit bientôt les degrés les plus inférieurs de l'espèce de plateau sur lequel est situé le village de Labassère, que l'on atteint sans aucune chance de s'égarer, après une heure et demie de marche à compter depuis Bagnères.

Une fois les premières maisons dépassées, on rencontre deux chemins, l'un conduisant, à droite, dans le village; l'autre bordé d'une magnifique haie de buis, et un peu moins large, ouvert à gauche; c'est ce dernier qu'il faut prendre. Il mène au pied d'une montagne située au sud, et dont on n'a qu'à suivre

---

souet. Une fois au fond de cette vallée, on trouve un chemin qui gravit le versant occidental qui sépare cette vallée de celle de *Castelloubon* ou de *Juncalas*, qui débouche au Pont-Neuf dans la vallée de Lavedan. Cette voie plus directe, en apparence plus courte pour arriver à Lourdes, et surtout pour mener à Argelès, est en réalité plus longue à parcourir que celle qu'offre la grande route, en raison des accidens nombreux de terrain qu'elle présente et du mauvais état du chemin en quelques endroits. On ne peut la parcourir qu'à cheval, encore faut-il en descendre fréquemment.

le contour pendant plus d'une demi-lieue. A droite on aperçoit, derrière le village de Labassère, une colline calcaire surmontée d'un pan de maçonnerie et de deux arbres; puis des bas-fonds occupés par des prairies; enfin une maison isolée et un large chemin descendant à la riche mine d'ardoises que récèlent ces lieux.

Soulagnets. Suivant toujours la base de la montagne de gauche, on arrive sous les ombrages du hameau de *Soulagnets,* situé sur le versant oriental de la vallée de l'*Oussouet,* dont on aperçoit le fond couvert de prairies. Vers les dernières maisons, un poteau portant un écriteau avertit le voyageur de prendre sur la droite * la route de la Fontaine de Labassère.

Fontaine sulfureuse. Après quelques détours occasionnés par la naissance de quelques gorges qui versent dans la vallée de l'Oussouet, on arrive à la

* Si l'on continuait à suivre le précédent chemin, on arriverait au pied du plateau d'*Esquiou,* route que l'on suit fréquemment pour revenir à Bagnères, soit que l'on descende dans la vallée de *Lesponne* par le petit vallon de *Lardezen,* que l'on trouve à l'extrémité orientale de la *montagne du Couret,* soit

Fontaine de Labassère, située tout au fond de cette vallée et dans un site des plus sauvages.

C'est un charmant spectacle de passer de la fraîcheur sans égale des fonds de Soulagnets à cette nature sévère et triste.

Le retour s'effectue soit par la vallée de Trébons en suivant le cours de l'Oussouet, soit par les plaines d'Esquiou. (*Voyez la note* page 408.)

---

que l'on se dirige par le *vallon de Serris*, soit enfin que, passant au pied de Castel-Mouly, on couronne toutes les hauteurs qui dominent Salut pour revenir à Bagnères par le Mont-Né et le chemin qui longe le *Bédat*.

CHAPITRE III.

VALLÉES QUI DÉBOUCHENT DANS LE BASSIN DE BAGNÈRES, AU SUD DE CETTE VILLE. — HAUTEURS QUI DOMINENT LE BASSIN DE BAGNÈRES.

Vallon de Salut. — Bédát. — Mont-Né. — Casque de Mouly. — Plateau d'Esquiou. — Vallon de Serris. — Vallée de Lesponne. — Lac Bleu. — Pic de l'Hyéris.

VALLON DE SALUT.

§ 131.

Le petit vallon de *Salut*, le plus joli peut-être et le mieux disposé pour la promenade de toutes les Pyrénées, est ouvert au sud de la ville de Bagnères ; il est dominé à l'ouest par une série de petits pics, dont les crêtes arides forment une sorte de feston au-dessus des riches cultures, des bouquets de bois, des prairies, des métairies et des granges, qui en occupent les flancs et la base. Le versant oriental est peu élevé et appartient aux collines, on dirait presque des tertres, qui sont occupées par les *Allées Maintenon* et les beaux ombrages du plateau du *Poucy*, voisin de *Médous*.

Le vallon, précédé par une des plus jolies allées où sont espacées, à partir de l'hôpital, quelques jolies habitations, ne commence à vrai dire qu'au petit pont de la *Moulette*, * jeté sur le ruisseau qui fertilise, après l'avoir creusé, le val délicieux dont nous essayons une courte description. Chemin de Salut. Pont de la Moulette.

Deux chemins ** conduisent à l'établissement de Salut situé tout au fond du vallon. L'un, le plus suivi, le plus large et le plus favorable à la vue, traverse le pont de la Avenue de Salut.

* Ce mot en patois veut dire *moulin*.

** A cet endroit s'ouvrent quatre chemins; celui qui se dirige à droite et monte au *Bédat*, conduit au *Tir* et à l'*Elysée-Cottin;* celui qui se dirige à gauche mène dans le quartier du *Poucy*, en partie habité par des familles espagnoles. Les deux autres se dirigent vers l'établissement de Salut.

Moulette, et suit à mi-côte le versant du côteau oriental. L'autre, ouvert en avant et à droite du pont, suit les bords du ruisseau et parcourt le fond du vallon.

En suivant la première direction, on jouit d'un magnifique coup d'œil sur les prairies qui bordent le cours d'eau, ainsi que sur la pyramide obtuse du *Bédat,* * et toutes les hauteurs qui relient ce pic à celui du *Mont-Né* qui domine Salut. La route plantée de sycomores et de peupliers passe au pied d'une métairie entourée de cultures soignées, appartenant au général d'Uzer.

Le chemin qui suit le ruisseau, longe d'abord le pied du Bédat et conduit bientôt

---

* Le Bédat est cette pyramide obtuse et massive, presque partout pelée ou couverte d'un maigre gazon, qui domine Bagnères au sud-ouest. On jouit à son sommet d'une vue assez agréable et achetée par peu de fatigues ; car il ne faut qu'une demi-heure pour l'atteindre. Deux *grottes* ouvertes à la partie inférieure, d'espèces de oules, que Ramond a comparées, quant à l'origine et au mode de formation, aux cirques de Gavarnie, d'Héas et d'Estaubé, sont quelquefois visitées par les curieux ; elles sont situées à mi-côte. La masse du Bédat appartient au terrain calcaire; elle offre aussi cependant des roches pyroxéniques analogues à l'ophite.

à la *Fontaine de Rieunel*, dominée à droite par une métairie placée dans une situation des plus heureuses. Plus loin s'ouvrent les sentiers qui parcourent le petit vallon de *Constance* et mènent à l'*Elysée-Cottin;* après quoi le chemin, s'élevant toujours, traverse un bosquet de hêtres, et descend à l'établissement de Salut.

Le ruisseau de Salut est alimenté par de l'eau thermale provenant soit du trop plein des bains, soit d'une source beaucoup moins chaude, ayant son point d'émergence au pied même de la montagne.

Retour de Salut à Bagnères par les Allées Maintenon ou par la route de Campan.

Un chemin, ouvert à la gauche du réservoir qui reçoit les eaux pluviales et l'eau de la source précédente, conduit à des carrières de marbre gris où l'on rencontre assez abondamment des pyrites martiales. On peut, en continuant à suivre cette route, rejoindre l'extrémité des Allées Maintenon, et revenir par elles à Bagnères, ou bien poursuivre toujours au sud et rejoindre la route de Campan, en passant au-dessus et derrière Médous.

PLATEAU D'ESQUIOU. — CASQUE DE MOULY. — ÉLYSÉE-COTTIN.

§ 132.

Plateau d'Esquiou.

Derrière les montagnes qui bornent à l'ouest le vallon de Salut, existe un plateau en entier occupé par des pâturages communaux. C'est ce qu'on appelle la plaine d'*Esquiou*.

Casque de Mouly.

Accessible par une multitude de sentiers, il est fréquemment traversé par les promeneurs de Bagnères qui, venus par une route, s'en retournent par une autre. La position en est parfaitement indiquée par un pic en forme de casque, visible de Bagnères, et qui, sur le chemin de Salut, avant d'arriver au pont de la Moulette, montre sa pointe rocheuse et d'un gris blanchâtre entre les hauteurs de Salut et le sommet du Bédat. Ce pic est connu sous la dénomination de *Casque de Mouly*. On y jouit d'une vue assez étendue sur Bagnères, les vallons de l'Elysée-Cottin, de Sarraméa, le village de Labassère dominé par sa pyramide rocheuse, le pic du Midi, le Mont-Aigu, et surtout la masse de montagnes boisées que surmonte l'énorme *Penne de l'Hyéris.*

Ascension au Casque de Mouly

On suit, pour en tenter l'ascension, la route du tir, et longeant à mi-côte le flanc oriental du Bédat, on domine à gauche sur le vallon de Constance. Après un court trajet dans un chemin creux, bordé des deux côtés de haies élevées, on se trouve à l'entrée d'une assez vaste pelouse ouverte à gauche; * c'est le chemin qui la parcourt qu'il faut suivre; quelques minutes de marche dans cette direction, font apercevoir en avant et à droite la montagne qui porte le casque, et dont on est séparé par un ravin, origine du ruisseau de *Cot-de-Ger*, dont le lit profondément encaissé par des rives gazonnées et bien ombragées, constitue à un demi-quart de lieue

---

* Pour arriver à l'Elysée-Cottin, on doit suivre la direction primitive et laisser à gauche la pelouse dont il vient d'être question. Une fois cette clairière franchie, on trouve trois sentiers, c'est celui du milieu qu'il faut choisir; il conduit aux bords du ruisseau que l'on traverse, pour en descendre ensuite un peu la rive gauche. On peut à pied, aussitôt que le ruisseau est en vue, arriver en biais sur la rive droite, en descendant vers une grange placée au bas d'une pelouse d'une inclinaison très forte.

plus au nord la jolie et fraîche solitude illustrée par l'auteur de *Mathilde*.

Des rampes bien dessinées et assez praticables à cheval, longent la crête des hauteurs qui dominent le vallon de Salut jusqu'à l'endroit où, les deux branches supérieures du ravin se trouvant dépassées au sud, le chemin conduit directement au pied de Mouly. On compte deux heures de marche de Bagnères au sommet de cet humble pic.

Le retour s'effectue soit par les vallons de Sarraméa ou de Cot-de-Ger, soit par Soulagnets et Labassère, soit enfin par les vallées de *Lardezen* et de *Lesponne*, ou le vallon de *Serris*.

VALLON DE SERRIS.

§ 133.

Coste d'Arrou. A l'entrée de Baudéan, du côté de Bagnères, débouche, en traversant la grande route sous un pont, un ruisseau de volume médiocre; c'est celui de *Serris*. Pour parcourir le vallon qu'il a creusé, on doit en suivre la rive gauche en pénétrant dans la partie occidentale du village : un pâté de maisons en sépare pour un instant; mais on le retrouve bientôt en ayant soin de prendre toujours sur la gauche. On le voit alors s'enfoncer dans la gorge, en longeant le pied des hauteurs qui dominent sa rive droite. C'est sur cette *coste*, nommée *Coste d'Arrou*, qu'il faut s'élever, après avoir franchi le ruisseau, pour jouir du spectacle enchanteur offert par le fond du petit vallon. Ce sont d'abord les quartiers de *Serris-d'Aouan* et de *Serris-Darré*, dominé au nord par les hauts talus de la montagne de *Plade-Moncaut;* puis vers l'extrémité, ceux de *Bayen-Debat* et de *Goute-Beyou*.

Bois de la Penne. Coste d'Esquiou.

En côtoyant toujours le sommet de la crête d'Arrou, bientôt recouverte par le bois de la *Penne*, on parvient aux landes et pâturages solitaires de la *Coste d'Esquiou*, où se perd le chemin; mais où l'œil fixé sur l'origine du vallon, conduit facilement les pas. Après une courte montée, on est dans les pâturages d'Esquiou. Ici mille sentiers se croisent dans tous les sens, et il est fort facile de s'égarer, sinon de se perdre en se rendant soit à Soulagnets, soit dans la vallée de Lesponne.

—

VALLÉE DE LESPONNE. — LAC BLEU.

§ 134.

Adour de Baudéan.

Cette vallée, ouverte au sud-ouest entre les villages de Baudéan et de Campan, remonte dans l'épaisseur du chaînon que dominent au sud le Pic du Midi, au nord d'ouest le pic du Mont-Aigu; elle est parcourue par un ruisseau assez considérable, l'Adour de Baudéan, formé à son origine de deux torrens distincts descendus, l'un, le méridional, du *Lac Bleu* ou *Lhéou*, l'autre, l'occidental, d'un lac plus petit, nommé par les visiteurs *Lac Vert*.

Route conduisant dans la vallée de Lesponne.

L'entrée de la vallée de *Lesponne* est facile à découvrir, à cause de sa largeur et à cause aussi de la route assez spacieuse qui y conduit, et débouche sur celle de Campan, à environ un kilomètre au-dessus de Baudéan. L'œil est doucement impressionné, d'abord par un spectacle tout pastoral : on ne voit, pendant trois quarts d'heure de marche, que de belles prairies arrosées par les eaux bondissantes de l'Adour, qu'une foule de rustiques habitations et de granges entourées de jardins et de champs cultivés.

Coste d'Arrou.

Le versant septentrional, constitué par une muraille de rocher, la *Coste d'Arrou*, qui sépare cette vallée du vallon de Serris, offre quelques bouquets de bois pittoresquement jetés sur cette aride séparation. Deux sentiers praticables aux chevaux permettent au voyageur qui veut gravir cette arête rocheuse de jouir, à la fois, de la vue des deux vallons.

Forêt de Mourgueil.

Le versant méridional est occupé par les étages gazonnés et couverts de fougères des hauteurs d'*Artigue-Darré*, auxquelles succèdent la forêt de *Mourgueil;* puis s'ouvre la gorge creusée par le ruisseau de *Binaros*, remontant jusqu'au *Cot d'Aouet*, qui sépare le val de *Binaros* de celui d'*Arise*, d'où l'on n'est plus qu'à une petite distance du pic du Midi.

Vallon de Lardezen.

Un peu avant d'arriver à Lesponne, on voit tourner à droite la Coste d'Arrou, et l'on découvre l'étroite entrée du petit et raide vallon de *Lardezen*, remontant jusqu'au plateau d'Esquiou.* La vallée diminue considérablement de largeur au-delà du hameau

---

* Je n'indique pas ici les mille détours par lesquels on peut, de la vallée de Lardezen, arriver en une heure sur les hauteurs de Soulagnets, parce qu'il est impossible de faire ce trajet sans un guide.

*

de Lesponne, la culture ne se présente plus que par lambeaux sur les bords de l'Adour, et les deux versans commencent à ne plus offrir, vers le bas, que des talus parsemés d'ajoncs et de bruyères; vers le haut, que des forêts de sapins.

Cascade de la Truite. Mont-Aigu.

A la distance d'environ 3000 mètres du hameau de Lesponne, s'ouvre une petite gorge qui donne accès aux regards sur tout le Mont-Aigu, vu de la base au sommet. Le ruisseau qui la creuse forme, à une petite distance de la route, une jolie cascade connue sous le nom de cascade d'*Aspi* ou de la *Truite;* un sentier à peu près praticable pour les chevaux, et qui remonte à la droite de la cascade, conduit au pied du pic.

Fond de la vallée. Gorge d'Ardalos.

On arrive, une demi-heure après, au fond de la vallée terminée par la masse si joliment découpée des montagnes de Bizourtère.* Sur la gauche s'ouvre, un peu avant le bois de hêtres qui couvre le ressaut qui défend l'entrée du vallon qui récèle le Lac Bleu, la gorge d'*Ardalos,* laissant apercevoir

---

* Les trois cabanes de Bizourtère ne sont occupées que par des pasteurs durant l'été.

à une distance que l'on jugerait peu considérable, la masse presque entière du pic du Midi, dont on n'atteint cependant la base qu'après trois heures de marche.

Vallons terminaux. Cabanes du Pont-de-Fer.

Ici s'ouvrent les deux vallons d'où découlent les eaux qui alimentent l'Adour de Baudéan. Celui de droite, véritable continuation de la vallée principale, s'enfonce entre les montagnes de Bizourtère et les hauteurs boisées* qui, de ce côté, servent d'appui et de degrés au Mont-Aigu ; elle conduit aux cabanes du Pont-de-Fer et de Combielle, et dans des pâturages au fond desquels on aperçoit un col nommé *Hourguette de Baran.* On arrive, en traversant ce col, sur l'extrémité sud du coteau de Davantaïgue, d'où l'on descend à Villelongue et à Pierrefite, dans la vallée de Lavedan. Cette traversée que l'on peut effectuer avec des chevaux, demande environ trois heures de marche.

Gorge du Lac Bleu.

La vallée de gauche, beaucoup plus souvent fréquentée par les voyageurs, remonte au *Lac Bleu,* et offre une route un peu pénible, mais non dangereuse aux robustes

* Forêt de Maouri.

piétons qui veulent atteindre Barèges par la voie la plus directe.

Pour suivre cette direction, on traverse l'Adour sur un pont, si l'on est à pied, à gué si l'on désire conserver son cheval, ce qui est peu prudent, pour arriver à la cabane qu'offrent les pâturages supérieurs. Dans tous les cas, on traverse, en longeant la rive droite du torrent, un délicieux bosquet. De tous côtés, l'eau y jaillit en cascades au milieu de prairies du plus beau vert, semées, comme à plaisir, de touffes de rhododendron, de masses de rochers, de bouquets et de massifs de hêtres, qui défient pour la grâce les parcs les mieux disposés. Deux cascades hautes d'environ cinquante à soixante pieds, l'inférieure divisée en deux filets, la supérieure en trois, offrent un charmant aspect à l'œil qui les découvre au milieu des bois.

Ascension au Lac Bleu.

Cet endroit est une des plus fraîches et des plus jolies solitudes que l'on puisse rêver; elle seule récompenserait du peu de fatigues que l'on prend pour l'atteindre. C'est un charmant lieu de station pour les dames qui craignent, et avec quelque raison, les fatigues qu'exige l'ascension au Lac Bleu. Ceux qui veulent atteindre ce beau réservoir continuent à remonter la rive du torrent. Une fois hors du bois et dans les pâturages, ils arrivent bientôt devant les cabanes d'*Aya*. On n'a plus alors qu'à suivre soit la rive droite, soit la rive gauche du cours d'eau. Si l'on veut apercevoir le lac dans toute son étendue, ou si du lac on veut pousser jusqu'à Barèges par la petite brèche que son enceinte offre vers l'est, c'est la rive droite qu'il faut choisir.

Lhéou. Lac Vert.

Une fois sur les bords du Lhéou, on peut revenir au fond de la vallée de Lesponne par le vallon qui continue cette vallée à droite; pour cela on traverse les montagnes de Bizourtère, et on rencontre dans ce trajet le petit lac nommé *Lac Vert*, qui est aussi une des sources de l'Adour de Baudéan; il faut environ deux à trois heures pour monter au Lac Bleu.

Aperçu géologique.

La partie basse de la vallée de Lesponne est creusée dans le terrain de transition, mais la partie supérieure appartient au massif de terrain primitif qui forme le pic du Midi et le Mont-Aigu. Dans la gorge qui monte au Lac Bleu, la roche dominante est le schiste micacé; mais on y trouve aussi en place le granit et le calcaire primitif.

ASCENSION A LA PENNE DE L'HYÉRIS ET A PLATE-ARROUYE.

§ 135.

Deux routes mènent à l'Hyéris.

Deux routes mènent au pied du pic de l'Hyéris : l'une passe par le sommet des Palomières, que l'on suit jusqu'au-dessus d'Asté pour entrer dans le bois de Humas, qui finit au pied de la penne de l'Hyéris. Cette route est longue et presque aussi pénible que celle dont je vais parler. Elle n'est pas en outre à beaucoup près aussi pittoresque.

Ascension par Asté et le bois de Tillet.

Le plus ordinairement on passe le pont de Gerde, et l'on se dirige sur Asté. Une fois dans ce village, on va gagner la gorge étroite qui s'enfonce au sud-est, derrière la montagne boisée de *Penne-Arrouye*. Au bout d'une demi-heure, on atteint le fond de la gorge et on se trouve au pied de la ceinture de montagnes sur lesquelles est assis fièrement le casque de l'Hyéris. Ici trois sentiers se présentent : l'un à gauche, en apparence plus facile à parcourir, mais plus loin fort raide et praticable seulement pour des piétons ; un autre à droite n'est que le lit d'un torrent : celui qu'il faut suivre est dans le milieu, il est placé sur une saillie faisant promontoire entre les ravins de gauche et de droite. Une fois les premières pentes escaladées, il devient un peu meilleur. A mesure que l'on avance dans le court taillis qui couvre la montagne, * la vue embrasse un plus vaste horizon par l'étroit espace que livre la gorge que l'on a parcourue en bas. On passe, au bout de trois quarts d'heure, près d'un rocher nommé *Técheau,* percé d'une grotte qui donne asile aux bûcherons et à leurs ânesses durant la pluie; c'est ici la moitié de la montée qui doit conduire au pied de la penne. Plus loin on se trouve hors du taillis, et l'on chemine sur le bord du torrent dont on a vu en bas l'embouchure à gauche. C'est un précipice d'une profondeur considérable et où le moindre faux pas jetterait le cavalier et sa monture sans peu d'espoir de salut.

Rocher du Técheau.

Au-delà de cette rampe que les voyageurs non aguerris et timides redoutent un peu, on arrive dans un pâturage dominé de tous

* Ce bois porte le nom de *Bois de Tillet.*

côtés par des forêts et des rochers.* L'œil jouit de là d'un spectacle magnifique sur le bassin d'Asté et sur la montagne toute boisée que l'on vient de franchir; au couchant, il plane sur les montagnes qui avoisinent la vallée de *Lesponne*.

Pâturages, fontaine, bois de Haboura.

Au centre du pâturage est une fontaine bien précieuse pour les troupeaux et leurs gardiens. Au-delà on entre dans la forêt du *Haboura*, et au bout d'une demi-heure on se repose au pied de la penne, après avoir dépassé les cabanes.

Penne de l'Hyeris; ascension.

Cette penne est une masse énorme de calcaire compacte, coupée à pic dans une hauteur d'environ 100 pieds. De loin cette masse paraît unique, de près elle offre deux saillies séparées par une sorte de sillon ou de ravin. Cette masse de rocher est continuée en arrière par une pelouse ornée de fleurs rares et brillantes. Deux routes s'offrent pour monter à la penne : l'une est longue et peu pénible; l'autre est plus courte,

* De ces pâturages on peut descendre à Campan, en prenant sur la droite le chemin connu sous le nom de *Chemin de Tillet*. Il conduit par un pont jeté sur l'Adour, à l'extrémité sud du bourg.

mais plus fatigante, car il faut continuellement cheminer sur des cailloux roulans et par des pentes quelquefois assez raides pour réclamer le secours des mains. Dans le premier cas, on prend à gauche et on va gagner en biais la pelouse qui monte doucement vers le sommet; dans le second, on se dirige droit sur le ravin dont j'ai parlé.

Écho.

On n'oublie pas, avant ou après l'ascension, de jeter quelques mots à l'écho que forme la voûte du casque et qui répète distinctement jusqu'à six à sept syllabes.

Coup d'œil.

Une fois sur la penne, la vue plane au nord sur une forêt de petits pics, les uns couverts de gazon, les autres de forêts. On distingue bien au sud-ouest les pics d'*Arbizon* et du *Midi*. A l'est et au nord l'œil découvre, comme sur une carte de géographie, la plaine de *Labarthe* jusqu'à *Montréjeau*; le plateau de *Lannemezan* avec ses landes immenses; les plaines de *Tarbes*, le *lac de Lourdes*.

Route de l'Hyéris aux Cabanes d'Ordinsède.

Pour que la partie soit complète, il faut, au lieu de suivre pour le retour le même chemin qu'en venant, aller prendre au col qui unit le pic de l'Hyéris aux montagnes qui lui font immédiatement face à l'ouest, le chemin des cabanes d'Ordinsède, situées sur le versant opposé de ces montagnes, qui regarde Campan. Le sentier descend d'abord presqu'au fond de l'espèce d'entonnoir qui existe au midi de la penne; puis, longeant les montagnes boisées de droite, il conduit en trois quarts d'heure à des prairies, où, prenant à droite, l'on perd de vue la penne de l'Hyéris. Ces prairies occupent le sommet du contrefort, dont l'Hyéris est le point culminant, et bientôt on plane sur les vallons de la Séoube, de Gripp et sur la vallée de Campan, que l'on a, ainsi que le bourg de Ste-Marie, sous ses pieds.

Puits du Haboura.

Deux puits fameux sont généralement visités par les étrangers qui montent à l'Hyéris. Le premier, celui du *Haboura*, est situé presque sur la lisière du bois de ce nom, et par conséquent à une petite distance de la première fontaine que l'on trouve à la sortie du bois de Tillet. Son ouverture qui se présente tout-à-coup aux yeux (car elle est presque complètement masquée par le taillis) a quelque chose de lugubre et même d'horrible, qui saisit. Les pierres que l'on y lance, après avoir rebondi dans leur chute sur plusieurs saillies, font entendre le bruit particulier à l'eau frappée par le choc d'un corps grave.

Puits d'Arris.

Le second, nommé *Puits d'Arris*, se trouve sur le plan incliné et gazonné qui monte à la penne de l'Hyéris. Il est aussi nommé *Puits des Corneilles*, à cause des nombreux individus de cette espèce d'oiseaux qu'il renferme. Il serait peu profond, au témoignage de M. Géruzet qui l'a exploré en partie, il y a quelques années, et l'aurait visité entièrement, sans les remontrances et les craintes de quelques amis.

Ascension à Plate-Arrouye.

La penne de l'Hyéris est dominée au sud-ouest par une montagne dont le sommet porte le nom de *Plate-Arrouye*, probablement à cause du beau tapis rouge qu'y forment les fleurs du glaïeul. Cette sommité, non visitée jusqu'ici et dont je ne parle même que d'après les renseignemens que l'on m'a fournis sur elle, offre à la fois à l'observateur et la magnifique vue dont on jouit de l'Hyéris sur la plaine de Labarthe et le cours de la Neste, et celle non moins admirable que présentent d'Ordinsède les vallées de Campan, de Gripp et de la Séoube.

CHAPITRE IV.

VALLÉE DE CAMPAN.

Grotte de Campan.— Hameau de Ste-Marie.— Débouché des vallées de Gripp et de Paillole. — Vals de Niclade, — de Rimoula, — de l'Escuret. — Val de Gripp; chemin de Barèges. — Cabanes et cascades d'Artigues.— Débouché du vallon de Tramezaïgues. — Escalette. — Sources de l'Adour.— Col du Tourmalet. — Pic du Midi; voies diverses ouvertes à son ascension; spectacle dont on jouit à son sommet. — Vallée de la Séoube. — Route de Bagnères-de-Bigorre à Bagnères-de-Luchon, par la montagne. — Sarrat-de-Mortis.— Sarrat-de-Bon.— Sarrat-de-Pradille. — Auberge de Paillole. — Espiadet.— Col d'Aspin. — Hourquette d'Arreau.

§ 136.

Joli coup d'œil offert par le versant occidental de la vallée.

La plus grande largeur de cette vallée n'est pas d'un demi-quart de lieue; mais l'industrie des habitans a suppléé aux inconvéniens d'un terrain trop resserré. Ils se sont étendus sur les flancs des montagnes, qu'ils ont mis en valeur et couverts d'un infinité d'habitations. Vous voyez les forêts reculées presque sur la cime, céder les lieux inférieurs au travail du cultivateur. On admire surtout la continuité des prairies qui bordent la rive gauche de l'Adour, depuis Campan jusqu'à Ste-Marie, et qui, parsemées de fleurs de mille couleurs, d'habitations innombrables et couronnées vers les hauteurs de bouquets de bois, offrent le tableau le plus gracieux, le plus animé et le plus paisible de la vie champêtre. Ajoutez à cela le murmure de l'eau qui bondit en cascade des deux côtés de la route, et la vue des sommets neigeux et noirâtres qui occupent le fond du tableau.

Grotte de Campan. Ste-Marie. Fin de la vallée.

La rive droite de l'Adour, comme nous l'avons déjà dit (p. 403), est remarquable par son aridité. Ce chaînon calcaire offre près de Campan une grotte autrefois ornée de stalactites, mais actuellement tout-à-fait dévastée et totalement dépourvue d'intérêt. Cette vallée se termine un peu au-delà du hameau de Ste-Marie, situé à trois lieues sud-est de Bagnères, au petit bassin formé par la réunion de l'Adour de *Paillole* avec celui de *Gripp*, et par conséquent au débouché de la vallée de la *Séoube* et de celle de

Gripp : la première remontant au pied du contrefort qui sépare la vallée d'*Aure* de celle de *Campan*; la seconde, véritable prolongement de la vallée principale, remontant aux sources de l'Adour, jusqu'au contrefort auquel appartient le *Pic du Midi*, et qui sépare les affluens de la vallée de *Campan* de ceux de la vallée de *Barèges* et de *Lavedan*.

Vallées secondaires.

Aucune vallée un peu considérable ne vient déboucher dans la vallée de Campan. Trois vallons seulement voient les ruisseaux qui les creusent décharger leurs eaux dans l'Adour. Ils appartiennent tous au versant occidental de la vallée.

Vals de Niclade, de Rimoula, de l'Escuret. — Chemin des cabanes d'Ordinsède.

Le premier, celui de *Niclade*, est fermé au midi par les hauteurs du même nom, couvertes de forêts; le second, celui de *Rimoula*,* plus étendu, mérite d'être parcouru à cause de la beauté de ses ombrages et de

* C'est un peu au-delà du ruisseau de Rimoula que s'ouvre, bordé de deux rangées d'arbres, le chemin qui conduit aux cabanes d'*Ordinsède*, placées au faîte de la muraille de roches calcaires qui forment le versant oriental (ou gauche) de la vallée de Campan. Un pont jeté sur l'Adour conduit sur la rive droite de

ses prairies semées d'habitations, et aussi comme réunissant les aspects gracieux des basses régions à ceux plus sévères et plus sauvages des régions plus élevées. Ce vallon, dont la partie inférieure est aussi quelquefois nommée *Elysée-Fanny*, aboutit aux montagnes d'*Arise*, voisines du Pic du Midi. L'entrée en est indiquée par le cours d'eau assez volumineux qui en descend pour se joindre à l'Adour, et qui passe sous le troisième pont que l'on rencontre à partir de Campan.

Le troisième, celui de l'*Escuret*, ouvert un peu avant d'arriver à Ste-Marie, est un simple sillon peu profond, creusé dans le haut plateau qui sépare la vallée de Gripp du vallon précédent.

---

ce torrent, et un sentier décrivant de nombreux zigzags sur les flancs escarpés des montagnes, conduit en une heure de cette rive au sommet du contrefort, d'où la vue est magnifique sur la vallée de Campan, celles de Gripp et de la Séoube, ainsi que sur les pics du Midi et d'Arbizon.

VAL DE GRIPP.

§ 137.

Débouché et naissance de la vallée. — Auberge de Gripp.

Le val de Gripp débouche au-delà du hameau de Ste-Marie, et remonte au sud-ouest jusqu'au col du Tourmalet et aux sources de l'Adour, situées au pied du pic d'Espade; il constitue, à vrai dire, la partie supérieure de la vallée de Campan.* Pour le parcourir, on quitte la grande route qui continue directement au sud, et l'on prend à droite le chemin qui traverse la petite place ouverte

* Pour bien comprendre la disposition des deux origines de la vallée de Campan, il faut se rappeler qu'un contrefort puissant, s'élançant de la grande chaîne vers le nord, sépare les affluens des vallées de Baréges et d'Aure, et que ce contrefort, une fois arrivé au niveau de Baréges et d'Arreau dans la vallée d'Aure, cesse de se prolonger directement au nord, et se sépare en deux rameaux, l'un dirigé au nord-d'ouest, l'autre au nord-d'est. Or, la vallée de Campan a son origine dans le demi-cercle laissé entre les deux rameaux divergents : seulement le contrefort primitif, en expirant à la rencontre de la vallée, forme une espèce de promontoire qui donne ainsi une double tête à la vallée de Campan, et forme les petites vallées de Gripp et de Paillole.

au devant du portail de l'église de Ste-Marie. Ici commence la transition de la nature riante, luxueuse et fertile des basses vallées avec la nature sévère et imposante des hautes régions. A droite, des bouquets de hêtres précédés de prairies garnissent des pentes adoucies. A gauche, se déroule le bas-fond de la vallée, fertilisé par les eaux de l'Adour, et contrastant par la teinte si verdoyante de ses gras pâturages avec l'aridité monotone de la pelouse noire et courte, semée de quelques sapins, qui revêt le versant oriental. Le cours du torrent, dont le fracas augmente à mesure que l'on avance, se dessine à l'œil par deux lignes sinueuses d'aulnes et de bouleaux. Une heure de marche conduit de Ste-Marie à l'auberge de Gripp, station obligatoire pour tous les voyageurs qui se rendent soit à Barèges, soit au Pic du Midi, soit même seulement aux cascades dites de Gripp et mieux d'*Artigues*.

Route de l'auberge de Gripp au bassin d'Artigues.

Chemin de Barèges.

Ici la vallée se resserre, et la culture disparaît et expire, car c'est à peine si elle occupe encore quelques lisières de terrain sur les côtés de l'Adour. Le sentier qui mène au Tourmalet, et qui est en même temps celui des cascades, est ouvert au milieu de nombreux et énormes débris granitiques, descendus du Pic du Midi. L'horizon est limité par des montagnes arides à droite, et couvertes de sapins à gauche. On arrive, au bout d'un quart d'heure, au pied d'une montée assez rapide, au-delà de laquelle se montre un petit bassin triangulaire occupé par des prairies et une douzaine de cabanes, c'est le *Couïla d'Artigues,* * autrement les *Cabanes d'Artigues*, habitées par des troupeaux et leurs gardiens, depuis la fin de mai jusqu'à la fin de septembre. C'est là qu'il faut descendre si l'on veut visiter la cascade d'Artigues ou de Garet, formée par une des sources de l'Adour, située au pied du pic de Bastanet.

Val de Tramesaïgues.

Quand on veut se rendre à Barèges ou au Pic du Midi, on laisse le bassin dont il vient d'être question sur la gauche, et l'on continue à monter en longeant la base des montagnes de droite. On franchit alors plusieurs rampes d'une pente assez forte; puis on arrive dans le petit vallon de Tramesaïgues, traversé par le ruisseau d'*Arise,* descendu

* On dit aussi *Lartigue*.

du pied du Pic du Midi et occupé par quelques prairies et quelques cabanes. *

On traverse ce ruisseau sur un mauvais pont, et l'on se trouve au pied de nouvelles rampes qui font donner à cette partie du chemin le nom d'*Escalette :* c'est l'un des premiers degrés du Tourmalet de ce côté. Au-dessus de l'Escalette est un autre petit vallon où l'Adour coule avec lenteur, et d'où l'on parvient, après un court trajet, dans un riant bassin couvert de superbe gazon. C'est là que s'offrent les nombreuses sources de l'Adour, jaillissant du flanc de la montagne et réunissant leurs eaux pour circuler en nombreux replis au milieu de la verdure.

Escalette.
Sources de l'Adour.

Quelques pentes fort raides conduisent enfin sur l'espèce d'arête qui, partant du pic d'Espade, se lie au Tourmalet, dont la cime cache le Pic du Midi, mais n'en est qu'un appendice.

Port du Tourmalet.

Une fois au sommet du port, on n'a plus qu'à descendre à Barèges, en suivant le Bastan. (*Voir* p. 381.)

---

* C'est par ce vallon que l'on se rend au Pic du Midi du côté de Bagnères.

PIC DU MIDI.

§ 138.

Voies diverses pour atteindre le Pic du Midi.

On peut atteindre la base du Pic du Midi soit par la gorge de Barèges, soit par la vallée de Gripp, soit même par la vallée de Lesponne * ou le vallon de Rimoula; mais ces deux dernières voies sont pénibles et peu suivies. Le plus habituellement pour faire cette ascension, on part de Barèges, et, remontant le cours du Bastan, on arrive au pied des rampes du Tourmalet; là on tourne au nord, et on suit le sentier tracé sur les bords du grand ravin creusé par le cours

* Le trajet de Bagnères au pied du Piç du Midi n'est pas considérable en passant par la vallée de Lesponne. M. Lasserre, ancien maire de Bagnères, avait le projet d'engager la ville à ouvrir dans cette direction une route praticable aux chevaux. Ces travaux, une fois effectués, eussent permis à un voyageur, parti le matin de Bagnères, de visiter le pic et de revenir coucher dans cette ville. Il serait bien avantageux pour *tous* que ce projet fut repris et mis à exécution. En effet, beaucoup de touristes ne quittent Bagnères pour Barèges que dans la seule intention de monter au pic.

du lac d'Oncet, source du Bastan. On arrive ainsi jusqu'aux cabanes de *Thou*, et, après une ascension rapide, on se trouve au-dessus du sauvage bassin dont le fond est occupé par le lac d'Oncet, dominé au nord-ouest par le cône du Pic du Midi, dont il reçoit les débris.

§ 139.

Quand on cherche à atteindre le Pic du Midi par la vallée de Gripp, on gravit les premières rampes du Tourmalet jusqu'au bassin et au débouché de la pittoresque vallée de Tramesaïgues.

Dès son entrée, on aperçoit la masse conique et élancée du Pic du Midi, et ce coup d'œil est plein de charmes, surtout le soir au clair de la lune. Un voyageur partant de Gripp à minuit, peut facilement atteindre le haut du pic à trois ou quatre heures du matin, et voir le lever du soleil. Mieux vaut pour celui qui veut bien distinguer la plaine et la conformation de la grande chaîne, arriver un peu plus tard et au moment où les rayons du soleil ont dissipé les brouillards du matin, par conséquent, vers dix à onze heures. Au fond du vallon de Tramesaïgues, se trouve le bassin d'*Arise,* immédiatement placé au pied du Pic du Midi et entouré de montagnes privées de toute autre végétation que de celle d'un court et maigre gazon.

Pic et Hourquette de Sencours.

A peine entré dans ce bassin, on commence à gravir sur la gauche en longeant la base du pic de *Sencours,* et bientôt l'on arrive dans une espèce de ravin encombré de débris et de blocs granitiques schisteux et calcaires, qui sépare le pic de Sencours du Pic du Midi. Au sommet de cette espèce de ravin toujours parsemé de quelques tapis de neige, se montre un col nommé *Hourquette de Sencours* ou *des Cinq Ours,* et qui conduit par une pente assez douce au sentier qui vient de Barèges. Au pied de la Hourquette se voit la masse noirâtre du lac d'*Oncet,* longue de 250 toises, et large de 150.

Dans cette position, on a presque tourné entièrement le Pic du Midi de l'est au sud; une fois sur le sentier doucement incliné qui vient de la base du Tourmalet, on repose sur la masse même du pic, et on le gravit par des rampes fort bien tracées. Il ne faut plus alors, pour en atteindre le sommet, qu'environ une heure et demie à deux heures. Le chemin parcouru jusqu'ici n'est pas sans attrait pour qui veut, sans beaucoup de peine, prendre une idée suffisante des aspects offerts par les monts du premier ordre : c'est un beau désert que ce lieu, comme le dit Ramond; les rochers sont d'une grande forme, les contours sont fiers, les précipices profonds.

Sommet du Pic.

Le sommet du pic est occupé par une plate forme de quelques toises seulement d'étendue, et surmontée d'une pyramide de pierres sèches, où le voyageur peut se mettre à l'abri du vent, quelquefois violent, qui règne dans ces hautes régions.

Vue sur la plaine.

De ce magnifique observatoire, le regard plane d'un côté, au nord, sur les plaines du Béarn, du Bigorre et de la Garonne. Une bonne vue distingue facilement les détails de Pau jusqu'à Saint-Gaudens, et de Bagnères à Mirande. Plus près sont les basses montagnes de Bagnères, la vallée de Campan séparée des plaines de Labarthe par la ligne blanchâtre de rochers que surmonte l'Hyéris, et la couleur plus foncée des forêts d'Arros.

Vue sur la grande chaîne.

A l'opposite, un spectacle plus curieux, plus surprenant, se présente aux regards étonnés. C'est d'abord une foule de pics aux formes plus ou moins hardies, plus ou moins découpées et fantastiques, aux flancs plus ou moins étincelans sous des glaces et des neiges éternelles. En face de soi on a la masse obtuse de *Néouvielle*, formant comme une vaste muraille précédée d'une montagne en ruine, la *Piquette*, dont le sommet offre l'aspect d'un réservoir. A l'ouest, et un peu plus en arrière, se montre le cône du *Pic-Long;* puis plus loin, à l'horizon, toujours à droite, la masse étagée du *Mont-Perdu*, reconnaissable à l'espèce de sillon qui en partage la cime en deux portions; enfin, ce sont le *Cylindre* et les *Tours du Marboré*, la *Brèche de Roland*, le *Taillon;* ensuite tout s'abaisse jusqu'au *Vignemale*, tout drapé de glaciers, et terminé par trois pointes rapprochées. A l'orient, sur le premier plan, à gauche de la Piquette, se montre la masse assez régulière du pic d'*Arbizon;* derrière se voient les montagnes voisines des ports de la *Pès*, de *Clarbide*, d'*Oo*, et enfin la *Maladetta*, dominant de ses blancs glacis toutes les parties voisines.

§ 140.

Aperçu géologique.

Le Pic du Midi, bien qu'appartenant au terrain de schiste micacé, offre un bizarre assemblage de granit, de schistes micacés et de calcaires primitifs. Le premier, presque entièrement composé de feldspath grisâtre, est à gros grains, et contient de larges plaques de mica argentin et de grands prismes de tourmaline noire opaque; les seconds, d'une dureté extrême, sont partagés en tables assez épaisses, ne se subdivisant pas en feuillets, mais en parallèlepipèdes obliquangles, à la manière des trapps. Ils forment, avec les calcaires, de ces couches contournées qui ont tant occupé les géologues, et dont Ramond attribuait les formes singulières aux fluctuations d'une *mer qui se fige, et dont l'agitation se peint encore dans ses ondes pétrifiées.* Mais ce qui est peut-être encore plus singulier, c'est le pic lui-même, présentant au loin l'aspect d'une pyramide grisâtre, sur laquelle la couleur rouge des schistes oxidés tranche et se dessine en nombreux hiéroglyphes. On doit remarquer encore sur quelques-unes de ces roches, ce vernis jaunâtre produit par une vitrification superficielle due à l'action de la foudre, et n'atteignant pas à plus d'un millimètre d'épaisseur. Cette sorte d'émail est surmonté de boursouflures ou bulles, tantôt sphériques, tantôt crevées et concaves, ordinairement opaques, quelquefois transparentes.

L'élévation absolue du sommet du Pic du Midi est de 2877 mètres.* Elle est donc bien supérieure à celle de la limite des neiges perpétuelles. Le sommet de ce pic est cependant totalement dépourvu de neige en été. (*Voyez* p. 194.)

VAL DE LA SÉOUBE OU DE PAILLOLE.

§ 141.

Origine et terminaison de la vallée.

Cette vallée est le prolongement oriental de la vallée de Campan; elle commence au pied du contrefort qui sépare la vallée d'Aure de celle de l'Adour, et est dominée par le pic d'Arbizon. De là elle descend rejoindre celle de Gripp à Ste-Marie, pour former la vallée de Campan.

Route qui la parcourt.

Le chemin qui y conduit est la continuation de la grande route qui, venant de Bagnères, traverse Ste-Marie du nord au sud.

---

* *Annuaire du Bureau des Longitudes.*

Une fois l'église dépassée, on descend rapidement jusqu'au niveau de l'Adour du Tourmalet, que l'on franchit sur un pont; là, tournant à gauche, on suit les bords sinueux de la Séoube, rongeant le pied des roches qui font suite à celles d'Ordinsède. Le côté droit de la vallée est formé par le versant oriental du vaste promontoire qui, * né des hauteurs qui relient l'*Arbizon* au pic d'*Espade*, vient mourir à la réunion de l'Adour de Gripp et de la Séoube.

Au-devant de Ste-Marie, la pente de ce promontoire plus mollement incliné vers la Séoube, y est divisée en trois bandes bien distinctes; la première de ces bandes, en allant de l'ouest à l'est, est celle de *Sarrat de Mortis;*** elle domine à la fois les deux vallons de Gripp et de Paillole; la seconde et la troisième, entièrement inclinées vers la Séou-

Sarrat de Mortis.
Sarrat de Bon.
Sarrat de Pradille.

* Voyez la note, *page 434.*

** On trouve le sentier qui conduit à *Sarrat de Mortis*, trois cents pas environ après avoir passé le pont de l'Adour: il s'ouvre au sud, et se bifurque bientôt, c'est alors le sentier de droite qu'il faut suivre; il conduit sur la crête du coteau, où l'on jouit d'une vue agréable, quoique moins étendue que celle que l'on a des cabanes d'Ordinsède.

be, sont celles de *Sarrat de Bon* * et de *Sarrat de Pradille*; ** toutes, et surtout les les deux dernières, moins élevées et plus inclinées, représentent exactement l'aspect de la partie droite de la vallée de Campan.

Le versant gauche, situé sur la rive droite de la Séoube, offre un tableau moins pastoral et moins gracieux; c'est la continuation du contre-fort calcaire qui borde le côté gauche de la vallée de Campan, mais parsemé de bouquets de bois, qui en rompent la monotonie.

---

* Le chemin de Sarrat de Bon se trouve en face du quartier de la Laurence.

** Environ quatre cents mètres plus loin, on rencontre le ruisseau de Larroudille, que traverse la grande route sur un pont; c'est passé ce pont à droite que se trouve le sentier qui mène sur les hauteurs de Pradille.

Un chemin partant des prés St-Jean, et arrivant à Gripp ou, si l'on veut, sur la rive droite des cascades d'Artigues, est atteint par les trois sentiers précédens, de manière que de l'un de ces trois points, on peut à volonté se diriger vers Paillole ou vers Gripp. La portion qui monte aux cascades est un peu pénible, quoique praticable pour les chevaux, elle traverse le bois de la Litbère. Ici le sentier n'est pas très bien tracé; mais le fracas des eaux de la cascade guide très bien le voyageur.

§ 142.

Bassin de Paillole.

On arrive enfin, après une heure et demie de marche, dans le bassin de Paillole, borné à l'est par les immenses forêts de sapins des montagnes d'Arros, et ouvert au midi dans les vastes pâturages des prés St-Jean, formant une immense arène de pelouses, parfaitement nivelée et entourée par une ceinture de forêts dominées par les cimes aiguës et les hauts ravins de l'Arbizon. Cette plaine porte aussi le nom de *Camp-Bataillé*, parce qu'elle fut, suivant la tradition, l'endroit où le lieutenant d'Auguste, Messala, battit les Bigorrais.

Marbrière de Campan.

La vallée se termine à l'est par une gorge étroite, où est située la fameuse carrière de Campan, si long-temps abandonnée, et remise en exploitation d'abord par M. Costallat, et ensuite par M. Aimé Géruzet. Une douzaine de cabanes groupées au pied de la carrière et habitées par des pasteurs, des bûcherons et des carriers, forme le couïla nommé *Espiadet*.

Quatre voies de communication sont ouvertes entre le fond de la vallée de la Séoube et la vallée d'Aure. La plus fréquentée, et la seule qui donne passage aux voitures, traverse le *Col d'Aspin*. Pour la suivre, on laisse à droite la ferme de Paillole, et on suit les montagnes de gauche jusqu'à l'Espiadet. Là on rencontre à droite les premières rampes de la grande route ouverte à travers les forêts de pins, jusqu'au col. De ce point, la vue est magnifique.

Puis, pour descendre au niveau de la route et atteindre la ville d'Arreau, on suit, pendant une heure et demie à deux heures, les sinuosités sans fin de la route la plus tortueuse qu'il soit imaginable de voir. *

* La Hourquette d'Arreau, située plus à l'ouest et plus dans le voisinage du pic d'Arbizon, offre, pour arriver à Arreau, une voie plus courte, mais en revanche, des pentes beaucoup moins adoucies. Pour la traverser, on quitte la route qui conduit à l'Espiadet; et, passant devant la ferme de Paillole, on se dirige, en suivant le cours de la branche principale de la Séoube, presque directement au sud, c'est-à-dire vers le pic d'Arbizon; après quoi on tourne presque subitement à l'est dans la direction de la ville d'Arreau. Les voyageurs dépourvus de guides feront bien de choisir de préférence la route toujours bien tracée de la Hourquette d'Aspin.

Le troisième col, qui fait communiquer la vallée d'Aure avec celle de Campan, est la Hourquette de Beyréde, qui conduit de l'Espiadet à Sarrancolin; elle n'est guére fréquentée que par les habitans du pays.

LIVRE VI.

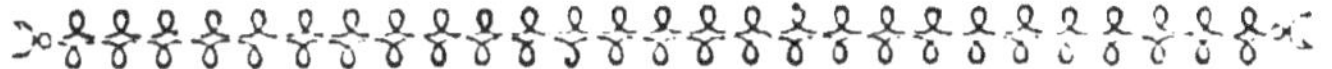

VALLÉE D'AURE. — VALLÉE DE LOURON.

(HAUTES-PYRÉNÉES.)

Suite de la route de Bagnères-de-Bigorre ou de Barèges, à Bagnères-de-Luchon.

CHAPITRE I.

VALLÉE D'AURE.

Rapports de contiguité des vallées secondaires de la vallée d'Aure avec celles de la vallée de Barèges et de la Garonne. — Communication par la montagne de Bonnes à Luchon. — Sarrancolin; Arreau; Cadéac; Ancizan. — Bassin de Viel. — Bassin de Tramesaïgues. — Val d'Aragnouet; port de Vielsa. — Val de Riou-Majou; port de Plan.

§ 143.

Cette vallée commence à la grande chaîne, dans l'intervalle laissé entre le port de la

Pès, situé dans la vallée de *Louron*, et le cirque de *Troumouse*, terminaison de celle d'*Héas*.

Rapports de contiguité entre les vallées secondaires de la vallée d'Aure et celles des vallées de Barèges et de la Garonne.

Elle est donc voisine, par ses vallées secondaires, et de la vallée de *Barèges* et de celle de la *Garonne*. En effet, la vallée de *Louron*, vallée secondaire de la vallée d'Aure, n'est séparée que par un contre-fort de la vallée de *Larboust*, qui, ainsi que celle de *Luchon*, sont creusées par des affluens de la Garonne.

Un coup d'œil jeté sur la carte montre une route assez facile, ouvrant des communications, toujours par la montagne, entre les Eaux-Bonnes et Luchon. Le col le plus haut à franchir dans cette magnifique et courte excursion, est celui du *Tourmalet*; ceux de *Tortes*, d'*Aspin* et de *Peyresourde* sont fort peu élevés. Le seul point où la route manque est l'intervalle d'environ 6000 mètres, qui sépare le col de *Tortes* de la vallée d'*Azun*.*

* Il faut une journée pour venir de *Bonnes* à *Cauteretz*, en passant par la *vallée d'Arrens*, la *vallée* d'*Argelès* et le *val de Saint-Savin*. Une autre journée suffit pour voir le *Pont d'Espagne*, le *lac de Gaube*, et aller coucher le soir à Luz. Le troisième jour est employé à visiter *Gavarnie* et *Saint-Sauveur*.

§ 144.

La vallée d'Aure fait suite, en se dirigeant du nord au midi, c'est-à-dire en remontant le cours de la *Neste*, à la plaine qui, de *Montréjeau*, longe, avec cette rivière, le plateau sablonneux et aride de *Lannemezan*, en laissant à l'est la haute vallée de *Barousse*. Vallée des Nestes.

Cette plaine connue sous le nom de plaine de *Labarthe*, porte aussi la dénomination de *Vallée des Nestes*, à cause de la réunion effectuée plus haut des nestes de Louron et d'Aure. Elle se termine au niveau de la petite Sarrancolin.

On part le quatrième jour pour *Bagnères-de-Bigorre*, en visitant *Baréges* au passage, et même le *Pic du Midi*, avant d'arriver au col du *Tourmalet*. On descend ensuite les vallées de *Gripp* et de *Campan*, et l'on couche à Bagnères-de-Bigorre : on y passe un jour, et on peut, le sixième, atteindre *Bagnères-de-Luchon*, en remontant la *vallée de Campan* jusqu'à *Sainte-Marie*, la petite *vallée de la Séoube*, traversant le *col d'Aspin* ou la *Hourquette d'Arreau*, la partie inférieure de la *vallée d'Aure*, la petite *ville d'Arreau*, la *vallée de Louron*, le *col de Peyresourde* et la *vallée de Larboust*. Un voyageur un peu robuste peut donc, en huit ou dix jours, voir ce que les Pyrénées offrent de plus imposant et de plus gracieux.

ville de *Sarrancolin*,* placée sur les bords de la Neste et dans un endroit resserré entre deux collines, comme l'indique l'étymologie de sa dénomination.

Ici commence la vallée d'Aure ; c'est d'abord un véritable défilé resserré entre les montagnes de la Barousse et le chaînon calcaire qui limite à l'est la vallée de Campan ; mais bientôt l'espace augmente, et l'on parvient dans le magnifique bassin d'*Arreau*, bassin le plus étendu que renferment les Pyrénées.

Arreau.

La petite ville d'Arreau est située au confluent de la Neste de Louron, venue du sud-est avec celle d'Aure, entre des monticules qui sont comme les racines des monts supérieurs qui la dominent de toutes parts. On

---

* Dans le bassin de Sarrancolin débouchent deux gorges latérales ; l'une se dirige à l'ouest, l'autre à l'est ; la première remonte jusqu'à la Hourquette de Beyréde ; l'autre, plus profonde, s'étend au loin au-delà de la forêt de Montanet. Toutes deux présentent une magnifique végétation. A l'entrée, et sur le versant gauche de la gorge de Beyréde, sont les immenses et magnifiques carrières de marbre du même nom. A l'opposite, dans celle d'*Ilhet*, se trouve celle de *Camous*.

rapporte sa fondation aux *Arrevasces*, qui, après la conquête de la vallée, l'auraient bâtie, ainsi que Cadéac, Grézian, Azet, Stensan et autres châteaux du voisinage; elle est le passage obligé et souvent le lieu de station des voyageurs qui se rendent de Barèges ou de Bagnères-de-Bigorre à Luchon, par la montagne.

VALLÉE D'AURE

(AU-DESSUS DE LA VILLE D'ARREAU.)

§ 145.

Route d'Espagne.

Cadéac.

La route d'Espagne dirigée au sud, sur la rive gauche de la Neste d'Aure, conduit en une demi-heure au village de *Cadéac*, qui renferme deux établissemens de bains sulfureux : l'un situé sur la rive gauche, l'autre sur la rive droite de la rivière. Dans l'un et l'autre, on fait chauffer l'eau pour l'administrer en bains. La saveur de cette eau ressemble beaucoup à celle de Luchon ; le principe sulfureux y est fort abondant, plus abondant même que dans les sources de Barèges. La teinte jaune verdâtre qu'elle prend dans les réservoirs est due, suivant M. Fontan, qui a visité l'établissement situé à la gauche de la rivière, à la même cause, mais agissant avec plus d'énergie que celle qui donne la même teinte à l'eau des piscines de Barèges. (*Voyez* p. 371.)

Cette eau vaut mieux certainement que la réputation dont elle jouit dans la vallée, et pourrait donner lieu à des exploitations lucratives, si la route royale était continuée jusqu'en Espagne; elle n'en est pas moins en attendant une ressource d'une importance médicale majeure pour les paysans d'alentour.

Emplacement occupé par un ancien lac.

Au sortir de Cadéac, la vallée est comme étranglée et donne à peine passage au torrent; ici se trouvait, à n'en pas douter, la digue qui retenait les eaux de la Neste et en formait un grand lac : on distingue parfaitement le point où la roche a été fracturée violemment sur une longueur d'une trentaine de mètres. La tradition locale fait même honneur au travail humain de cette effrayante coupure, dont la date est cachée dans la nuit des temps. A égale distance de Cadéac à Arreau, se trouve le village d'*Ancizan*, tout voisin de celui de *Guchen*.

Bientôt le vallon se resserre de nouveau pour former un nouveau bassin, celui de *Viel* et de *St-Lary*. Le bourg de Vielle est situé tout près de la Neste, à environ 8000 mètres d'Arreau ; les templiers y ont autrefois possédé une chapelle, ainsi que dans les lieux voisins, Ancizan, Guchen, St-Lary, etc. Bassin de Viel.

Au sortir de ce village, distant d'environ un mille de Vielle, la vallée n'est plus qu'une gorge étroite, et la route praticable pour les voitures cesse entièrement. Les deux versans sont couverts de sapins, et on ne peut pas plus sauvages. On monte assez rapidement, d'abord en suivant la rive droite de la Neste, et au bout de trois quarts d'heure, on arrive au petit bassin de *Tramesaïgues,* qui présente le village du même nom sur un plateau assez élevé. C'est en ce point que la vallée se bifurque, et que se trouve le confluent de *Riou-Majou,* venu du sud avec la Neste d'*Aragnouet,* descendue des hauteurs du sud-ouest. Tramesaïgues.

VAL D'ARAGNOUET OU D'ARAGOUET.

§ 146.

Route d'Espagne par le Port de Vielsa.

En partant de Tramesaïgues ou du confluent des deux torrens et des deux sentiers, on franchit la porte de *Garet,* puis la descente de *Ruadet;* plus loin on trouve, sur la gauche, la jolie cascade formée par les eaux de la *Sasse* ; enfin on traverse de nouveau la rivière sur le pont de *Hosse.* Le val s'élargit et la culture recommence : à droite, sur la hauteur, paraît le hameau d'*Eget;* à gauche, la montagne est couverte à une grande élévation de sapins et de bouleaux ; enfin, au bout d'une demi-heure, on arrive à *Aragnouet.* Ici le val se trifurque : 1° la gorge de droite, dite de *Badet,* offre deux passages, l'un pour aller à *Gèdre* par la gorge de *Cambiel,* au pied du *Pic-Long;* l'autre plus élevé pour se rendre à *Héas,* par la gorge des *Aiguillons;* à son embouchure se trouve le hameau de *Plan,* le dernier de la vallée d'Aure ; 2° la gorge du milieu ou d'*Agelx* offre un lac et un passage, la *Barousseta,* qui mène à *Vielsa;* 3° la troisième gorge, dite de *Saux,* se dirige au midi ; elle offre près des cabanes du même nom deux chemins pour se rendre au port de *Vielsa,* l'un, à droite, l'*Aiguillette,* moins élevé; l'autre, à gauche, la *Hourquette*, plus difficile, mais plus court.

VAL DE RIOU-MAJOU.

§ 147.

Ce val est la voie la plus ordinaire que l'on suive dans les Hautes-Pyrénées pour entrer en Espagne. Au sortir de Tramesaïgues, on suit le chemin pratiqué sur la rive gauche du torrent, et après trois quarts d'heure de marche, on rencontre à droite un torrent né au pied des pics d'*Arré*. Peu après on passe un second pont, puis un troisième, en face duquel est à droite la gorge de *Baricau.* On est alors presque au bout du défilé, et l'on arrive bientôt à un petit bassin nommé *Frédérancou*, formé par les attérissemens d'un torrent assez considérable qui descend d'une gorge ouverte sur la gauche : alors se présente un nouveau défilé plus étroit encore que le premier; on le parcourt par un sentier

Route d'Espagne par le Port de Plan.

assez facile qui domine la rive gauche du torrent, et on atteint, après trois quarts d'heure de marche, l'*hospice*, élevé au milieu d'une prairie située au fond d'un cirque. Trois torrens réunissent leurs eaux dans ce bassin, pour former le *Riou-Majou*; chacun de ces torrens conduit à un *port*; le plus fréquenté est celui de *Plan* : on y arrive en remontant le torrent du milieu ou de Riou-Majou; son élévation est de 1151 toises.*

* Dans son voisinage existe le port d'*Ourdissette*, situé plus à l'ouest et moins élevé de 130 mètres; c'est par ce dernier port que devait passer la route destinée à unir Paris à Madrid, par la voie la plus courte.

CHAPITRE II.

VALLÉE DE LOURON.

Route d'Arreau à Luchon jusqu'au port de Peyresourde. — Partie supérieure de la vallée. — Prats de Tramesaïgues ; pic du Midi de Génos. — Embranchement de la Pès ; port. — Embranchement de Clarbide ; port. — Dangers qui attendent le voyageur dans ces passages.

§ 148.

La petite vallée de Louron se trouve à l'est de la vallée d'Aure ; elle commence à la ville d'Arreau et s'étend jusqu'aux ports de *Clarbide* et de la *Pès*, situés dans la grande chaîne et versant en Espagne. Elle est comme étranglée à son embouchure par des rochers escarpés ; mais au voisinage de Bordères, chef-lieu de la vallée et distant d'Arreau d'environ quatre mille mètres, le défilé cesse, et l'on découvre un magnifique bassin, couvert de

Origine et débouché de la vallée.

prairies, que traversent et arrosent à plein bord les eaux de la Neste de Louron. A *Avejan*, l'étendue augmente encore; c'est une plaine immense, semée de beaux villages tout environnés de grandes cultures, et où les champs labourés apparaissent sur la pente doucement inclinée des montagnes de gauche. Ici la Neste, plus vagabonde sur un sol plus nivelé, promène ses eaux tranquilles en longs circuits sur des prairies couvertes de nombreux troupeaux.

Ardoisières.

Les hauteurs de droite offrent souvent à nu leurs couches schisteuses qui, vers *Génos*, donnent lieu à une riche exploitation d'ardoises; cependant, quelques bouquets de bois pittoresquement placés sur les rochers qu'ils surplombent souvent, enlèvent, à ce côté du tableau, ce qu'il aurait sans cela de triste et de décharné.

Route du port de Peyresourde.

Le fond de la vallée est occupé par les masses drapées de neige où s'ouvrent les ports de la Pès et de Clarbide. On rencontre les villages de Vielle, d'Adervielle, de Génos,*

* La route de Luchon prend à gauche entre *Génos* et *Armenteule*, et s'élève par une pente assez raide

d'Aranvielle ; puis enfin celui d'*Artigue-longue*, situé à 5000 toises de Bordères.

---

sur le versant oriental de la vallée. On arrive ainsi à Loudervielle, situé au pied du port de *Peyresourde*, haut de 788 toises, qui verse dans la vallée de *Larboust*. Avant de gravir ce col, dont la traversée demande une heure et demie à partir de Loudervielle, on boit quelques verres de lait dans la bicoque nommée par quelques auteurs l'hôtel ou l'auberge de Loudervielle, et l'on y fait manger, en guise d'avoine, quelques poignées d'orge aux chevaux. On jouit, en passant ce col, d'une magnifique vue sur le pic de Génos et les deux passages de la Pés et de Clarbide, et sur le pic de *Batoa*, qui domine entre le port de la Pés et celui de Plan. Au sommet, on a sous les yeux la vallée entière avec son enceinte disposée en amphithéâtre. La zone la plus haute est occupée par les forêts : au-dessous viennent les pâturages; plus bas, les champs cultivés ; plus bas encore, les nombreux villages que leur position assez élevée au-dessus du lit bordé de prairies de la Neste, met à l'abri des débordemens fréquens et terribles de ce torrent. Le haut du col est occupé par une longue et monotone prairie que l'on retrouve sur le versant du contre-fort que l'on traverse. La culture ne commence à se montrer un peu développée qu'au petit village de *Garen*, situé au pied des dernières pentes qui, du côté de Luchon, mènent au col de Peyresourde et au niveau de la partie supérieure de la vallée de Larboust, qui renferme les lacs de *Séculéjo* et d'*Espingo*. *(Voir, pour la continuation de la route de Bagnères-de-Bigorre à Luchon, par la montagne, le* Chap. 3 *du présent Livre.)*

Prats de Tramesaïgues. Pic du Midi de Génos.

Au-delà de ce hameau, la route, jusque là pratiquée sur la rive gauche de la Neste, passe sur la droite et s'y prolonge jusqu'aux *Prats de Tramesaïgues*, dominés par la haute montagne dite *Pic du Midi de Génos*, qui sépare la vallée en deux embranchemens très resserrés. Le point de réunion des deux passages est un superbe désert, où les sapins tantôt isolés, tantôt en touffes, se mêlent aux débris dont il est jonché, et qui y sont roulés par les eaux des torrens de la Pès et de Clarbide.

EMBRANCHEMENT DE DROITE OU DE LA PÈS.

§ 149.

Port de la Pès.

Cet embranchement, tout semé de débris de schiste micacé, est ouvert dans le granit dans sa partie inférieure. Sa partie supérieure est pratiquée dans le schiste micacé; il conduit au port de la Pès, * et de là,

---

* Une tentative des plus gigantesques et des plus audacieuses a été essayée dans le port de la Pès; elle

en Espagne dans la vallée de Gistau. Ce passage est difficile et dangereux dans toute saison, par les ouragans terribles et fréquens dont il est le théâtre ; il devient tout-à-fait impossible en hiver. En effet, les habitations les plus élevées des bergers ne se trouvent que plus d'une lieue au-dessous, et encore ne peuvent-elles être habitées que de la fin de juin au 25 août.

EMBRANCHEMENT DE GAUCHE OU DE CLARBIDE.

§ 150.

Cet embranchement bien peu fréquenté, car il conduit à un port presque impraticable, est ouvert par le torrent, la Clarbide, qui a sa source dans le lac de Pouchergues, situé vers la gauche, au pied des montagnes d'Oo. Les blocs roulés par ce torrent sont formés

---

ne tendait à rien moins qu'à percer la montagne dans sa hauteur moyenne. Par cette voie souterraine, on eut facilement fait parvenir en France les sapins des forêts de la vallée de Gistau, située sur le versant espagnol.

de schistes micacés et de granit, ce qui fait présumer que cette dernière roche doit se trouver vers le sommet, et se lier au massif qui forme les montagnes d'Oo.

Durant toute l'année, les ouragans sont fréquens et terribles dans ces parages. Aussi n'est-il pas rare que des voyageurs y périssent.

LIVRE VII.

VALLÉE DE LA GARONNE.

(HAUTE-GARONNE.)

Bagnères-de-Luchon. — Port de Vénasque. — Lac et cascade de Séculéjo.

CHAPITRE I.

VALLÉE DE LA GARONNE. — VALLÉE D'ARAN. — VALLÉE DE LA PIQUE.

Route de Montréjeau à Bagnères-de-Luchon. — Débouché de la vallée de Barousse; confluent de la Pique et de la Garonne. — Cierp. — Bassin et ville de Bagnères-de-Luchon. — Propriétés physiques, chimiques et médicales des eaux de Luchon; leur aménagement.

§ 151.

La vallée de la Garonne se termine à la plaine de Comminges, entre Saint-Bertrand

Origine et terminaison de la vallée.

et Montréjeau; elle commence au pied de la chaîne intermédiaire qui relie, en faisant un coude, la portion méditerranéenne des Pyrénées à la portion océanique; en d'autres termes, toute la partie supérieure de la vallée est formée par la vallée d'Aran, espagnole par convention, française suivant les lois de la nature et les usages des habitans.

§ 152.

La vallée de la Garonne est la route à-peu-près unique que suivent les voyageurs pour se rendre aux bains de Luchon. La route royale qui la parcourt est partout fort belle, et offre aux yeux le spectacle continuel d'une riche et belle culture, dont les prairies, les vignes et les peupliers font le principal ornement; il règne ici un air d'aisance qui réjouit, l'espace n'y est pas disputé pied-à-pied à l'impitoyable aridité des montagnes.

Bassin de St-Bertrand.

Le magnifique bassin de Saint-Bertrand de Comminges résulte, 1° de la jonction de la Neste avec la Garonne, opérée un peu à l'ouest de Montréjeau; 2° de l'embouchure de la vallée de Barousse dans celle de la Garonne, effectuée à environ 3000 toises au sud de Montréjeau, entre le village de *La-*

broquère, où l'on traverse la Garonne sur un beau pont, et le hameau de *Luscan*, situé au confluent de l'Ousse, descendue de la vallée de Barousse.

Plus loin, la vallée de la Garonne est resserrée entre des montagnes peu élevées, formées de marbre gris; le défilé cesse un peu avant d'arriver à *Esténos :* alors se présente un délicieux bassin qui va toujours en s'élargissant jusqu'au confluent de la *Pique* avec la *Garonne*.

Ici s'ouvrent les deux vallées de la Pique ou de *Luchon*, et d'*Aran*, continuation de la vallée de la Garonne qui y a ses sources. * Confluent de la Pique et de la Garonne.

* Cette dernière vallée devrait être remontée jusqu'à sa naissance, si nous étions absolument fidèle au plan que nous avons suivi jusqu'ici, mais tout le monde sentira les raisons majeures qui nous engagent à rejeter cette description dans une note.

La vallée d'Aran est séparée de la France par le prolongement expirant de l'axe de la partie orientale des Pyrénées. La Garonne, descendue des vallées secondaires dont les pentes lui apportent leur tribut, s'est ouvert à travers cette barrière un long et étroit défilé, dont l'endroit le plus resserré voit un pont nommé *Pont du Roi*, qui marque la limite des deux royaumes. Dans ce défilé sont, du côté de la France, *Saint-Béat*, célèbre par ses marbres, et le village de *Fos*. Ce sont, du côté de l'Espagne, le hameau de

VALLÉE DE LA PIQUE.

§ 153.

Cierp. La route suit jusqu'à *Cierp*, éloigné d'environ douze mille toises de Montréjeau, la rive gauche de la Pique, dont on remonte ensuite la rive droite jusqu'à Luchon. Bientôt la vallée se resserre et le terrain devient très accidenté jusqu'à une demi-lieue avant Luchon. L'espace commence alors à renaître,

---

Pourtaout, puis *Canejan*, situé au débouché du vallon de *Touzan;* l'espace augmente enfin, vers *Bososte*, la seconde ville de la province, située à une lieue de la frontière.

A une lieue encore débouche la gorge d'*Artigue-Telline*, tandis que la vallée continue à l'est vers *Viella*, chef-lieu de la vallée, renfermant une population d'environ deux mille habitans. Cette petite ville est traversée par le *Rio-Negro*, dont la source ou *ouil* a sa sortie au pied des hauteurs où s'ouvre le port de Viella, versant en Catalogne, sur les rives de la *Noguera Ribagorçana*. La vallée se continue encore l'espace de trois lieues le long de la Garonne, qui reçoit de nombreux affluens, mais dont les deux sources, ou *Ouil de la Garonne*, sont voisines du port de Peyre-Blanque.

La gorge d'*Artigue-Telline* est étroite; des prairies en occupent le fond, et les deux versans sont couverts de belles forêts; elle remonte jusqu'au

et annonce le magnifique bassin, au centre duquel surgit la petite ville de Bagnères-de-Luchon. Ce bassin est formé par la réunion du *Go*, sorti des lacs du val de *Lasto*, avec la *Pique*, descendue des hauteurs qui avoisinent le *port de Vénasque*.

§ 154.

Bagnères-de-Luchon situé au confluent des deux ruisseaux précédens, à 313 toises d'élévation absolue et au pied de la montagne de *Super-Bagnères*, * renferme une popula- Bagnères de Luchon. — Allée.

chatnon intermédiaire qui relie le chatnon oriental des Pyrénées au chatnon occidental. La source principale de la Garonne, visible au pied de la Maladette, reparatt, après sa disparition à travers les masses calcaires de la montagne du *Toro*, vers la partie supérieure de cette vallée, sortant d'une caverne sous la forme d'un double torrent qui tombe et roule au fond d'un précipice. Le trou qui vomit ce fleuve souterrain est connu sous la dénomination d'*Ouil de Djoueou*. Cet endroit visité des curieux est précédé et voisin de quelques cabanes et d'un hospice. On peut gagner de là soit le port de la *Picade*, soit celui de *Pouïlané*, d'où, par les grands pâtis de *Campsaure*, on descend sans fatigue ni danger dans la vallée de la Pique.

* La montagne de schiste micacé de Super-Bagnères est haute de 896 toises : on y jouit d'une vue fort étendue sur la vallée de la Pique, dont on suit tout

tion sédentaire d'environ deux mille habitans; les anciennes rues sont mal bâties; mais, en revanche, le nouveau quartier, l'*Allée*, comme on l'appelle, est digne d'une ville de premier ordre. A son extrémité sud, au pied de la montagne qui offre aux baigneurs une charmante promenade, s'élève le lourd et massif édifice de l'établissement thermal. L'intérieur ressemble à un magasin de friperie : en effet, à la porte de chaque cabinet est suspendue une partie de la défroque de la personne qui prend le bain.

Etablissement thermal.

§ 155.

Sources.

Les eaux dont le point d'émergence est au contact de la roche granitique avec le schiste micacé, sont sulfureuses, à l'exception de

---

le développement depuis Cierp jusqu'au pied du port de *Vénasque*, où se distingue l'*Hospice*. Au-dessus se dessinent et se découpent, sur l'azur foncé du ciel, les masses étincelantes de frimas de la *Maladette*, et les roches en ruines de la *Tuque-de-Maupas*, suspendues sur le val du *Lys*.

deux, l'une saline,* l'autre ferrugineuse sulfatée.

§ 156.

Travaux d'aménagement des eaux.

Aucun établissement en France, et sans doute en Europe, ne présente un système d'aménagement de source plus complet, plus simple et plus avantageux que celui de Luchon. C'est avec admiration que l'on suit dans leurs détails les magnifiques travaux effectués sous la direction de M. François, ingénieur des mines des départemens de l'Aude et des Pyrénées-Orientales. Pour en sentir toute la valeur, on n'a qu'à comparer ce qui avait été fait avant lui, l'état précaire dans lequel l'existence même des sources se trouvait placée, et les richesses nouvelles en volume d'eau et en température que ce jeune savant a procurées depuis à la localité.

N'ayant pu saisir qu'imparfaitement les détails nombreux qui se rattachent à la con-

* Il est bien entendu que le point d'émergence de la source saline est probablement différent de celui des autres sources.

duite de ces travaux, craignant en outre d'affaiblir, par un récit anticipé, l'effet que doit produire la lecture du mémoire actuellement présenté à l'Institut par M. François, j'attendrai, pour devenir plus explicite, une nouvelle édition.

§ 157.

Les sources actuellement exploitées sont :

SOURCES DE LUCHON

Rangées d'après leur température.

Nouvelles.	Bayen.	67 ° cent.
	Grotte supérieure.	60 60
	Reine nouvelle.	52 50
	Chauffoir.	46 70
	Richard nouvelle.	38 50
	Ferras.	36 70
	La Blanche.	20 20
	La Froide.	19
Anciennes.	Grotte inférieure.	55
	Richard.	47

Source ferrugineuse sulfatée, froide.

Température. Ces températures n'ont point été prises par moi ; leur indication, au moins pour la majeure partie, est tirée des *Recherches sur les Eaux des Pyrénées* de M. Fontan. Les travaux d'aménagement ayant continué depuis 1838, il est certain que quelques différences doivent existier entre les températures que j'indique, et les températures que quelques sources présentent au moment actuel. Dans tous les cas, l'erreur doit être peu considérable, et relative seulement à une ou deux sources.

Richesse en principe sulfureux.

Quant à les ranger suivant leur richesse en principe sulfureux, je manque de renseignemens pour le faire convenablement. Je puis seulement dire que la quantité de principe sulfureux est à Luchon (bien qu'il en soit tout autrement ailleurs) à-peu-près proportionnelle à l'élévation de température.

§ 158.

Deux sources de Luchon étaient encore infestées l'an dernier par du sulfure de fer noir non soluble, et aussi par du sulfate de fer soluble, et par conséquent fort nuisible.

Disparition du sulfure de fer.

La présence de ces substances tenait à la décomposition de pyrites ferrugineuses assez abondamment répandues dans les schistes qui recouvrent en bien des endroits le granit. Sous l'influence d'eaux d'infiltrations aérées, ces sulfures passaient à l'état de sulfate de fer, qui, mis en contact avec de l'eau sulfureuse, et par conséquent avec un hydrosulfate sulfuré, donnait naissance aux parcelles de sulfure noir charrié par ces sources.

Les travaux de M. François, entrepris dans le but d'opérer la séparation de ces substances étrangères et nuisibles d'avec l'eau sulfureuse, ont été couronnés d'un plein succès.

§ 159.

Voici les quantités de sulfure de sodium que MM. Longchamp et Fontan ont trouvées dans les eaux des sources suivantes :

(Eau : 1 litre.)

NOMS DES SOURCES.	LONGCHAMP.	FONTAN.
	gr.	
Grotte inférieure....	0,0868	0,0206
Richard............	0,0720	0,0205
Grotte supérieure....	0,0717	0,0244
Reine..............	0,0631	»
Blanche............	0,0023	»
Reine nouvelle.......	»	0,0175

Ce que j'ai dit précédemment, quant au rapport qui existe, dans les sources de Luchon, entre l'abondance du principe sulfureux et le degré de température, indique clairement que le filet de Bayen, plus chaud que celui de la Grotte supérieure, doit être aussi plus riche en sulfure de sodium.

La seule analyse digne d'attention que l'on ait des eaux de Luchon appartient à Bayen, et date de 1766. Analyse.

(Eau : 1 litre.)

	gr.
Chlorure de sodium	0,0784
Sulfate de soude cristallisé	0,1126
Carbonate de soude sec	0,0322
Silice dissoute	0,0762
Soufre dissous	quantité indéterminée.
Matière grasse organique	quantité indéterminée.
	0,2994

Espérons que les recherches d'un chimiste aussi distingué que M. Fontan mettront enfin un terme à l'obscurité qui règne relativement aux substances contenues dans les eaux de chacune des sources de Luchon.

§ 160.

On n'est pas non plus très avancé sur le mode d'action exercé par les eaux de Bagnères-de-Luchon dans les diverses affections; leur rôle thérapeutique est loin d'être parfaitement assigné. Aussi nous étendrons-nous peu sur ce sujet.

Rôle thérapeutique.

Si l'on s'en rapportait à Campardon, ces eaux suffiraient, à elles seules, à la cure de toutes les affections qui réclament l'emploi des eaux minérales. Ici serait englobé, résumé, tout ce que peuvent offrir d'avantageux à la guérison des maladies, sous le double rapport des eaux et du climat, les Eaux-Chaudes, les Eaux-Bonnes, Cauteretz, Saint-Sauveur, Barèges, Bagnères-de-Bigorre, etc., etc. En effet, toutes les affections trouvent, suivant lui, aux bains de Luchon une heureuse solution, depuis la phthisie, le catarrhe chronique, les plaies d'armes à feu, les fistules, les caries, les écrouelles, les dartres, les rhumatismes, jusqu'à la chlorose, les fleurs blanches, les obstructions des viscères abdominaux, l'hypocondrie, l'hystérie, et que sais-je ? Car toute la nomenclature pathologique s'y déroule de pied-en-cap.

Au milieu de ces ridicules prétentions, la part de la vérité est difficile à déterminer; je ferai remarquer cependant que ce que j'ai dit plus haut (p. 43) du rôle thérapeutique des eaux sulfureuses, se rapporte plus spécialement encore à celles de Luchon qu'à toute autre, en raison de leur richesse en minéralisation et en thermalité. En effet, tout contribue ici à porter à leur plus haut degré l'activité des eaux; tout s'y réunit, élévation de température et richesse sans égale en principe sulfureux, pour déterminer des crises puissantes par les sueurs; des dérivations énergiques sur le système cutané, pour ranimer la vitalité languissante de la peau, enrayée par le vice strumeux; rappeler au-dehors des affections siphilitiques, psoriques ou dartreuses, répercutées ou originellement inoculées, et surexcitant des organes intérieurs; pour combattre des rhumatismes, des névralgies, des raideurs des muscles, suite de refroidissemens long-temps prolongés; enfin, pour débarrasser certaines organisations de la présence du mercure, dont un traitement imprudent les a saturées.

CHAPITRE II.

PARTIE SUPÉRIEURE DE LA VALLÉE DE LA PIQUE. — VALLÉE DU LYS.

Chemin de Bagnères-de-Luchon au port de Vénasque. — Tour de Castelviel. — Gorge de St-Mamet. — Passage de la vallée de la Pique dans la vallée d'Aran. — Débouché de la vallée du Lys. — Hospice de Bagnères. — Coup d'œil sur les trois ports de Vénasque, de la Glère et de la Picade. — Port de Vénasque. — Vallée du Lys. — Cascade d'Enfer. — Cascade du Cœur.

§ 161.

Castelviel. Si de l'établissement des bains on va gagner un peu à l'est le chemin qui remonte la rive gauche de la Pique, on arrive au bout d'une heure au fond du bassin de Luchon et au pied de la vieille tour carrée de *Castelviel,* perchée sur un rocher, d'où elle servait autrefois à défendre les défilés du *Portillon* et de *Vénasque;* un peu au-dessus de cette ruine, la route d'Espagne passe sur la rive droite de la Pique. Bientôt débouche à gauche la fraîche gorge de *Saint-Mamet,* arrosée par la *Burbe,* et que l'on suit pour franchir le contre-fort qui sépare la vallée d'Aran de celle de Luchon.

Chemin de l'hospice.

A une demi-lieue environ au-dessus de Castelviel, se présente le petit bassin formé par l'embouchure, à droite, de la vallée du Lys. De ce bassin à l'hospice de Bagnères, on monte le long d'une gorge étroite, ombragée d'arbres, et au fond de laquelle roule la Pique tantôt calme, tantôt impétueuse. De beaux hêtres mêlés à quelques ifs donnent de magnifiques ombrages dans tout ce trajet. On arrive, en moins de trois heures (à partir de Luchon) à l'hospice, élevé de 694 toises au-dessus du niveau de la mer.

Station des lacs.

De ce point l'œil découvre facilement les abords des trois ports de *Vénasque,* au centre; de la *Glère*, à droite; de la *Picade*, à gauche. Pour atteindre le premier, on suit des rampes assez développées, tracées au milieu d'une verte pelouse, jusqu'à un bassin d'un aspect sévère par l'état de déchirement des montagnes, au pied desquelles se présentent successivement quatre lacs. On monte dès-lors de plus en plus rapidement à travers d'énormes éboulemens, par un sentier en zig-zags fréquemment repliés sur eux-mêmes. Enfin, au bout de deux heures environ, on atteint le sommet d'un ravin qui traverse une roche nommée la *Penna-Blanca.*

Cette fente est le port de Vénasque, auquel M. Cordier donne 1231 toises d'élévation absolue; il conduit en Espagne, à la ville du même nom, située dans la vallée d'Essera.

Du haut de ce port la vue plane à l'ouest sur les hauteurs de Clarbide et d'Oo, ainsi que sur le sombre vallon de l'Astos, venant joindre au sud celui d'Essera, dont l'origine sépare, à la gauche du spectateur, la Penna-Blanca de la base de la *Maladette.* Mais l'attention est presque tout entière absorbée par cette masse sublime toute drapée de glaciers, toute ruisselante de cascades, et cernée de trois côtés par des abîmes qui l'isolent de la haute chaîne. Une sorte de promontoire la rattache aux montagnes de la vallée d'Aran, et sépare les eaux de l'Essera, à l'ouest, de celles de la Garonne, qui s'engouffrent à l'est dans les profondeurs calcaires du pic du Toro, pour reparaître au jour dans la vallée d'*Artigue-Telline.*

VALLÉE DU LYS.

§ 162.

La petite vallée du Lys est ouverte entre la grande chaîne et le contre-fort qui sépare les affluens de la Pique de ceux de la vallée de Larboust; elle a son origine au pied des montagnes d'Oo, et son embouchure dans la vallée de Luchon, un peu au-dessus de Castelviel. Le nom qu'elle porte lui a été donné de la profusion de lys qu'elle offre au voyageur. Les deux versans sont ombragés par de superbes forêts de hètres, tandis que de belles prairies bordent les rives d'un torrent, dont les eaux rapides semblent avoir entr'ouvert les montagnes, à leur issue. Sur les hauteurs, comme dans les bas fonds, sont des cabanes pour abriter les bergers, et des granges pour recevoir le fourrage. Partout l'œil est doucement impressionné par les charmes d'une nature riante et paisible; le fond est occupé par une sorte de cirque, dont la majestueuse enceinte offre incessamment des amas de neiges et de glaces. Origine et terminaison.

On y voit deux cascades, dont l'une est fort belle et a reçu le nom de *Cascade d'Enfer*. Cascades.

A force d'user le rocher d'où elle se lance, elle a diminué considérablement de hauteur en s'y creusant un canal profond qui se continue en une canelure qui la contient dans sa chute. L'autre, dite *Cascade du Cœur,* est située à gauche, et oppose le contraste de sa nappe argentée aux teintes noirâtres des sapins qui l'environnent; elle est formée, vers le haut, des deux filets séparés par un mamelon qu'ils embrassent en se réunissant vers le bas.

La première est alimentée par la fonte des glaces, amoncelées du pic de *Crabioules* au *Portillon d'Oo* et au *Quairat.* La seconde reçoit les eaux des glaciers de la *Tuque-de-Maupas.*

On peut aussi pénétrer dans cette fraîche et alpestre vallée par un sentier qui s'élève sur les flancs méridionaux de la montagne de Super-Bagnères.

CHAPITRE III.

VALLÉE DE LARBOUST. — LAC DE SÉCULÉJO.

Allée des Soupirs. — Serre de St-Paul. — St-Aventin. — Village de Cazaux. — Route de Bagnères-de-Luchon à Bagnères-de-Bigorre ou à Barèges. — Village d'Oo. — Val de Lasto. — Lac de Séculéjo; cascade. — Chemin du port d'Oo. — Bassin des lacs d'Espingo et de Saounsat. — Pics de Spijole et de Quairat. — Lac Glacé.

§ 163.

La vallée de Larboust née sur le versant de la grande chaine, à l'ouest de la vallée de Luchon et dans l'intervalle compris entre le pic de Crabioules et les montagnes de Clarbide, au fond de la vallée de Louron, après s'être dirigée du sud au nord, tourne à l'est et vient déboucher à Luchon même, par l'étroite gorge de *Saint-Aventin*.

Origine et terminaison de la vallée.

21

La route qui y conduit porte d'abord, au sortir de Bagnères-de-Luchon, le nom d'*Allée des Soupirs*, sans doute à cause de son aspect solitaire et reculé, et des ombrages épais que lui forment de belles plantations de tilleuls et de sycomores ; elle suit d'abord la rive droite du Go, descendu des hauts lacs d'*Espingo* et de *Séculéjo*, situés dans la partie supérieure de la vallée de Larboust, connue sous la dénomination de val de *Lasto*.

Bientôt s'ouvre une gorge bornée au sud par les hauteurs boisées de *Gouroun*, au nord par les hautes terrasses de *Cazarilh*; en cet endroit la route traverse le ruisseau sur un joli pont, et s'élève rapidement sur la rive opposée. Bientôt le torrent mugit au fond d'une profonde coupure verticale ouverte par les eaux et ombragée par le feuillage des arbres qui, des deux côtés, se projettent sur cet abîme.

Serre de Saint-Paul.

A environ 3000 mètres de distance de Luchon et vers l'extrémité de la gorge vient déboucher, au pied de la montagne de la *Serre de Saint-Paul*, la petite vallée d'*Oueil*, née au sud-ouest sur les versans des montagnes de la vallée d'Aure et de la vallée de Barousse.

On traverse le pont jeté sur le faible ruisseau descendu de cette vallée, et bientôt après avoir dépassé la chapelle de *St-Aventin*, on entre dans le village de même nom. Ici l'espace augmente et un bassin gracieux, bien cultivé et dominé au sud par les hauts pâturages et les forêts que voit au-dessous de lui le pic festonné de *Cérisé*. Saint-Aventin.

Au bout d'une heure, à partir de Bagnères-de-Luchon, on arrive au village de *Cazaux*, situé sur la route qui conduit de la vallée de Larboust dans la vallée de Louron par le port de Peyresourde, * laissant sur la droite le grand chemin : on traverse le village et l'on suit un sentier voisin du Go, dont le cours Village de Cazaux.

---

* On voit donc qu'un voyageur venu de Barèges ou de Bagnères a tout avantage, s'il désire voir le lac et la cascade de Séculéjo, à s'arrêter ici, ou mieux encore au village de Garen, situé à demi-lieue plus haut, presque au pied des hauteurs que traverse le col de Peyresourde et immédiatement au-dessus du village d'Oo et du val de Lasto. Les voyageurs venant de Bagnères, qui couchent le premier jour à Arreau dans la vallée d'Aure, peuvent facilement dans la journée du lendemain arriver à Luchon, en faisant une pointe sur le lac de Séculéjo au niveau de Garen. Mieux vaut, et cela devient nécessaire si l'on veut visiter les lacs supérieurs, venir coucher le pre-

est indiqué par une double rangée d'arbres. A demi-heure de marche de Cazaux, se présente au fond d'une sorte d'entonnoir, le petit village d'Oo, digne, suivant Ramond, de représenter le terme du monde habitable.

VAL DE LASTO.

§ 164.

Au sud d'Oo s'ouvre immédiatement la partie supérieure de la vallée de Larboust connue sous le nom de val de Lasto. Ce vallon étroit et d'une délicieuse fraîcheur offre vers les monts supérieurs qui récèlent les lacs une route parfaitement unie, ombragée de frênes et entourée des plus verdoyantes

---

mier jour à Garen, et laisser reposer les chevaux pendant qu'à pied on fera cette excursion qui, poussée jusqu'au second bassin seulement, demande pour l'aller et le retour environ huit heures. Si l'on s'arrête à Garen, je recommande comme un excellent guide un jeune menuisier de l'endroit, dont le nom pris par moi a été égaré, mais que l'aubergiste procure aux voyageurs.

prairies ; mais cette richesse de végétation, due à la présence d'une couche épaisse d'alluvions, cesse à mesure que l'on se rapproche des parties plus élevées, plus anciennement abandonnées par les eaux, et par conséquent moins riches en terre végétale. Une demi-heure de marche conduit dans le lit d'un ancien lac entouré de tous côtés, excepté au nord, de montagnes grisâtres et pelées, dominées elles-mêmes par des pics neigeux. Quelques cabanes de bergers se montrent encore à la gauche du chemin sur une maigre pelouse ; le fond noirâtre du vallon, dominé à gauche par les escarpemens de *Midassols*, à droite par ceux du pic du *Nère*, offre dans la direction du cours du Go une haute barrière de roc, ombragée vers le haut de magnifiques sapins, au-dessus desquels étincèlent au soleil les glaciers qui avoisinent et dominent le port d'Oo. Un sentier contourné ouvert au milieu d'un entassement de blocs et de cailloux roulés, entremêlés de fleurs et surtout d'*aconit*, franchit, après bien des détours, ce dernier obstacle qui en réalité n'est que la digue du premier lac. Une fois le bouquet de sapins atteint, on se rapproche du torrent que l'on entend mugir sous ses pieds à une profondeur considérable. Bientôt un mauvais pont, presque au niveau de l'eau, conduit sur la rive opposée, sans qu'on ait encore aperçu le lac ; mais le voile tombe tout-à-coup et laisse découvrir un des plus magnifiques spectacles que présentent les Pyrénées.

Lac de Séculéjo.

Le lac de *Séculéjo*, comme celui de *Gaube*, comme tous ceux qui sont placés au sein d'une nature grandiose, étonne plutôt par la petitesse apparente que par l'étendue de son bassin ; mais ce qui cause une véritable et profonde admiration, c'est le roulement semblable à celui du tonnerre, que fait entendre la lourde cascade qui en occupe le fond.* C'est cette teinte d'encre de l'eau et cette aride muraille taillée à pic qui enferme le lac, et qui, à droite (à l'ouest), est totalement impraticable, tandis qu'un rapide sentier, beaucoup plus périlleux en apparence qu'en réalité, serpente sur la muraille orientale ou de gauche, et conduit au port d'Oo.

---

* La hauteur de cette cascade est de 160 toises : l'élévation du lac de Séculéjo au-dessus de la mer est de 718.

Une barque grossière, mais solide et sûre, sert à conduire les voyageurs au pied de la cascade, ou à leur faire raser les bords escarpés de cet immense amphithéâtre ; elle est louée, ainsi que le petit cabaret situé sur la digue, à un individu qui cumule les fonctions de cabaretier, de pêcheur et même de guide. L'établissement de ce bateau est une bonne fortune pour ceux qui veulent monter aux lacs supérieurs. En effet, au lieu de décrire un long circuit par le sentier qui mène au port, on monte à gauche de la cascade (c'est à droite si l'on détermine les positions d'après le cours du ruisseau), au milieu de quartiers de roche éboulés, mais fixés par le gazon, et l'on rejoint ce sentier au moment où, abandonnant les bords du lac, il s'enfonce dans une sorte de ravin encombré de blocs granitiques roulés par les eaux des montagnes supérieures. Promenade en bateau.

La voie abrégée que j'indique ici, et que j'ai suivie l'an dernier, n'a rien de pénible ni de dangereux pour un voyageur un peu agile. La pente est forte, mais les pieds, et les mains au besoin, trouvent sans cesse et à portée des points d'appui solides et fixes. Le lac placé au-dessous n'est qu'un Voie abrégée pour monter au lac d'Espingo.

objet d'épouvante ; car le pied manquerait-il, que l'on ne pourrait rouler dans ses profondes eaux. Cette ascension un peu rude, est d'ailleurs fort courte ; elle demande à peine un quart d'heure.

Avant de s'enfoncer dans le ravin qui conduit aux lacs supérieurs, le guide (car ce serait une folie de se risquer seul ici) vous conduit sur une espèce de plate-forme granitique, d'où le regard embrasse la chute de la cascade dans toute sa partie visible. On s'enfonce alors dans l'affreuse solitude de pierrailles que l'on a devant soi, et au milieu de laquelle le chemin est à peine tracé.

Lacs d'Espingo et de Saounsat. — Lac Glacé. — Port d'Oo.

On arrive enfin sur la digue qui forme, vers le nord, le second bassin, d'où l'eau de deux lacs voisins s'est frayé une route vers le bassin inférieur, et forme la cascade dans sa chute. Le plus grand de ces deux lacs, situé à une élévation absolue de 932 toises, porte le nom de lac d'*Espingo;* le second, tout petit, situé plus à l'est et communiquant sous un espèce de pont, par un étroit canal, avec le précédent, est connu sous la dénomination de lac de *Saounsat*. Le val occupé par ces deux amas d'eau bleuâtre, et où la verdure et la neige se disputent l'espace, présente la plus belle solitude qu'il soit possible de rêver. C'est à peine si, du côté de la cascade, quelques pins rabougris élèvent jusqu'à cette hauteur leurs têtes noirâtres. Une herbe fine et courte garnit le rivage septentrional; mais sur le méridional, dominé à droite par le pic de *Spijole*, à gauche par celui de *Quairat*, commence un rideau de neige qui se continue jusqu'aux deux ports d'*Oo* et du *Portillon*. Le quatrième lac, connu sous le nom de lac *Glacé*, et vers lequel je me mettais en marche quand je fus obligé de rebrousser chemin à l'approche d'un orage* qui n'était nullement de mon goût dans ces lieux où, suivant le dicton populaire, *le fils n'attend pas son père*, est placé dans un troisième bassin situé dans la direction et sur le chemin du port d'Oo, au haut de l'espèce d'amphithéâtre neigeux qui s'élève rapide-

* Il paraît que les orages sont singulièrement fréquens dans cette région; car Ramond, MM. Chausenque, Samazeuilh, François, ingénieur des mines, Philippe, naturaliste, et moi, y avons tous été séparément surpris par la tempête.

ment au sud du bassin d'Espingo. J'aurais pu l'atteindre en une heure et demie, et le double du temps m'aurait conduit au port, suivant l'estimation de mon guide qui m'assura que je n'aurais, dans ce trajet, aucun besoin de crampons ni même de bâton ferré.

FIN.

ERRATA.

Le lecteur est prié de vouloir bien corriger les fautes suivantes :

Page 255. — 7me ligne, au lieu de *Vallé*, lisez *Vallée*.

Page 371. — Dassieu (no 16.) — Temp. 33 60 cent.

Page 382. — 11me ligne, au lieu de *Lieuz*, lisez *Lienz*. Même correction à faire, page 384, 24e ligne.

Page 383. — (Note.) Au lieu de *pour l'ascension de ce pic*, lisez *pour l'ascension à ce pic*.

Page 448. — 13e ligne, au lieu d'*imaginable*, lisez *possible*.

OMISSIONS.

Page 150. — On a oublié d'indiquer la *température de la fontaine sulfureuse de Labassère*.

8 septembre. — Temp, extér. 17 65.

Température de l'eau de la source au robinet. 12 15. (Lemonnier.)

TABLE
DES CHAPITRES.

PREMIÈRE PARTIE.

LIVRE I.
BAGNÈRES-DE-BIGORRE.

LIVRE II.
DES EAUX MINÉRALES EN GÉNÉRAL.

LIVRE III.
DES EAUX DE BAGNÈRES CONSIDÉRÉES D'UN POINT DE VUE GÉNÉRAL.

LIVRE IV.

DESCRIPTION DES ÉTABLISSEMENS D'EAUX MINÉRALES DE BAGNÈRES-DE-BIGORRE.

LIVRE V.

HYGIÈNE DU BAIGNEUR ET DU BUVEUR D'EAU MINÉRALE.

SECONDE PARTIE.

LIVRE I.

COUP D'OEIL SUR L'ENSEMBLE DE LA CHAÎNE PYRÉNÉENNE.

—

LIVRE II.

VALLÉE D'OSSAU. — EAUX-CHAUDES. — EAUX-BONNES. (BASSES-PYRÉNÉES.)

—

LIVRE III.

VALLÉE DU GAVE DE PAU. — ST-SAUVEUR, GAVARNIE, CAUTERETZ, BARÈGES. (HAUTES-PYRÉNÉES.)

—

LIVRE IV.

VALLÉES SECONDAIRES DE LA VALLÉE DU GAVE DE PAU. (HAUTES-PYRÉNÉES.)

LIVRE V.

COURS SUPÉRIEUR DE L'ADOUR. (HAUTES-PYRÉNÉES.)

—

LIVRE VI.

VALLÉE D'AURE. — VALLÉE DE LOURON.
(HAUTES-PYRÉNÉES.)

LIVRE VII.

VALLÉE DE LA GARONNE. (HAUTE-GARONNE.)

TABLE DES MATIÈRES.

C

TYPOGRAPHIE DE J.-M. DOSSON.

BIBLIOTHEQUE ROYALE

CARTE DES ÉTABLISSEMENS THERMAUX

Des Hautes et Basses Pyrénées et de la Haute Garonne.

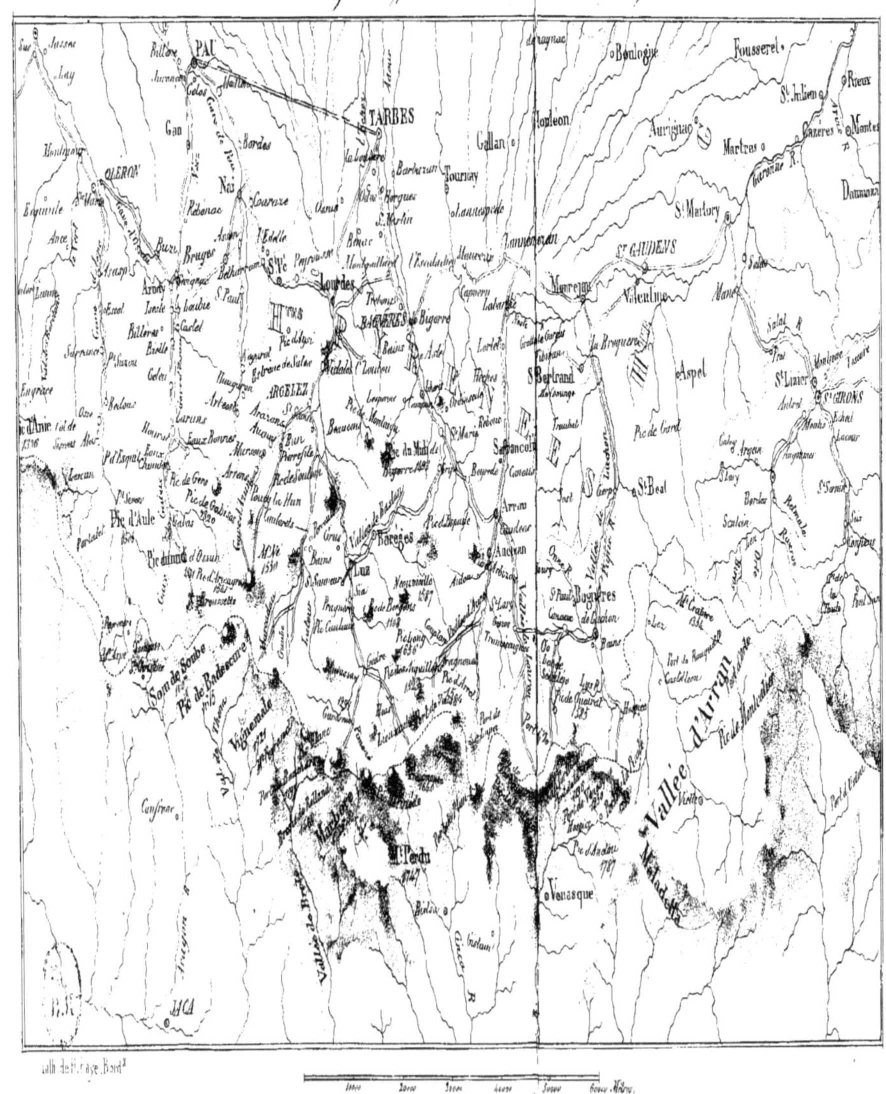

TABLEAU

DE CORRESPONDANCE DU THEMOMÈTRE CENTIGRADE AVEC LES THERMOMÈTRES DE RÉAUMUR ET DE FAHRENHEIT.

(Ce tableau diffère de tous ceux du même genre en ce qu'au lieu de prendre le thermomètre de Réaumur ou celui de Fahrenheit pour base de comparaison, j'ai pris le thermomètre centigrade.)

CENTIGRADE.	RÉAUMUR.	FAHRENHEIT.	CENTIGRADE.	RÉAUMUR.	FAHRENHEIT.	CENTIGRADE.	RÉAUMUR.	FAHRENHEIT.
—	—	—	—	—	—	—	—	—
1 00....	0 4/5....	33 4/5.	30 00....	24 0/0....	86 0/0.	59 00....	47 1/5....	138 1/5.
2 00....	1 3/5....	35 3/5.	31 00....	24 4/5....	87 4/5.	60 00....	48 0/0....	140 0/0.
3 00....	2 2/5....	37 2/5.	32 00....	25 3/5....	89 3/5.	61 00....	48 4/5....	141 4/5.
4 00....	3 1/5....	39 1/5.	33 00....	26 2/5....	91 2/5.	62 00....	49 3/5....	143 3/5.
5 00....	4 0/0....	41 0/0.	34 00....	27 1/5....	93 1/5.	63 00 ...	50 2/5....	145 2/5.
6 00....	4 4/5....	42 4/5.	35 00....	28 0/0....	95 0/0.	64 00....	51 1/5....	147 1/5.
7 00....	5 3/5....	44 3/5.	36 00....	28 4/5....	96 4/5.	65 00....	52 0/0....	149 0/0.
8 00....	6 2/5....	46 2/5.	37 00....	29 3/5....	98 3/5.	66 00....	52 4/5....	150 4/5.
9 00....	7 1/5....	48 1/5.	38 00....	30 2/5....	100 2/5.	67 00....	53 3/5....	152 3/5.
10 00....	8 0/0....	50 0/0.	39 00....	31 1/5....	102 1/5.	68 00....	54 2/5....	155 2/5.
11 00....	8 4/5....	51 4/5.	40 00....	32 0/0....	104 0/0.	69 00....	55 1/5....	157 1/5.
12 00....	9 3/5....	53 3/5.	41 00....	32 4/5....	105 4/5.	70 00....	56 0/0....	159 0/0.
13 00....	10 2/5....	55 2/5.	42 00....	33 3/5....	107 3/5.	71 00....	56 4/5....	160 4/5.
14 00....	11 1/5....	57 1/5.	43 00....	34 2/5....	109 2/5.	72 00....	57 3/5....	162 3/5.
15 00....	12 0/0....	59 0/0.	44 00....	35 1/5....	111 1/5.	73 00...	58 2/5....	164 2/5.
16 00....	12 4/5....	60 4/5.	45 00....	36 0/0....	113 0/0.	74 00....	59 1/5....	166 1/5.
17 00....	13 3/5....	62 3/5.	46 00....	36 4/5....	114 4/5.	75 00....	60 0/0....	168 0/0.
18 00....	14 2/5....	64 2/5.	47 00....	37 3/5....	116 3/5.	76 00....	60 4/5....	169 4/5.
19 00....	15 1/5....	66 1/5.	48 00....	38 2/5....	118 2/5.	77 00....	61 3/5....	171 3/5.
20 00....	16 0/0....	68 0/0.	49 00....	39 1/5....	120 1/5.	78 00....	62 2/5....	173 2/5.
21 00....	16 4/5....	69 4/5.	50 00....	40 0/0....	122 0/0.	79 00....	63 1/5....	175 1/5.
22 00....	17 3/5....	71 3/5.	51 00....	40 4/5....	123 4/5.	80 00....	64 0/0....	177 0/0.
23 00....	18 2/5....	73 2/5.	52 00....	41 3/5....	125 3/5.			
24 00....	19 1/5....	75 1/5.	53 00....	42 2/5....	127 2/5.			
25 00....	20 0/0....	77 0/0.	54 00 ...	43 1/5....	129 1/5.			
26 00....	20 4/5. ..	78 4/5.	55 00....	44 0/0....	131 0/0.			
27 00....	21 3/5....	80 3/5.	56 00....	44 4/5....	132 4/5.			
28 00....	22 2/5....	82 2/5.	57 00....	45 3/5....	134 3/5.			
29 00....	23 1/5....	84 1/5.	58 00....	46 2/5....	136 2/5.			

NOTA. Les sources les plus chaudes des Pyrénées ne dépassant pas en température 75° centésimaux, il eût été inutile d'étendre au-delà de 80° le tableau précédent.

S E?UREUSE DE BAGNÈRES-DE-BIGORRE,

NT.

....	Eaux du Foulon, du n° 3 de Pinac, de l'entrée à Lasserre en bains; eau de Lasserre en boisson; eau de Labassère également en boisson, mais avec ménagement.
ssive....	Bains de Salut, bains des Yeux ensuite; eau ferrugineuse en boisson; douches sur les mains et les avant-bras, si ces parties sont froides, mais sans que la vapeur de la douche arrive sur le malade.
idal.....	*A modérer :* eau de Salut, en bain; eau ferrugineuse, en boisson. *A rappeler :* bains de siége ou demi-bains chauds;

TABLEAU SYNOPTIQUE

DES AFFECTIONS COMBATTUES AVEC SUCCÈS PAR L'EMPLOI DES EAUX SALINES, FERRUGINEUSES ET SULFUREUSE DE BAGNÈRES-DE-BIGORRE,

AVEC DÉSIGNATION DES SOURCES APPPROPRIÉES À LEUR TRAITEMENT.

Névroses........	Hystérie, hypocondrie, palpitations, gastralgie, vomissemens nerveux.	Eau de Salut en bains qui devront quelquefois, avec avantage, être prolongés pendant plusieurs heures. On y joindra, s'il y a atonie, l'eau de la Fontaine Ferrugineuse en boisson; s'il y a des symptômes bilieux, celle de la fontaine de Lasserre, ou enfin l'usage alternatif de l'une et de l'autre.
	Névralgie faciale......	Eau ferrugineuse en douche écossaise sur la tête pendant le bain; du reste, même traitement que précédemment.
Affection du sang chlorose................		Même traitement que précédemment (point de douches écossaises), insister surtout sur l'emploi en boisson de l'eau de la Fontaine Ferrugineuse.
Stérilité..............................		*Par excès de sensibilité :* bains de Salut, eau *idem* en boisson. *Par défaut d'excitabilité, par atonie :* bains et douches de Salut; douches de La Guthière, eau de la Fontaine Ferrugineuse, eau de la fontaine de Labassère en boisson, suivant que l'on se proposera plus particulièrement de tonifier ou d'exciter.
Lésions du mouvement volontaire. .	Rhumatismes, lumbago, sciatiques, paralysies sans lésion cérébrale, raideur, contracture des membres.	Chez un individu peu impressionnable, peu irritable, douches liquides et de vapeur, bains peu prolongés à haute température de Cazaux, du Dauphin, de La Guthière, du Petit-Bain, de la fontaine de Lasserre. Chez un individu nerveux, irritable ou disposé aux apoplexies et aux congestions, bains du Foulon, du Grand-Pré, du nº 3 de Pinac. On pourra fréquemment associer à ce traitement externe la boisson de l'eau de Lasserre.
Affections catarrhales.	Catarrhe pulmonaire, asthme humide, laryngite chronique.	Bains tempérés, et même quelquefois chauds, nº 3 de Pinac, le Foulon, le Grand-Pré, St-Roch, La Guthière, Lasserre; eau de Labassère en boisson, tiède, coupée ou non avec du lait ou de l'eau de gomme.
	Catarrhe vésical........	Même traitement, mais jamais de bains chauds, à moins que la maladie ne soit la suite d'une rétrocession; alors bains de l'entrée, à leur température native, à Lasserre.
Flux muqueux....	Leucorrhée (*fleurs blanches*).	Bains tièdes d'abord, puis ensuite un peu frais, nº 3 de Pinac, Salut, et enfin le bain des Yeux; injections vaginales d'eaux de la fontaine de Labassère et de la Fontaine Ferrugineuse: mêmes eaux en boisson, suivant qu'il faudra plus spécialement exciter ou tonifier.
	Blennorrhagie ancienne passive.	Même traitement, mais baisser moins vite la température des bains; rarement avoir recours à la source des Yeux. Injections urétrales, dans quelques cas, d'eau ferrugineuse ou d'eau de Labassère.
Impuissance..............................		Bains de Salut; douches du Dauphin sur la colonne vertébrale; eau de la Fontaine Ferrugineuse ou de Labassère en boisson.

Affections de la peau avec surexcitation ou complication bilieuse ou enfin une affection organique qui contre-indique l'emploi des eaux sulfureuses.	Dartres	Eaux du Foulon, du nº 3 de Pinac, de l'entrée à Lasserre en bains; eau de Lasserre en boisson; eau de Labassère également en boisson, mais avec ménagement.
Hémorrhagies. ...	Métrorrhagie passive....	Bains de Salut, bains des Yeux ensuite; eau ferrugineuse en boisson; douches sur les mains et les avant-bras, si ces parties sont froides, mais sans que la vapeur de la douche arrive sur le malade.
	Flux hémorrhoïdal.....	*A modérer :* eau de Salut, en bain; eau ferrugineuse, en boisson. *A rappeler :* bains de siége ou demi-bains chauds; douches ascendantes vers le rectum; eau de la Reine en boisson.
Maladies de l'abdomen.	Gastrite et entérite chroniques, diarrhée chronique, anorexie, engorgemens du foie, de la rate, hépatite chronique.	Si l'affection dépend d'une irritation nerveuse ou d'un léger état de phlegmasie, eau de Salut en bains et en boisson. Si, au contraire, elle dépend d'un état atonique ou d'un manque d'excitabilité : eaux de la Reine, de la Fontaine Ferrugineuse ou de Labassère, en boisson. Si elle se complique de symptômes bilieux, sans aucun signe de réaction inflammatoire, les mêmes eaux et celle de la fontaine de Lasserre.
Absence ou rareté du flux menstruel.	Aménorrhée ou dysménorrhée par suppression récente chez une personne nerveuse.	Bains tempérés (Foulon, Grand-Pré, Pinac nº 3); douches ascendantes vers les parties sexuelles.
	Aménorrhée ou dysménorrhée par atonie, ou défaut d'excitabilité.	Bains de Salut; eaux des sources de la Reine, de la Fontaine Ferrugineuse et de celle de Labassère, en boisson; eau ferrugineuse aux repas; douches ascendantes vers les parties sexuelles. *
	Aménorrhée ou dysménorrhée par pléthore sanguine ou surexcitation nerveuse.	Bains tempérés nº 3 de Pinac, et ensuite ceux de Salut.

* On peut parfaitement prendre des douches ascendantes sans un appareil particulier, spécial: il suffit d'une seringue ordinaire que l'on remplit d'eau minérale. Mieux vaudrait encore une seringue à jet continu, plongeant dans une baignoire pleine d'eau minérale.

NOTE. Beaucoup de personnes, séduites par l'ordre et la méthode que j'ai cherché à introduire dans ce tableau, croiront pouvoir, avec lui, se passer de médecin. Elles se tromperont grossièrement, et seront peut-être victimes de leur imprévoyance et de leur témérité. Car je n'ai pu que consigner ici des faits généraux, et il reste encore à appliquer les conséquences de ces faits généraux aux cas particuliers, et à modifier l'emploi et la dose des remèdes, suivant les nombreuses complications que la pratique présente. J'aime cependant que le public soit mis en état de juger par lui-même dans de certaines limites, si non de se conduire toujours par ses propres et seules lumières. Je pense aussi que ce travail offrira aux médecins plus ou moins éloignés, la facilité d'envoyer aux eaux avec pleine connaissance de cause. Voilà les motifs qui ont milité en faveur de la composition du présent tableau, qui devra subir quelques modifications de détails par la suite; mais qui, dans l'état actuel, pouvait être difficilement plus parfait. Il présentait d'autant plus d'obstacles dans son exécution, qu'aucun travail de cette nature n'existait sur les eaux de Bagnères-de-Bigorre.

www.ingramcontent.com/pod-product-compliance
Lightning Source LLC
LaVergne TN
LVHW011211170726
843501LV00002B/193
9782329324487